Lothar Müller
*Adrien Proust und sein Sohn Marcel*

Lothar Müller

# Adrien Proust und sein Sohn Marcel

Beobachter der erkrankten Welt

Verlag Klaus Wagenbach   Berlin

Alle Wege führen nach Venedig

Epilog

# Prolog

Die Prinzessin des Laumes hat eine spitze Zunge. Im Salon von Madame de Saint-Euverte trifft sie nach längerer Zeit wieder auf Charles Swann. »Mit der Weisheit derjenigen, die nicht lieben«, bemerkt sie am Abend gegenüber ihrem Gatten, ein Mann von Geist solle nur wegen einer Frau unglücklich sein, die das auch verdiene. Der Gatte bleibt stumm. Nicht aber der Erzähler. Er blamiert die Salonweisheit durch den Vergleich der Liebe mit einem Infektionsgeschehen: »Mit dem gleichen Recht wundert man sich, daß sich jemand herbeiläßt, wegen einer so unscheinbaren Kreatur, wie der Kommabazillus es ist, an Cholera zu erkranken.«

Marcel Proust schildert in seinem Romanzyklus *Auf der Suche nach der verlorenen Zeit (À la recherche du temps perdu)* die Liebe des gebildeten, in den höchsten sozialen Kreisen verkehrenden Charles Swann zu Odette de Crécy als schweren, unaufhaltsam in die Unheilbarkeit übergehenden Krankheitsverlauf. Beharrlich übersieht Swann ihre kaum verhüllte Existenz als Kokotte, mit traumwandlerischer Sicherheit findet er immer neue Anlässe für seine Eifersucht. Als er im Salon von Madame de Saint-Euverte auftaucht, ist der Fächer seiner Leiden schon weit entfaltet. Einmal gleicht Swann den Morphinisten, die nach einer scheinbaren Überwindung ihres Verlangens ins Reich der Abhängigkeit zurückgerissen werden. Dann wieder einem Kranken, der sich nach Monaten des Darbens bei strikter Diät und Bettruhe durch einen geringfügigen Anlass auf der Schwelle zu einer goldenen Zukunft wähnt. Doch als er diesen Hoffnungsschimmer sieht, ist seine »Krankheit« längst so sehr mit seinen Gewohnheiten, seinem Handeln und Denken verwachsen, dass die Erzählerstimme ein unmissverständliches Fazit zieht: »seine Liebe war, wie die Chirurgie es nennt, inoperabel geworden«.

In Prousts Roman verschafft sich das medizinische Wissen in der Erzählerstimme ebenso Ausdruck, wie es durch die Salons zirkuliert, in denen sich die Ärzte die Klinke in die Hand geben.

Der Vergleich mit dem Kommabazillus entführt die Liebe Swanns dem standesbewussten Salonregister der Prinzessin des Laumes und rückt sie an die Seite der Infektionskrankheiten, bei denen die unscheinbaren, nur unter dem Mikroskop sichtbaren Bazillen ihre Opfer unabhängig von ihrem sozialen Rang erfassen. Für einen Moment holt damit der Erzähler die Welt des Arztes und Hygienikers Adrien Proust in den Roman hinein, die Welt des Vaters von Marcel Proust.

Beim Sohn hat der Kommabazillus nur einen Gastauftritt, in den Büchern des Vaters ist er nach seiner Entdeckung und Benennung durch Robert Koch 1883/84 eine feste Größe. Die Cholera ist in seinen Werken schon lange zuvor eine Hauptfigur. Im Jahr 1884 wird Adrien Proust Generalinspekteur des französischen Gesundheitswesens, im Folgejahr begegnet er Robert Koch bei der Internationalen Sanitätskonferenz in Rom und erhält den Lehrstuhl für Hygiene an der medizinischen Fakultät in Paris. Adrien Proust hat eine kaum überschaubare Fülle von Zeitschriftenartikeln und Dutzende von Büchern verfasst, über den Pneumothorax und die Gehirnerweichung, die Aphasie und die Krankheiten der Lunge, die Neurasthenie. Müsste man einen Titel auswählen, um das Zentrum seines Lebenswerks als Arzt, Hygieniker und Autor zu markieren, so wäre es *La Défense de l'Europe contre le choléra* aus dem Jahr 1892.

Zur Avantgarde der Bakteriologie, für deren Aufstieg Louis Pasteur in Frankreich und Robert Koch in Deutschland standen, gehörte Adrien Proust nicht. Er war kein Mann der Mikroskopie oder der Züchtung von Bakterienkulturen im Labor. Seine Lebensmission der präventiven Bekämpfung von Cholera, Pest und Gelbfieber verfolgte er als Reisender, der die Ausbreitungswege der Seuchen erforschte, als Prophet der Prävention durch Hygiene, als führender Repräsentant der französischen Gesundheitspolitik in der Dritten Republik. So wurde er zu einer modernen Figur, Beispiel für den Typus des regierungsnahen Mediziners, dessen Tätigkeit über seine Klinik und seine Privatpraxis weit hinausreicht bis in die Regionen der internationalen Diplomatie.

Marcel Proust avancierte mit seinem Romanzyklus, dessen erster Band 1913 erschien, zu einem der großen Schriftsteller des 20. Jahrhunderts. Adrien Proust, der im November 1903 starb, konnte das nicht mehr erleben. Die Nachwelt hat Vater und Sohn eher getrennt wahrgenommen. Wenn bei den Medizinhistorikern Adrien Proust als Schlüsselfigur in der Vorgeschichte der Weltgesundheitsorganisation auftaucht, geht es um Marcel Proust allenfalls in einer Fußnote, in den literaturwissenschaftlichen Schriften über das Werk des Sohnes findet in der Regel der Vater kaum Erwähnung. Allzu deutlich steht in dem großen Romanwerk, in das viel autobiografischer Stoff eingeflossen ist, die Mutter des Ich-Erzählers im Vordergrund. Der Vater hat eine hohe Stellung im Außenministerium. Ein Mediziner ist er nicht. Kaum etwas scheint ihn mit dem Vater des Autors zu verbinden. Anders als viele seiner zeitgenössischen Kollegen, die mit ihren Klarnamen vorkommen, hat Adrien Proust im Defilee der Ärzte des Romans kein erkennbares Gegenüber.

Wenn im Folgenden Vater und Sohn gemeinsam porträtiert werden, dann nicht, um diese Leerstelle zu füllen, sondern um das System kommunizierender Röhren sichtbar zu machen, das Literatur und Medizin im späten 19. Jahrhundert verband und in dem beide agierten. Der Roman, immer schon ein Allesfresser, trieb im Werk Marcel Prousts seine enzyklopädischen Ambitionen auf die Spitze und zog dazu auch das medizinische Wissen in seine Laboratorien der Sprachmischung hinein. Die öffentliche Hygiene, die Adrien Proust repräsentierte, war ihrerseits eine Allesfresserin. Sie dehnte ihre noch junge Macht als Instanz der Prävention auf alle Lebensbereiche aus. In der Klinik hatte sie ihr Hauptquartier. Aber von dort schwärmte sie aus in die Schulen, Fabriken und Kasernen, sanierte die alten Städte und propagierte ihre Methoden mittels Vorträgen in der Provinz, erfasste Privathaushalte und die intimen Regionen der Körperpflege. Mehr noch als im Alltag profilierte sie sich im Ausnahmezustand der Epidemien, bei der Bekämpfung vor allem der Cholera, aber auch des Gelbfiebers und der gelegentlich wieder aufflammenden Pest. Das umfangreiche Schriftenverzeichnis Adrien Prousts zeugt von der Öffentlichkeitsorientierung der Hygiene, von ihrem Bündnis mit der Druckerpresse. Es sind Reiseberichte darin enthalten, Statistiken, Fallgeschichten, Anweisungen an die Jugend in den Schulen, Landkarten. Die Schriften des Vaters sind ein Werk, das dem des Sohnes vorangeht. Vor allem um den Kontrast der Werke und ihre Berührungspunkte geht es im Folgenden, nur am Rande um das Verhältnis von Vater und Sohn im Leben der Familie Proust.

Das Auftaktkapitel enthält einen Gang durch die Porträts der Familie. In Bildern stecken Geschichten. Die Beziehungen zwischen den Malern und den Porträtierten lassen erkennen, wie eng in ihrer Zeit und ihrem Milieu Klinik und Salon verknüpft waren. Im darauffolgenden Kapitel hält Adrien Proust zwei öffentliche Vorträge, einen zu Ehren von Louis Pasteur in Chartres, wo er als begabter Junge aus der Provinz das Collège besucht hatte, den zweiten in seinem Geburtsort Illiers vor Schülern des örtlichen Gymnasiums. Die Reden zeigen Adrien Proust kurz vor seinem Tod im öffentlichen Einsatz für seine Hygienemission an Stätten seiner Kindheit und Jugend. Sie sind stilistisch eigentümlich inhomogen. In ihnen trifft das Hygienekonzept des Repräsentanten der obersten nationalen Gesundheitsbehörden auf die Betrachtung französischer Kathedralen und die Poetik der Erinnerung, welche für seinen Sohn von zentraler Bedeutung war. Es wird sich zeigen, dass es gute Gründe für die in der Proust-Philologie kursierende These gibt, der Sohn habe an diesen Reden seines Vaters redigierend oder als Koautor mitgeschrieben.

Das dritte Kapitel beginnt mit einem Stück Feldforschung über die wohl berühmteste Klinik im Paris des späten 19. Jahrhunderts, der Salpêtrière unter ihrem Chef Jean-Martin Charcot. Dessen Vorlesungen über Hysterie, Hypnose und Somnambulismus trugen zur wechselseitigen Durchdringung von Medizin und Literatur, Klinik, Salon und Theater entscheidend bei. Adrien Proust wird in diesem Kapitel näher an das in ganz Europa als führend anerkannte Forschungszentrum der Neuropathologie heranrücken als erwartet. Wegen der internationalen Vernetzung der Salpêtrière wird auch der junge Sigmund Freud einen Gastauftritt haben. Anschließend behauptet sich der Roman des Sohnes gegenüber den Schriften des Vaters und seiner Kollegen als starkes, eigenständiges Medium der Erforschung und Darstellung der Ich-Spaltung und der Neurasthenie, des gefährdeten Schlafs und des Asthmas. Im vierten Kapitel hat der Seuchenbekämpfer Adrien Proust seine großen Auftritte. Er wird auf den Spuren der Cholera nach Persien, Russland und in das Osmanische Reich reisen, in das von Großbritannien dominierte Ägypten und an den Suezkanal. Als Emissär der Dritten Republik wird er auf den internationalen Gesundheitskonferenzen die Interessen und die Hygienepolitik Frankreichs verteidigen. Den Suezkanal als Risikozone der Seuchenprävention und die Mekkapilger wird er zu einem Hauptthema seiner Schriften und seiner internationalen Auftritte machen. Enger als bisher bekannt, so wird sich herausstellen, waren die Verbindungen zwischen Adrien Proust und der französischen Kolonialverwaltung in Algerien. In seinen Schriften gewinnt zunehmend die Anthropologie an Bedeutung, und mit ihr die Frage nach der Herkunft und Hierarchie der Rassen. Der reale Orient, in dem der Vater agiert, bildet den Hintergrund, wenn es im Folgenden um den ästhetischen Orientalismus seines Sohnes geht. Kraft welcher Magie verwandelt sich die Erzählerfigur in der *Suche nach der verlorenen Zeit* im Paris des Ersten Weltkriegs in einen Wiedergänger des Kalifen aus *Tausendundeine Nacht*, der durch Bagdad streift?

Es gibt einen Ort, der im Leben wie im Werk von Vater und Sohn eine Schlüsselrolle spielt. Für Adrien Proust wird er zum Hauptschauplatz seiner Mission als Vertreter Frankreichs bei den internationalen Gesundheitskonferenzen, für Marcel Proust zum Schauplatz der Verdichtung seiner Poetik der Erinnerung und wahrnehmungsintensiven Erzählkunst. Dieser Ort ist Venedig. Ihm ist das letzte Kapitel gewidmet. Es schließt den Gang durch zwei Werke ab, die auf sehr unterschiedliche Weise die Krankheitsbilder des Fin de Siècle und der »Belle Époque« enthalten. Wenn am Ende deutlich geworden ist, dass in Marcel Prousts *Recherche* mehr von den Welten steckt, in denen sein Vater sich bewegte, als auf den ersten Blick sichtbar ist, dann wäre ein Hauptziel des Buches erreicht.

Im Epilog tritt der Kommabazillus noch einmal auf. Er ist nach einem unscheinbaren diakritischen Zeichen benannt, das für die Binnengliederung langer Satzkonstruktionen unverzichtbar ist. Marcel Proust ist berühmt für seine »Syntax uferloser Sätze«. Einer seiner frühen Interpreten, Walter Benjamin, sah darin den »Nil der Sprache, welcher hier befruchtend in die Breiten der Wahrheit übertritt«. Ob der Stil Prousts ein Medium der Wahrheit ist, kann dieses Buch nicht klären. Aber was es mit der Syntax uferloser Sätze und dem enzyklopädischen Wissen auf sich hat, das durch die *Recherche* zirkuliert, will es am Ende schon wissen.

# Die Porträts der Prousts

Als Charles Swann im Salon der Verdurins längst in Ungnade gefallen ist, trifft er im Omnibus Richtung Luxembourg zufällig auf die Frau von Doktor Cottard, der als Koryphäe und Intimus im Kreis der Salonière aus dem Schwarm der Ärzte in der *Recherche* heraussticht. Madame Cottard hat gerade an einer langen Schiffsreise der Verdurins und einiger ihrer Getreuen teilgenommen. Um nicht sogleich von Odette sprechen zu müssen, sucht sie nach einem unverfänglichen Konversationsthema und findet es in der Porträtmalerei. »Ich frage Sie gar nicht erst, Monsieur Swann, ob Sie, der Sie doch über alles auf dem laufenden sind, bei den Mirlitons das Porträt von Machard gesehen haben, zu dem alle Leute hinströmen. Ich bin gespannt, was halten Sie davon? Stehen Sie im Lager derer, die es bewundern, oder mißbilligen Sie es? In allen Salons ist nur noch von Machards Porträt die Rede; man ist nicht schick, man gehört nicht dazu, man ist nicht auf der Höhe, wenn man nicht seine Meinung über Machards Porträt abgeben kann.«

Madame Cottard ist eine Verwandte der Figuren aus den Karikaturen Honoré Daumiers, die sich im Louvre oder in Galerien vor Gemälden stehend durch Gemeinplätze und selbstsichere Geschmacksurteile hervortun. Hier wie dort sind die Gemeinplätze und Geschmacksurteile aufschlussreich. Im Lauf der Szene gibt sich Madame Cottard als engagierte Anhängerin des Salonmalers Jules Machard zu erkennen, den Proust wohl auch deshalb unter seinem Klarnamen auftreten lässt, weil er 1913, beim Erscheinen des ersten Bandes der *Recherche*, schon seit über einem Jahrzehnt verstorben war. Seine Bekanntheit verdankte er seinen Porträts mondäner Damen der Belle Époque, ein häufiges Motiv, das zum Vergleich einlädt. So kommt ihr gleich ein anderer Künstler in den Sinn, und Madame Cottard lässt Machards Bild im Geiste wetteifern mit den »blauen und gelben Frauen, die unser Freund Biche malt«. Zu deren Ungunsten. Die Emanzipation der Farben passt ihr nicht, ihr passt die gesamte Richtung nicht, »auf die Gefahr hin, daß Sie mich nicht sehr fin de siècle finden, aber ich sage es, wie ich es empfinde, ich habe kein Verständnis dafür«.

Aus Biche, dem unbedeutenden Maler, der im Kreis der Verdurins durch das Erzählen seltsamer Kunstanekdoten und durch unkonventionelle Eskapaden auffällt, wird in den folgenden Bänden der bedeutende Künstler Elstir heraustreten, eine der Großfiguren der *Recherche*, dessen imaginäre Bilderwelt mit denen von James McNeill Whistler, Claude Monet und William Turner verwandt ist. Dass zu Elstirs Frühwerk ein Porträt von Doktor Cottard gehört, erfahren wir en passant aus der Omnibuskonversation. Auch, dass es Madame Cottard missfällt, denn »auch ihm mußte er einen blauen Schnurrbart malen«. Eine befreundete Arztgattin, über die Madame Cottard ebenfalls Bericht erstattet, zieht es ebenso vor, von Jules Machard porträtiert zu werden, sobald ihr Gatte die Aufnahme in die Académie nationale de médicine erreicht hat. Karrierefortschritte machen Aufträge wahrscheinlicher. Die Porträtmalerei war ein lukratives Genre der Belle Époque. Ästhetische und finanzielle Erwägungen sind für Madam Cottard nicht zu trennen. »Die wichtigste Eigenschaft eines Porträts, zumal wenn es zehntausend Francs kostet, bleibt doch, daß es ähnlich ist, und zwar auf eine angenehme Art.«

Als Adrien Proust sich 1885 zum ersten Mal in einem Ölgemälde

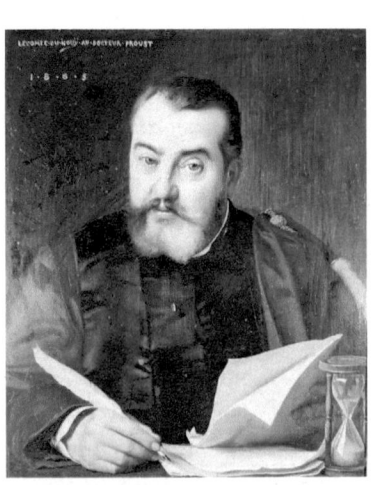

porträtieren ließ, war er ein Mann von gut fünfzig Jahren. Er hatte den Zenit seiner Karriere erreicht. Seit dem Vorjahr war er Generalinspekteur des französischen Gesundheitswesens, im April 1885 wurde er zum Offizier der Ehrenlegion ernannt, im Oktober übernahm er den Lehrstuhl für Hygiene an der Universität. In nationaler Mission hatte er in diesem Jahr das Aufflammen der Cholera im bretonischen Departement Finistère untersucht, seine internationale Mission hatte ihn im Mai und Juni auf die Internationale Sanitätskonferenz in Rom geführt. Sein Porträt ließ er von Jean Lecomte de Nouÿ ma-

Entfernte Verwandte: Adrien Proust im Jahr 1885, porträtiert von Jean Lecomte du Nouÿ

len, der wie Jules Machard ein Repräsentant der Akademie und über Frankreich hinaus bekannt war. Der *Brockhaus* des Jahres 1894 widmet ihm, anders als Claude Monet, einen längeren Eintrag.

Dass aber die Akademie nicht mehr unangefochten herrschte, hatte vier Jahre zuvor die Künstlerwahl Doktor Samuel Jean de Pozzis vorgeführt. Pozzi war ein Kollege Adrien Prousts, häufiger Gast in dessen Haus, Chirurg und Mitbegründer der Gynäkologie als eigenständiger Fachrichtung, Kunstsammler sowie Verbindungsglied zwischen Klinik und Salon. Das überlebensgroße Porträt *Doktor Pozzi at home* von John Singer Sargent aus dem Jahr 1881 hätte auch »Studie in Rot« heißen können. Es zeigt den Arzt als Privatmann in einem roten Schlafrock, allenfalls die feingliedrigen Hände deuten auf den Beruf des Chirurgen. Pozzi verband die Sphären, die in der Familie Proust eher getrennt blieben. Als Modearzt wäre er unzureichend beschrieben. Seine Fachpublikationen waren international anerkannt, er studierte das Konzept der Mayo-Klinik, die der Engländer William Worrall Mayo 1889 in Rochester, Minnesota, gegründet hatte, und importierte die Techniken des postoperativen Infektionsschutzes, deren Entwicklung sich Joseph Lister in England verschrieb. Ab 1904 war Robert Proust, der jüngere Bruder Marcels, Pozzis Assistent und Teil seines Forschungsteams.

Wie sein Vater wurde Robert Proust zu einem Mediziner, der weit über sein Fachgebiet, die Urologie, hinaus publizierte, manches gemeinsam mit Pozzi. Eines ihrer gemeinsamen Forschungsgebiete war die klinische Erfassung und Beschreibung des Hermaphroditismus, der auch die Künstler und Literaten des Fin de Siècle interessierte. Marcel Proust lernte Doktor Pozzi in den 1890er Jahren im Salon von Madame Aubernon kennen und begegnete ihm häufig. Bei dem Fest, das der Dandy Robert de Montesquiou 1894 in Versailles ausrichtete und über das Marcel Proust einen Bericht für *Le Gaulois* schrieb, war er unter den Gästen. Doktor Pozzi zählte sowohl zur internationalen Gelehrtenrepublik wie zur ästhetischen Internationale des Fin de Siècle.

Nichts deutet in John Sargent Singers Pozzi-Porträt auf den Klinikalltag, doch ist der Dargestellte nach dem Stil des Malers unverkennbar ein Mann der Gegenwart.

Anders bei Lecomte de Nouÿ. Er malte Professor Adrien Proust im Stil eines Gelehrtenporträts der Renaissance, mit der Feder in der rechten Hand, Papieren vor sich und in der linken Hand. Das Porträt zeigt einen Mann in den besten Jahren, mit schon überwiegend weißem Bart, aber noch dunklen Haaren. Der Blick des Gelehrten erfasst den Betrachter, die schwarz-rote, wie eine Toga wirkende Amtstracht des Professors fügt sich in das historisierende Konzept ein. Es fehlt auch nicht das beliebte Requisit des klassischen Gelehrtenporträts, das Stundenglas.

Lecomte de Nouÿs Darstellung von Adrien Proust als eines schreibenden Arztes war durch die Publikationsliste des Professors gedeckt. Seine großen Werke über die Hygiene und die Cholera waren schon erschienen, hinzu kamen Dutzende von Aufsätzen in Fachzeitschriften. Aber in der Feder, die er in der Hand hält, steckt nicht nur Gelehrsamkeit. Adrien Proust hatte mit dem Maler, der ihn porträtierte, etwas gemeinsam. Beide entstammten katholischen Familien, beide heirateten Frauen aus jüdischen Familien. Sie waren weitläufig verwandt. Lecomte de Nouÿ hatte im August 1876 eine Enkelin des Senators Adolphe Crémieux geheiratet; Jeanne Weil, die Adrien Proust 1870 heiratete, war eine Großnichte des Senators. Crémieux war Präsident der Alliance Israélite Universelle, Repräsentant des französischen Judentums und Anwalt der Menschenrechte von der Julimonarchie über das Second Empire bis in die Dritte Republik. Als Justizminister nach der Revolution von 1848 hatte er die Abschaffung der Todesstrafe für politische Vergehen und die Aufhebung der Sklaverei in den Kolonien verfügt.

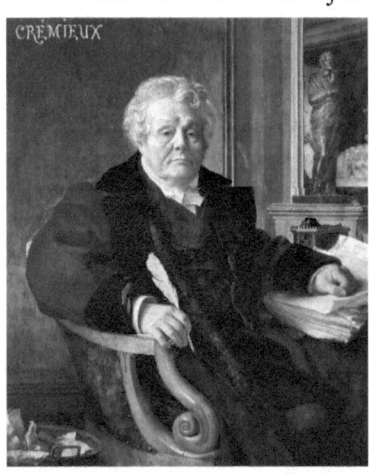

Adolphe Crémieux, Großonkel von Jeanne Weil und Trauzeuge bei ihrer Hochzeit. Porträtiert von Jean Lecomte du Nouÿ im Jahr 1878, zwei Jahre vor seinem Tod

Lecomte de Nouÿ stand auch nach dem frühen Tod seiner Frau in freundschaftlichem Kontakt mit ihrer Familie.

Im Jahr 1878 porträtierte er Adolphe Crémieux, am Schreibtisch sitzend, mit der Feder in der rechten Hand, die linke auf einen Stapel beschriebener Blätter gestützt, neben sich einen Papierkorb mit verworfenen Manuskripten. Der Bildaufbau im Crémieux-Porträt ist komplexer, aber der selbstbewusste Blick auf den Betrachter und die schreibbereite Feder verbinden Adrien Proust mit dem Großonkel seiner Gattin. Auch von Madame Proust, die fünfzehn Jahre jünger war als ihr Mann, gab es ein Porträt. Es war bereits 1880 entstanden, Anaïs Beauvais hatte es gemalt, eine Künstlerin, deren Werke in der *Gazette des Femmes* und im *Charivari* gewürdigt wurden und die an der Weltausstellung des Jahres 1878 in Paris teilgenommen hatte. Das Porträt zeigt nur Gesicht und Oberkörper einer jungen Frau, *en face*, mit geschlossenen Lippen und Blumen im Ausschnitt. Jeanne Proust starb im September 1905 an einer Urämie. Ihr Sohn Robert, der Urologe, hatte die Krankheit diagnostiziert. In ihrer Todesstunde schien

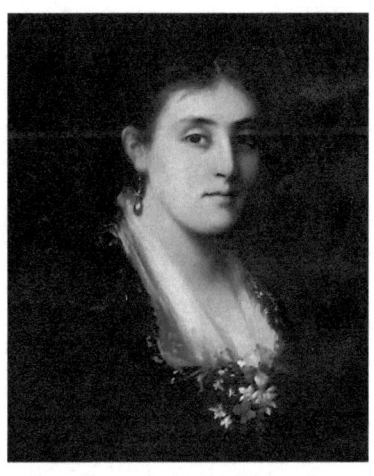

Eine Frau von dreißig Jahren: Jeanne Proust, geborene Weil, gemalt von Anaïs Beauvais im Jahr 1880

sie ihrem Sohn Marcel Proust in die Zeit der Entstehung des Porträts zurückgekehrt. In einem Brief an die von ihm geschätzte Lyrikerin Anna de Noailles schrieb er am Tag danach: »Sie stirbt im Alter von sechsundfünfzig Jahren und wirkte wie eine Dreißigjährige, seit sie aufgrund der Krankheit abgenommen hatte und vor allem seit ihr der Tod das jugendliche Antlitz aus der Zeit vor ihren Leiden zurückgegeben hat, sie hatte nicht ein weißes Haar.« Und er fügte hinzu: »da sie, als sie Papa heiratete, ihre jüdische Religion nicht aufgegeben hat, denn sie sah darin eine verfeinerte Form der Ehrfurcht ihren Eltern gegenüber, wird nichts in der Kirche stattfinden, nur zuhause, morgen, Donnerstag, um Punkt zwölf Uhr mittags, und dann auf dem Friedhof.«

Zwei Jahre zuvor, im November 1903, war bereits Adrien Proust gestorben, in Paris fand gerade eine internationale Gesundheitskonferenz statt. In den Briefen, die Marcel Proust im Jahr nach dem Tod seiner Mutter schrieb, zeichnet sich ein dunkler Korridor ab, der durch einen Aufenthalt im Privatsanatorium von Doktor Paul Sollier und einen Rückzug ins Hôtel des Réservoirs in Versailles auf den Herbst 1906 zuführt, in dem er die elterliche Wohnung in der Rue de Courcelles aufgab und seinen Umzug an den Boulevard Haussmann vorbereitete. In der Wohnung der Toten nisten die Erinnerungen in den Dingen und im Interieur. »Da ist ein Stück Parkett dicht am Zimmer von Mama, über das man nicht gehen kann, ohne daß es knarrt, und Mama, die es sofort hörte, gab mir mit dem Mund jenes kleine Zeichen, das hieß: Komm, gib mir einen Kuß!«. Die Wohnungsauflösung verlangt Entscheidungen über das Mobiliar und die Porträts. Schon in den frühen 1890er-Jahren, als die Familie noch am Boulevard Malesherbes wohnte, hatten sich Oscar Wilde und der Ästhet Robert de Montesquiou über die Geschmacklosigkeit der Wohnung mokiert. Bei Marcel Prousts Überlegungen, welche Stücke des Mobiliars der Eltern ins Möbellager sollten und welche er in die kleinere Wohnung am Boulevard Haussmann mitnehmen wollte, rangierte der affektive Wert weit vor dem ästhetischen.

Obwohl ein genauer Beobachter von Räumen und Dingen, huldigte er nicht der Mode, exquisite Interieurs mit raffinierten Farbschattierungen und sorgfältig arrangierten Kunstwerken zu komponieren. Ein ambitionierter Kunstsammler wie Dr. Pozzi oder wie Robert de Montesquiou war er nicht, wohl aber ein Sammler von Porträtfotografien, die seit dem mittleren 19. Jahrhundert der Porträtmalerei an die Seite getreten waren. Die Comtesse Greffulhe belagerte er regelrecht, um ein Lichtbild von ihr zu erhalten, Fotografien von Kunstwerken bedeuteten ihm in manchen Fällen mehr als die Originale. »Ich werde alle Photographien behalten, um eine Auswahl zu treffen, denn ich will, daß meine Großeltern und sogar ihre Eltern, die ich nicht gekannt habe, die Mama aber geliebt hat, in meiner Nähe sind.« Das von Jean Lecomte de Nouÿ gemalte Porträt seines Vaters überließ Marcel Proust zusammen mit dem Schreibtisch seinem Bruder Robert, der ansonsten die Übernahme von Mobiliar verweigerte.

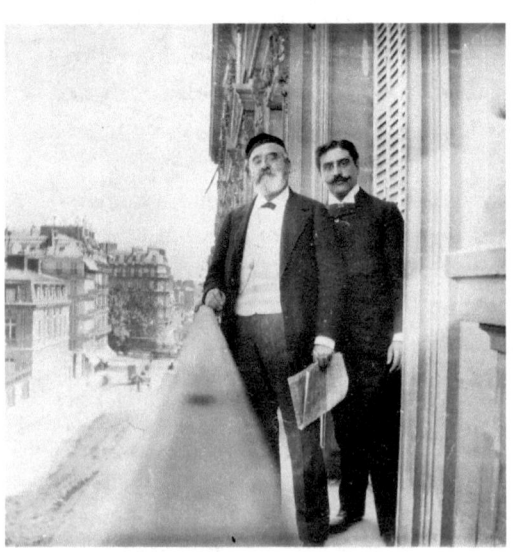

Die Vorlage für die Fotomontage auf dem Cover dieses Buches: Adrien Proust und Robert Proust auf dem Balkon der Wohnung in der Rue de Courcelles

Es gibt zahlreiche Fotografien der Familie Proust, auch offiziöse Porträts von Adrien Proust, die Mutter mit ihren Söhnen, der Vater mit seinem Sohn Robert auf dem Balkon in der Rue de Courcelles sowie auf Reisen und bei Kuraufenthalten entstandene Aufnahmen. Aber es ist keine Fotografie überliefert, auf der Adrien Proust und Marcel Proust gemeinsam zu sehen sind. Es gibt nur das Gegenüber zweier fast zeitgleich entstandener Porträts von Vater und Sohn in Öl. 1891 hat Laure Brouardel Professor Adrien Proust gemalt, 1892 Jacques-Émile Blanche Marcel Proust. In beiden Bildern berühren sich Klinik und Salon. Laure Brouardel war die Gattin eines der engsten Kollegen von Adrien Proust. Paul Brouardel hielt als Pathologe Vorlesungen über die forensische Medizin, er stand, wovon noch ausführlich die Rede sein wird, in enger Verbindung zu Jean-Martin Charcot und der Salpêtrière, der führenden Klinik auf dem Gebiet der Neuropathologie. Zugleich war er wie Adrien Proust ein Repräsentant der öffentlichen Hygiene und Seuchenbekämpfung. Beide publizierten gelegentlich gemeinsam, beide waren Repräsentanten Frankreichs bei den internationalen Gesundheitskonferenzen. Brouardel gehört dem Ärztekomitee an, das sich am Ende von Adrien Prousts Buch *Le Choléra: étiologie et prophylaxie* (1883) mit einer Instruktion zur privaten und öffentlichen Seuchenvorsorge an das Publikum wendet.

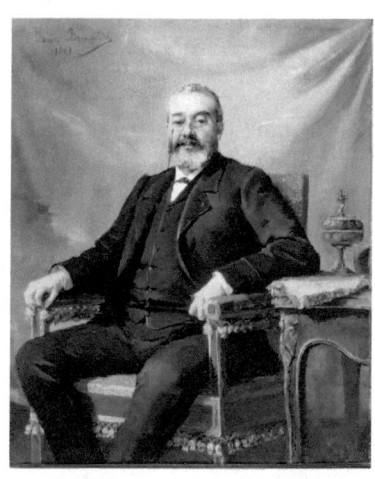

Laure Brouardel, wie Jeanne Proust etwa fünfzehn Jahre jünger als ihr Mann, war keine Dilettantin. Sie gehörte der »Union des femmes peintres et sculpteurs« an, machte sich einen Namen vor allem als Aquarellistin und malte Stadtansichten, Interieurs, Blumenbilder und Pavillons der Weltausstellungen. Ihr Porträt von Adrien Proust wirkt weniger offiziös als das von Lecomte de Nouÿ. Mit dem Kneifer auf der Nase

Adrien Proust, porträtiert von Laure Brouardel, der Gattin seines Kollegen, im Jahr 1891. Am Ende des Jahres reist er nach Ägypten

und grauer geworden, sitzt der Professor im schwarzen Anzug auf einem rot ausgeschlagenen Stuhl. Der gelbe Vorhang, der sich hinter ihm bauscht, wirkt eher wie eine monochrome Projektionsfläche, die an die Farben der Orientmalerei erinnert, als wie ein Element im realen Interieur. Vielleicht sitzt hier der Theaterarzt, der Adrien Proust auch war, und nur wer es weiß, sieht in ihm den »Chef de service« in der bedeutendsten Klinik von Paris, dem Hôtel-Dieu. Die auf einem schlanken Schaft aufruhende, von einer mythologischen Figur gekrönte Dose auf dem Tisch zur Rechten könnte ein Reisemitbringsel sein, ebenso das vorindustrielle Papier, das womöglich eine Landkarte enthält. Ende 1891 wird Adrien Proust zu seiner nächsten Ägypten-Mission aufbrechen, wieder einmal im Kampf gegen die Cholera.

Marcel Proust, zwanzig Jahre alt, ist im Oktober 1891 zu Gast bei Freunden in Trouville. Der Maler Jacques-Émile Blanche, zehn Jahre älter als er selbst, zeichnet dort die Bleistiftskizze für ein Porträt, das er im Sommer 1892 in seinem Atelier in Auteuil vollenden wird. Dort, am Rande von Paris, unweit des Bois de Boulogne, wurde Marcel Proust am 10. Juli 1871 geboren, im schlossartigen Landhaus seines Großonkels Louis Weil in der Rue La Fontaine. Es gehörte zur Welt der jüdischen Herkunftsfamilie seiner Mutter und der Großmutter, die häufig Gast war im Salon ihrer Cousine Amélie Crémieux, der Gattin von Adolphe Crémieux. Die Sommeraufenthalte in Auteuil gehörten zur Familienroutine der Prousts. Im Sommer 1871 aber gab es in Paris und den Gemeinden ringsum keine Idyllen. Der Deutsch-Französische Krieg, die Tage der Pariser Commune, in denen Adrien Proust fast einer Kugel zum Opfer gefallen wäre, sowie die blutige Niederschlagung des Aufstands hatten Spuren hinterlassen. Ruinen gab es auch in Auteuil, Edmond de Goncourt hat sie beschrieben. Als Gesellschaftskatastrophe ist ein Krieg, zumal ein verlorener, nicht mit dem Friedensschluss zu Ende.

Mit dem Tod von Louis Weil 1896 und dem Abriss des Hauses wurde Auteuil zum familiären Erinnerungsort. Marcel Proust hatte einen Sinn für solche Aufladungen. Dass er 1906 von der Rue de Courcelles in die Wohnung am Boulevard Haussmann 102 zieht, begründet er vor allem damit, dass hier Louis Weil, sein Großonkel mütterlicherseits, gelebt hatte und gestorben war. In die Topografie von Auteuil lassen sich Rohstoffquellen einzeichnen, aus denen Marcel Proust für seinen großen Roman schöpfen wird. In Auteuil lebt Edmond de Goncourt, der nach dem Tod seines Bruders Jules das gemeinsame Tagebuch weiterschreibt. Das Atelier des Malers Jacques-Émile Blanche, in dem Marcel Proust im Sommer 1892 Modell sitzt, gehört zu der Villa, die Antoine Blanche, Nervenarzt und Vater des Malers, 1873 in Auteuil hatte errichten lassen. In der Privatklink von Doktor Blanche im nahen Passy, im Hôtel de Lamballe, verlebt zu diesem Zeitpunkt der Schriftsteller Guy de Maupassant seinen letzten Sommer. Die Zeitungen berichten über seinen Gesundheitszustand, das kommunikative Netzwerk zwischen Klinik und Salon funktioniert ausgezeichnet. Wie gut, lässt sich im Tagebuch von Edmond Goncourt nachlesen, zu dessen nahen Bekannten Doktor Blanche zählt. Am 17. August 1892 trifft Edmond de Goncourt in der Eisenbahn auf dem Weg nach Saint-Gratien, zum Schloss der Prinzessin Mathilde, auf Charles Yriarte, den Kunstkritiker und ehemaligen Chefredakteur von *Le Monde illustré*. Yriarte berichtet ihm von einem Gespräch mit Doktor Blanche über Maupassant, welcher sich den ganzen Tag über mit imaginären Gesprächspartnern unterhalte, und zwar ausschließlich mit Bankiers und Börsenmaklern, zudem den Doktor nicht mehr erkenne und »derzeit die Gesichtszüge eines wirklich Verrückten habe mit wildem Blick und schlaffem Mund«.

Die Kliniken isolieren ihre Patienten, entziehen sie der Welt. Aber sie sind keine geschlossenen Räume. Sie sind Gesprächsstoff, wie das Wetter, wie die Finanzskandale, die Ehebrüche und Erbstreitigkeiten. Marcel Proust wird in seiner *Recherche* die Ärzte von ihrer Salonseite zeigen, nicht in ihrem Berufsalltag, in ihren Kliniken und Privatpraxen. Das Wissen über Krankheiten, Behandlungsmethoden und Medikamente, das er in seinen Roman einfließen lassen wird, mag zu Teilen der Bibliothek seines Vaters entstammen, ist aber auch dem kommunikativen Netzwerk verpflichtet, das Klinik und Salon verbindet. Edmond de Goncourt hält am 23. Juni 1892 nach einer Einladung bei der Prinzessin Mathilde in Saint-Gratien fest: »Auf dem Rückweg von der Eisenbahn erzählte mir Doktor Blanche – mit einer gewissen Rührung angesichts dieses Gesetzes der ungezähmten Natur – vom elektrischen Strom, der die Leute von Familien, in denen es Geisteskranke gibt, dazu antreibt, sich zu vereinigen, sich untereinander zu verbinden, sich zu heiraten; und ohne die Leute namentlich zu nennen, erwähnte er eine Vielzahl von Fällen, die ihm als Irrenarzt bekannt geworden waren.«

Der junge Marcel Proust ist seit dem Spätherbst 1890 an der juristischen Fakultät der Pariser Universität und zugleich an der École libre des sciences politiques eingeschrieben, an der er im Juni 1892 mehrere mündliche Prüfungen erfolgreich absolviert. Anfang August besteht er auch die mündlichen Prüfungen an der juristischen Fakultät, scheitert aber am schriftlichen Examen. Als er gut ein Jahr später dann doch das Lizenziat in Jura erhält, steigert das die Erwartung der Familie, zumal des Vaters, er werde nun rasch einen bürgerlichen Beruf ergreifen. Ende September 1893 erhält Adrien Proust von seinem Sohn einen Brief. Er enthält die unmissverständliche Absage an die Arbeit in einer Anwaltskanzlei und als Kompromiss das Angebot, eine Aufnahmeprüfung entweder für den diplomatischen Dienst oder für eine höhere Tätigkeit in Bibliotheken, Archiven oder Museen abzulegen. Der wichtigste Satz in diesem Brief an den Vater ist der erste, alle anderen sind Beiwerk: »Mon cher petit Papa, ich habe immer gehofft, Deine Erlaubnis für die Fortsetzung der literarischen und philosophischen Studien zu erhalten, für die ich mich geschaffen glaube.«

Im Atelier in Auteuil, in dem Marcel Proust im Frühjahr 1892 Samstag für Samstag sitzt, entsteht also das Porträt eines Prüfungskandidaten. Aber er wird nicht als solcher porträtiert. Hatte Jean Lecomte de Nouÿ für den Vater das Modell Gelehrtenporträt genutzt, so fügte nun Jacques-Émile Blanche den Sohn in das aktuelle Modell »Mondäner Salonbesucher« ein. Von dem ursprünglich anvisierten Ganzkörperporträt ist nur der obere Teil geblieben. Der schwarze Frack verschmilzt mit dem monochromen Hintergrund, über dem umgeklappten Kragen des weißen Hemdes ruft das Gesicht die Assozi-

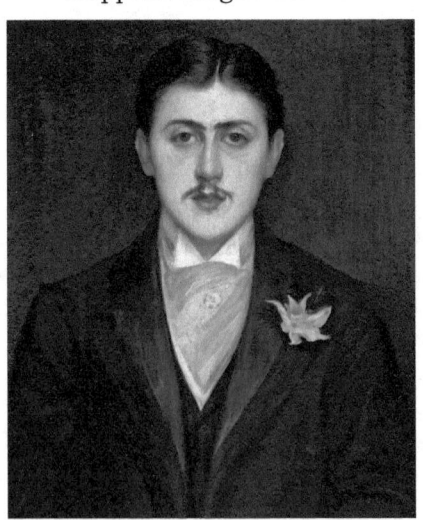

ation »vornehme Blässe« wach, der schmale Bogen des Schnurrbarts über den fast geschlossenen Lippen ist in Farbe und Krümmungswinkel sorgsam mit den Augenbrauen abgestimmt, das gescheitelte Haar liegt an. Unter den Augen, die den Betrachter mit einem Ausdruck distanzierter Aufmerksamkeit fixieren, sind leichte Schatten erkennbar. Es ist das Porträt eines jungen Mannes, dessen Pose sich von ihm ablösen lässt. Es steckt etwas Serielles darin, die Nachbarschaft zu den anderen eleganten jungen Männern mit bleichen Gesichtern, die Jacques-Émile Blanche um

In dieser blassen Salongestalt steckt ein Prüfungskandidat: Marcel Proust, 1892 in Auteuil von Jacques-Émile Blanche porträtiert

1890 gemalt hat: Louis Metman, den künftigen Direktor des Musée des Arts decoratifs, die Schriftsteller Pierre Louÿs und Maurice Barrès. Alle haben diesen blasierten Blick, alle tragen wie der junge Marcel Proust eine weiße Orchidee im Knopfloch.

In einem seiner eigentümlichsten essayistischen Texte ist Marcel Proust nach Jahrzehnten auf dieses Porträt und seine Entstehung zurückgekommen, im Vorwort, das er auf Bitten von Jacques-Émile Blanche zu dessen Buch *Propos de Peintre – De David à Degas* (1919) verfasste. Nur seinem Titel nach handelt es sich hier um ein Vorwort, es ist ein Potpourri von Invektiven und Komplimenten. Der Text beginnt mit einem Rückblick auf die eigene Kindheit in Auteuil und einer scharfen Kritik des mondänen Lebens als Gefährdung der Kunst. Als Proust dann endlich auf Jacques-Émile Blanche zu sprechen kommt, stellt er ihn als jemanden dar, der dieser Gefahr nur durch die exquisite Bösartigkeit entronnen ist, für die er bei den Zeitgenossen berühmt war. Proust deutet sie als von der Natur ersonnene »schützende Neurose«, die den Maler vor dem Untergang in der Salonwelt und ihrer *Garden Parties* bewahrte. Sehr deutlich lässt er durchblicken, dass er von der Konstellation spricht, aus der sein Ölporträt hervorging. Der junge Mann, der er war, ist darin mit dem Vater des Malers im Bunde, dem Nervenarzt, der ihn wie einen Patienten behandelt: »Nach der Sitzung ging ich zum Mittagessen ins Speisezimmer des Doktor Blanche, der mich aus beruflicher Gewohnheit von Zeit zu Zeit zu Ruhe und Mäßigung ermahnte. Wenn ich eine Meinung äußerte, der Jacques Blanche allzu heftig widersprach, verwies der Doktor, wunderbar an Wissenschaft und Güte, aber daran gewöhnt, mit Irren zu tun zu haben, dies lebhaft seinem Sohn.« Und zum jungen Marcel Proust sagt er: »Fassen Sie sich, mein Kind, versuchen Sie, ruhig zu bleiben, er meint kein Wort von dem, was er gesagt hat; trinken Sie ein wenig kaltes Wasser, in kleinen Schlucken, während Sie bis hundert zählen.«

Warum verwandelt Proust das Vorwort zum Buch des Malers, der ihn porträtiert hat, in eine Bühne, auf der er die Erinnerung an seine Kindheit und Jugend inszeniert? Warum fügt er eine Prosapassage ein, die sein Zimmer im Haus des Großonkels in Auteuil in suggestiven Wahrnehmungsbildern beschwört und im Stil auf den Abschnitt »Combray« im ersten Band seiner *Recherche* verweist? Warum verliert er sich über Seiten in Anekdoten, die ihn als jungen Mann zeigen, welcher vor den Mitschülern sorgsam zu verbergen sucht, dass er, der den Ruf hat, über keine gesellschaftlichen Kontakte zu verfügen, in den vornehmsten Salons verkehrt? Weil er nicht mehr der posierende junge Mann ist, den er aufruft. Weil er zeigen will, dass kein direkter Weg von der Orchidee im Knopfloch seines Porträts zu den Orchideen führt, die in seiner *Recherche* die Halbweltdame Odette de Crécy umgeben und das Liebesleiden Charles Swanns mit ihrem Aroma durchtränken. Aus diesem Grund überführt er die Essays von Jacques-Émile Blanche, statt sie mit einem freundlichen Vorwort zu versehen, ihres fundamentalen Irrtums: Kunstwerke durch das Leben der Künstler erklären zu wollen. Er hat diesen Vorwurf Jahre zuvor in der Polemik gegen den Literaturkritiker Charles-Augustin Sainte-Beuve erprobt, nun stellt er Jacques-Émile Blanche, der über seine Malerkollegen Fantin-Latour oder Edouard Manet schreibt, an die Seite des demontierten Literaturkritikers. »Der Fehler von Jacques Blanche als Kritiker wie der von Sainte-Beuve besteht darin, den umgekehrten Weg zu gehen, den der Künstler geht, um sich zu verwirklichen, er besteht darin, den wirklichen Fantin oder Manet, denjenigen, der sich nur in seinen Werken findet, mit Hilfe des vergänglichen Menschen zu erklären, seinen Zeitgenossen gleich, voller Fehler geschaffen, dem eine originelle Seele angekettet war und gegen den diese sich wehrte, von dem sie sich durch die Arbeit zu trennen, zu befreien suchte.«

Es geht hier nicht nur um Kunstkritik. Es geht auch um das Porträt des Künstlers Marcel Proust als junger Mann, das 1893 am Champ-de-Mars ausgestellt war und heute im Musée d'Orsay hängt. Er sieht darauf bleich und starr aus. Der vergängliche Mensch, der dafür in Auteuil Modell saß, ist »nur Kettengefährte des Künstlers«. So steht es auf der Warntafel, mit der Marcel Proust sein Werk vor der biografischen Methode des Literaturkritikers Sainte-Beuve schützen wollte. Als er 1906 die Wohnung seiner Eltern in der Rue de Courcelles aufgibt und an den Boulevard Haussmann übersiedelt, nimmt er das Porträt des Kettengefährten mit. Wie die Haushälterin Céleste Albaret berichtet, stehen noch in der letzten Wohnung in der Rue Hamelin die Porträts von Madame Proust und Professor Adrien Proust auf einer Staffelei, »und selbstverständlich das Porträt von Monsieur Proust von Jacques-Émile Blanche«.

# Das alte Frankreich und die Göttin Hygieia

## Louis Pasteur, die Kathedrale von Chartres und das Automobil

Am 7. Juni 1903 wurde auf der Place Saint-Michel in Chartres das Denkmal für Louis Pasteur enthüllt. Auf der Ehrentribüne saßen neben dem Bürgermeister und dem Präfekten des Departements Eure-et-Loir Vertreter der Wissenschaft, darunter Abgesandte des Institut Pasteur, hohe Beamte, Honoratioren der Stadt und Offiziere der Garnison. Entworfen hatte das Monument der Neurologe und Anatom Paul Richer, Mitglied der Académie nationale de médicine und zugleich Bildhauer. Als Festredner war sein Akademiekollege Adrien Proust wohl auch deshalb geladen, weil er als Jugendlicher das Collège in Chartres besucht hatte, ehe er zum Medizinstudium nach Paris ging. Er sprach im Namen der Akademie, aber zugleich als Repräsentant der nationalen Gesundheitsbehörden. Die Denkmalenthüllung war Teil des Pasteur-Kultes der Dritten Republik, der schon zu Lebzeiten des Chemikers begann und den der Wissenschaftshistoriker Bruno Latour als »Pasteurisierung Frankreichs« beschrieben hat. Einen ihrer pompösen Höhepunkte bildete der Festakt zu Pasteurs siebzigstem Geburtstag im großen Amphitheater der Sorbonne, bei dem der Nestor der Mikrobiologie am Arm des Präsidenten der Republik in den Saal geschritten kam und vom schottischen Arzt Joseph Lister, dem Pionier der antiseptischen Chirurgie, mit erhobenen Armen begrüßt wurde. 1902 verewigte Jean-André Rixens die Feierstunde auf einem großformatigen Gemälde und schuf damit ein Stück Historienmalerei der jüngeren Neuzeit. Schon früher, unmittelbar nach Pasteurs Tod am 28. September 1895, hatten in Chartres die Planungen für ein Denkmal begonnen. Die Staatsnähe Pasteurs war trotz seiner Protektion durch Louis Napoléon vom Ende des Second Empire und der Errichtung der Dritten Republik unberührt geblieben, er war nicht nur Forscher, sondern auch Wissenschafts-unternehmer. An seiner Popularisierung als Heros des modernen Frankreich hatten die Bildmedien einen erheblichen Anteil. Es entstanden Münzen und Medaillen, Kleinplastiken seiner Büste, die sich auf Schreibtischen und im Interieur platzieren ließen. Die Schokoladenfirma Aiguebelle legte um 1900 ihren Produkten eine farbige Bilderserie zur Biografie Pasteurs bei, und natürlich gehörte Pasteur zur ersten Serie kleinformatiger schwarz-weißer Porträtfotografien, den »Célébrités contemporaines«, die ein anderer Schokoladenfabrikant, Félix Potin, ab 1898 seinen Produkten beigab. Viele Chemiker und Mediziner, darunter auch Freunde von Adrien Proust, waren darin neben den Präsidenten der Republik, den Generälen, den Schauspielern, Autoren und bildenden Künstlern vertreten.

In die Popularisierung der Wissenschaften flossen die Energien ein, die auf die Stärkung der Nation abzielten. Ähnlich wie Preußen nach der Niederlage gegen Napoleon 1806 antwortete Frankreich auf die Niederlage im Deutsch-Französischen Krieg 1870/71 mit einer Offensive in Bildung, Forschung und Technologie. Aus einem Siegerkranz blickt Louis Pasteur auf einer Abbildung auf das Publikum, als Tröster einer allegorischen Frankreich-Figur, die unter einem schwarzen Tuch, den Kopf in die Hand gestützt, die Niederlage betrauert. Als moderner Heros, der Siege auf dem Feld der Wissen-

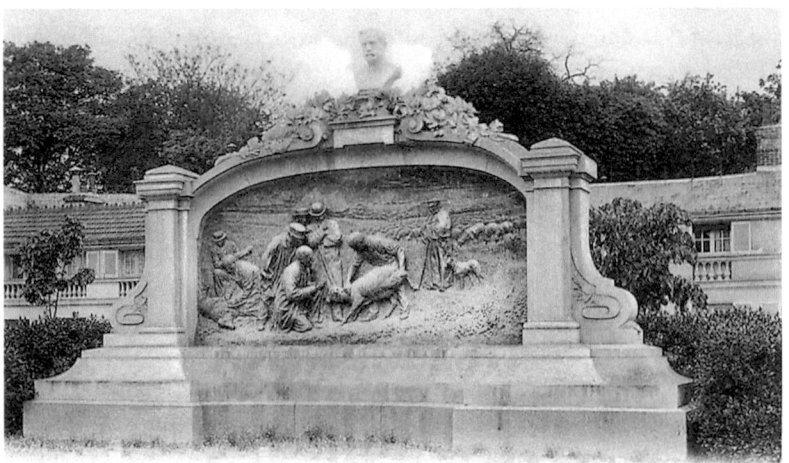

146 *CHARTRES. — Place et Monument Pasteur (Paul Richer, sculpteur).* — LL

Auch auf Postkarten zirkulierten die Helden der Nation: das Denkmal für Louis Pasteur in Chartres, entworfen von Paul Richer

schaften, im Kampf zumal gegen die Infektionskrankheiten errang, wurde Pasteur zu einem Napoleon der Dritten Republik, einem Napoleon ohne Waterloo und St. Helena.

Adrien Proust geht bei seiner Festrede vom Bildprogramm des Denkmals aus, das sein Akademiekollege für das Bronzerelief entworfen hat. Das in Marmor gefasste und von einer Pasteur-Büste gekrönte Relief zeigt eine Szene aus dem Jahr 1878, die den Kult des Nationalhelden aus regionaler Perspektive befördert. Damals hatten Mitarbeiter von Pasteur, darunter Émile Roux und Charles Chamberland, unweit von Chartres auf dem Lande Versuche zur Impfung von Schafen gegen den Milzbrand unternommen. Vor einem Hintergrund, auf dem in der Ferne ein Dorf und die Kathedrale von Chartres zu erkennen sind, seziert Chamberland ein an Milzbrand verstorbenes Schaf, während Roux dessen Blut einem geimpften Schaf injiziert, um die durch Vakzination erreichte Immunität zu demonstrieren. Ein lokaler Veterinär, ein Arzt und ein Landwirt sind auf dem Relief zu sehen, nicht aber Pasteur selbst. Er muss nicht leibhaftig anwesend sein, sein Geist schwebt über der ländlichen Szene. Die dargestellte Erprobung war einer der Schritte auf dem Weg zu dem öffentlichen Experiment in Pouilly-le-Fort nahe Melun, mit dem Pasteur im Mai 1881 sein Verfahren der Milzbrandimpfung spektakulär als Triumph der modernen Wissenschaft über eine alte Plage inszenierte. Wie viel Unternehmergeist und wie viele kaschierte Anleihen bei Kollegen in diesem Sieg steckten, lässt sich in der neueren Wissenschaftsgeschichte nachlesen. Der Milzbranderfolg wurde zum Ausgangspunkt einer industriell betriebenen Impfstoffproduktion.

Adrien Proust braucht nur einen Satz, um von der Szene auf den Feldern von Chartres und den Segnungen der Milzbrandimpfung für die Landwirtschaft zu den »großen Siegen ohne Tränen« zu kommen, die von Pasteur für die Menschheit insgesamt und alle medizinischen Wissenschaften errungen wurden. Er spricht als Zeitzeuge, der die »Revolution« miterlebt hat, welche sich in den von Pasteur der medizinischen Akademie übermittelten Bulletins niederschlägt. Die Passage, in der er dem Publikum diese Revolution erläutert, kann er der jüngsten Auflage seines *Traité d'hygiène* (1903) entnehmen. Es war ihm ein Leichtes, in seine Werke zur Hygiene die Errungenschaften der Mikrobiologie seit den 1880er-Jahren zu integrieren. Er war immer schon ein Anhänger der Ansteckungstheorie gewesen, der zufolge die Infektionskrankheiten sich von Mensch zu Mensch übertragen und von »Keimen« hervorgebracht werden, die es zu identifizieren gilt. Das war nun durch die Zuordnung spezifischer Mikroorganismen zu spezifischen Krankheiten geschehen, und eine entscheidende Rolle hatte dabei Pasteurs Widerlegung der alten, auf die Antike zurückgehenden Lehre von der Spontanentstehung organischen Lebens aus toter Materie gespielt. In einem kleinen Exkurs seiner Rede zeichnet Adrien Proust für sein Laienpublikum nach, wie die Entdeckung der Infusionstierchen im 17. Jahrhundert die Vorstellung organischer Parasiten hervorbrachte, die in den Körpern leben, und wie mit Pasteurs Studien zur Fermentierung diese in Misskredit geratene Lehre in die wissenschaftlich gültige Erkenntnis der Welt der Mikroorganismen überführt wurde. Wissenschaftler brauchen Merksätze, um Theorien anschaulich zu machen. Professor Proust formuliert eine solche Devise: »Wir wissen nun, dass die Cholera nur von einem Cholera-Keim herrühren kann, die Pest seit je nur aus der Pest hervorging, das Gelbfieber stets den Import des Gelbfiebers verlangt.« Der Satz wendet die Formel »omne vivum ex vivo« (»alles Lebendige geht aus Lebendigem hervor«) auf die ansteckenden Krankheiten an und bindet sie in die Fortschrittsrhetorik ein, die seiner Festrede zugrunde liegt. Die Ausweitung des Spektrums von Krankheiten, denen sich eine pathogene Mikrobe als spezifische Ursache zuordnen lässt, ist das Ziel, das der Chemiker Pasteur dem medizinischen Fortschritt eröffnet.

Adrien Prousts Sohn Marcel wird Jahre später die Mikroben in das Vergleichsregister seiner *Recherche* aufnehmen. Als im Band *Sodom und Gomorrha* in einer Szene, die auf der Terrasse des Hotels in Balbec spielt, Madame de Cambremer das Gespräch auf Chopin, Wagner und Debussy bringt, kommentiert der Erzähler die Gesetze, nach denen in der Konversation sich die Gemeinplätze zur Politik und Geschmacksurteile über Kunst miteinander ablösen: »die Theorien und Schulen verschlingen einander wie Mikroben und kleine Zellkörperchen und gewährleisten durch ihren Kampf die Kontinuität des Lebens«.

Zitate aus den Klassikern gehören in Adrien Prousts Schriften zum rhetorischen Fundus. Der Herzog von Saint-Simon, den sein Sohn in der *Recherche* zu einem Lieblingsautor des Kunstliebhabers Charles

Swann machen wird, ist für ihn eine der wichtigsten Quellen, die von der Allgegenwart der Pocken am Hof Ludwigs des XIV. zeugen. Wenn er die modernen Opponenten der Ansteckungstheorie kritisiert, zitiert er die Schilderung der athenischen Pest bei Thukydides. In seiner Festrede in Chartres wird die Pest des 14. Jahrhunderts, vor allem die in Florenz und im *Decamerone* Boccaccios, zur dunklen Folie, von der sich die raschen, erfolgreichen medizinischen Interventionen gegen die sporadisch wieder aufflammende Seuche im späten 19. Jahrhundert abheben. Mit einem großen historischen Panorama eröffnet Adrien Proust seine Rede zur Einweihung des Pasteur-Denkmals. Die Stadt Chartres erscheint darin als Ort, an dem die Epochen sich überlagern. Die Kathedrale erhebt sich aus den Ebenen der Beauce als »die in Stein gehauene Enzyklopädie des Mittelalters«, ihre Krypta, die nach der dort aufbewahrten Schwarzen Madonna benannt ist, führt auf das antike Heiligtum des keltischen Stammes der Karnuten zurück. Als bescheidene Ergänzung stellt Adrien Proust der Kathedrale, die er als bisher und in alle Zeiten unerreichtes Monument einer Schönheit würdigt, das Pasteur-Denkmal zur Seite. Mit ihm überliefert die Gegenwart ihre eigenen Werke und ihren eigenen Glauben der Zukunft. Dieser Glaube ist die moderne Wissenschaft.

Adrien Proust führt den Vergleich zwischen der als Wissensspeicher begriffenen mittelalterlichen Kathedrale und den Errungenschaften Pasteurs so detailreich durch, dass in der Proust-Philologie der Verdacht aufgekommen ist, Marcel Proust habe an dieser Festrede mitgeschrieben oder sie zumindest redigiert. Der Verdacht ist nicht unbegründet. Nicht der Vater, sondern der Sohn war ein Kenner der Kathedralen. Und er war sehr viel vertrauter mit der literarischen Tradition, die seit Victor Hugos *Notre Dame de Paris* Buch und Kathedrale ineinander spiegelte. Schon zu der Zeit, als er die École libre des sciences politique besuchte und Jacques-Émile Blanche ihn porträtierte, begann Marcel Proust, die Schriften des englischen Kunstschriftstellers John Ruskin zu lesen. Im Mai 1899 lieh er sich von einem Freund Émile Mâles Buch *L'Art religieux du XIII$^e$ siècle*, das ihn über Jahre begleitete. Wenig später nahm er die Übersetzung von John Ruskins *Bible of Amiens* in Angriff, die den Vergleich von Buch und Kathedrale im Titel trug. Gegen die »vage« Fassung des Vergleichs bei Hugo wollte Ruskin nachweisen, dass die Bildwelt der

Kathedrale konkret und unmittelbar der Schrift im Buch der Bücher, der Bibel, entspricht.

Marcel Prousts Englisch war unzureichend, er bearbeitete die Rohübersetzung, die seine Mutter für ihn anfertigte. Die Druckfahnen des Buches lagen seit dem Frühjahr 1903 vor, Auszüge aus der Übersetzung publizierte Prousts Freund Constantin de Brancovan in seiner Zeitschrift *La Renaissance latine*. Marcel Proust vertiefte sich in das Werk John Ruskins, um eine neue Stufe seiner Autorschaft zu erreichen. Ein kleiner Künstlerroman ließe sich über seine Reisen Anfang 1900 nach Rouen, Abbeville, Beauvais, Dijon, Saint-Lô, Chartres und Amiens schreiben, auf denen er die Kathedralen vor Ort studierte. Im April 1900 erschien in der Zeitschrift *Mercure de France* Marcel Prousts Aufsatz »Ruskin à Notre-Dame d'Amiens«. Darin entsteht die steinerne Enzyklopädie aus einer Fülle von Pfeilerfiguren, aus Gesten und Requisiten, die von der Arbeit im Weinberg oder auf den Feldern zeugen und in das Formenrepertoire der Portale, Fassaden und Innenräume eingehen.

Ein Abglanz dieser Fülle, woher er auch kommen mag, liegt über den Passagen, in denen Adrien Proust in seiner Festrede das Pasteur-Denkmal an die Seite der Kathedrale von Chartres rückt. Eben noch hat der Professor für Hygiene erläutert, wie die Entdeckungen Pasteurs zur Fortentwicklung der sanitären Konzepte seiner eigenen Disziplin beitragen könnten, da spricht er plötzlich nicht mehr die Sprache des obersten Gesundheitsbeamten der Republik, sondern träumt sich ins 12. und frühe 13. Jahrhundert zurück, zu den Darstellungen der »artes liberales« und der Wissenschaften in den Portalen und Fenstern der Kathedralen. Er verträumt sich ein wenig, wenn er feststellt, dass dort Geometrie, Astronomie, Musik, Grammatik, Philologie, aber nicht die Medizin zu finden sind. Er vergisst die Rhetorik und Dialektik zugunsten der Philologie, die zum »trivium« der artes liberales gar nicht gehörte. Aber diese Unsicherheit ist eine Unsicherheit in einer anderen Sprach- und Wissenssphäre als der des Hygienikers. Und es klingt, als habe Adrien Proust die Schriften von Émile Mâle und John Ruskin studiert, wenn er seinem Publikum eröffnet, es werde erst im mittleren 13. Jahrhundert, im Portal der Kathedrale von Reims, die Medizin in einer Figur verkörpert finden, die aufmerksam eine Phiole mit dem Urin eines Kranken betrachtet.

Aus einer überraschend intimen Kenntnis der Kathedrale von Chartres geht die Pointe hervor, mit der Adrien Proust seine Hommage an Louis Pasteur beendet. Er fordert seine Zuhörer auf, eine sehr kleine Figur am Portal zu betrachten, »Magus« genannt, in der die Alchemie und die hermetischen Forschungen symbolisiert sind und zu deren Füßen sich die von ihr besiegten Übel winden. Diese kleine Statue, von Menschen gestiftet, die der Alchemist geschützt oder gerettet habe, macht Adrien Proust zum mittelalterlichen Vorläufer von Louis Pasteur, der durch die Erforschung der Mikroben die Menschheit von lange für unbesiegbar gehaltenen Krankheiten und Seuchen befreit hat. Zu den Sehenswürdigkeiten der Kathedrale, auf die ihre Besucher verwiesen wurden, gehörte die Figur des »Magus« nicht. Allein Émile Mâle hat ihr in seinem gelehrten Buch über die religiöse Kunst im Frankreich des 13. Jahrhunderts in dem Kapitel »Le Miroir de la Science« einen Kurzkommentar gewidmet.

Zu den bekannten Zitaten Louis Pasteurs zählte das nicht zuletzt auf die Einwerbung öffentlicher Forschungsmittel zielende Versprechen: »Donnez-moi un laboratoire et je soulèverai le monde!« (»Gebt mir ein Laboratorium, und ich werde die Welt aus den Angeln heben!«) Pasteur, im Labor mit Reagenzgläsern hantierend, war ein Schlüsselbild des um ihn zelebrierten Kultes. Wie das anatomische Theater und der Vorlesungssaal gehört das Laboratorium zu den Orten, in denen sich der Geist der neuzeitlichen Wissenschaft verdichtet. Adrien Proust bezog es in seine Parallele von mittelalterlicher Imagination und moderner medizinischer Erkenntnis ein. Den Berichten über die Pest im Florenz des 14. Jahrhunderts entnimmt er dazu das von vielen Einwohnern der Stadt geglaubte Gerücht, die Seuche werde von Übeltätern verbreitet,

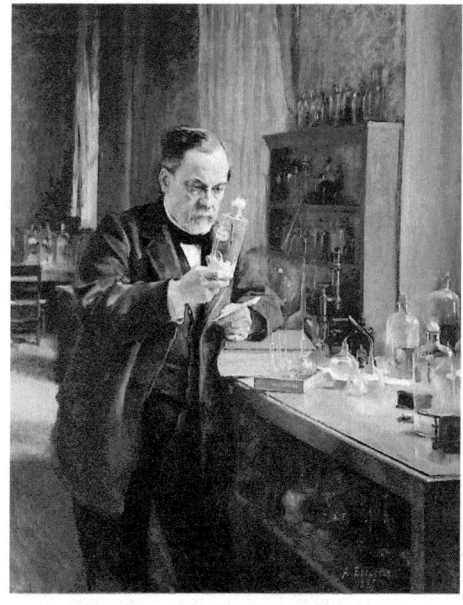

Entdecker in der Welt der Mikroorganismen:
Louis Pasteur im Laboratorium

die in geheimen Werkstätten Pestsalben herstellen und verteilen. Der Fortschritt der Wissenschaften, so Adrien Proust am Ende seiner Rede, lässt die Träume vergangener Epochen aus den Regionen des Wunderbaren heraustreten in die Realität. Die Laboratorien, in denen Keime der Pest gezüchtet wurden, gab es nur in der Einbildungskraft der Menschen des Mittelalters. Nun gibt es sie in der Wirklichkeit. Die Mysterien von einst haben sich in Mittel der Heilung und Prävention verwandelt. Adrien Proust weiß, dass der Pestbazillus 1894 von Alexandre Yersin identifiziert wurde, und gibt es in seinem *Traité d'hygiène* auch zu Protokoll. Aber in dieser Festrede ist allein Pasteur der »geniale Schöpfer der wohltätigen Laboratorien« im Dienste der Humanität und der Wissenschaft. Sein Denkmal nimmt das gesamte Forschungsfeld, für das er steht, in sich auf.

Es ist auch deshalb reizvoll, sich Marcel Proust als Koautor der Rede seines Vaters vorzustellen, weil von der Kathedrale aus Verbindungslinien in seinen großen Romanzyklus führen. In seinem Vorwort zu Ruskins *Bible of Amiens* bekräftigt er, es gehe hier nicht um eine vage Analogie von Buch und Kathedrale wie bei Victor Hugo, sondern im Wortsinn um die Darstellung der Bibel, ihrer in Schrift fixierten Gehalte in Stein. Zugleich aber ruft er just an dieser Stelle die Serie von Claude Monet auf, in der dieser die Fassade der Kathedrale von Rouen zu wechselnden Tageszeiten und bei wechselndem Licht ins Bild gefasst hat. Die Wahrnehmungsexperimente der modernen Malerei sind mit dem Fließen und dem Verfließen der Zeit im Bunde, sie nehmen auch der Kathedrale wie allem Festgefügten die Massivität und Solidität. In Prousts Romanzyklus werden diese Experimente eine Entsprechung finden. Um dem Vorwurf der Formlosigkeit zu entgehen, hat er den »roman fleuve«, an dem er schrieb, allerdings schon früh mit dem Anspruch versehen, er sei nach dem Modell großer Architektur konstruiert. Den letzten Band des gesamten Zyklus hat er in eine Apotheose des Romans als Kathedrale der Erinnerung münden lassen. Die Gesamtbeschreibung einer Kathedrale oder auch nur einer West-, Ost- oder Südfassade wie bei John Ruskin oder in seinen eigenen Ruskin-Kommentaren gibt es in Prousts *Recherche* nicht. Es sind hier stets einzelne mittelalterliche Figuren oder Gesten, auf die der Erzähler zurückgreift, um irgendein Detail des modernen Lebens zu erhellen. Etwa wenn er, als aus Odette de Crécy längst schon Madame Swann geworden ist, aus zufälligem Anlass an den Ärmeln ihrer Jacke etwas bisher Übersehenes entdeckt,»einen Streifen von köstlicher Farbe oder einen malvenfarbenen, gewöhnlich versteckten Baumwollsatin, die so zierlich verarbeitet waren wie die sichtbaren Teile, darin den Skulpturen einer gotischen Kathedrale gleich, die in achtzig Fuß Höhe hinter einer Balustrade verborgen genauso vollkommen gemeißelt sind wie die Reliefs am großen Hauptportal, obwohl nie jemand sie gesehen hat, bis zufällig ein Künstler im Verlauf einer Reise es erreicht, sich in freier Höhe zwischen den beiden Türmen ergehen zu können, um von dort aus den Blick über die Stadt zu genießen«.

Wenige Jahre nach der Festrede Adrien Prousts, im Sommer 1907, ist sein Sohn noch einmal zu den alten französischen Städten und Kirchen gereist. Eine Schilderung der Reise nach Caen und zur Kathedrale von Lisieux erschien im November 1907 unter dem Titel »Tage im Automobil« in Le Figaro. Die Dunkelheit ist schon hereingebrochen, als der Reisende mit dem Automobil in Lisieux vor dem von Ruskin beschriebenen Blätterwerk der Fassade des Gotteshauses steht. Er will »zumindest mit der Hand den berühmten Hochwald aus Stein berühren«. In seiner Überblendung von mittelalterlicher Architektur und moderner Wahrnehmung ist dieser Zeitungsartikel charakteristisch für den Weg, auf dem die Kathedralen Eingang in Prousts Romanzyklus finden werden: »als ich mich ihm eben tastend näherte, wurde er von plötzlicher Helligkeit überflutet; Stamm für Stamm traten die Pfeiler aus dem Dunkel hervor und enthüllten in vollem Licht vor beschattetem Hintergrund die großzügige Modellierung ihrer steinernen Blätter. Es war mein Chauffeur, der einfallsreiche Agostinelli, der den alten Skulpturen den Gruß der Gegenwart schickte, deren Licht nur dazu diente, die Lektionen der Vergangenheit umso genauer zu lesen, indem er, je nachdem, was ich sehen wollte, den Scheinwerfer des Automobils nacheinander auf alle Teile des Portals richtete.«

Die Scheinwerfer der Gegenwart gleiten über das Portal, heben Einzelnes hervor. Proust spricht von den Orgeln, die in Automobilen verborgen sind, von den Registerwechseln der »abstrakten Musik«, die mit dem Einlegen eines anderen Gangs einhergehen, und vom Lenkrad, das der Chauffeur umfasst, wird er sagen, es sei »recht ähnlich den Weihekreuzen in den Händen der Apostel, die sich an die Chorsäulen der Sainte-Chapelle in Paris lehnen, dem Kreuz des heiligen Benedikt und überhaupt jeder Stilisierung des Rades in mittelalterlicher Kunst«. Das Register der Ähnlichkeiten, das Proust hier zieht, wird sich in der Arbeit am Roman als unerschöpflich erweisen. Es wird enzyklopädisch sein, wie die Kathedralen.

Im Sommer 1903, in dem Adrien Proust seinen Festvortrag in Chartres hielt, führten für seinen Sohn die Wege von den Kathedralen aus nicht nur zum Roman, sondern auch in die Politik. Im französischen Parlament war gerade das Gesetz zur Trennung von Kirche und Staat auf den Weg gebracht worden, um im Dezember 1905 verabschiedet zu werden. Als Spaltung der französischen Gesellschaft, die auch seine unmittelbare Umgebung prägte, von den gesellschaftlichen Zirkeln, in denen er verkehrte, bis zur Familie, hatte Marcel Proust bereits die Dreyfus-Affäre erlebt. Mehrere Tage lang hatte Adrien Proust nicht mit seinen Söhnen gesprochen, nachdem sie 1898 durch ihre Unterschrift zur Petition für Dreyfus mit ihrer Überzeugung in die Öffentlichkeit getreten waren. In seinem großen Brief an seinen Freund Georges de Lauris, der Jurist und Schriftsteller war, begründete Marcel Proust nun im Juli 1903 seine Ablehnung der antiklerikalen Gesetzgebung. Er sah darin eine Verstärkung jener »Fermente der Spaltung und des Hasses«, die in der Dreyfus-Affäre den gesellschaftlichen Zusammenhalt gefährdet hatten, nicht anders als die antisemitischen Energien der Klerikalen. In dem Artikel »Der Tod der Kathedralen«, den Proust im August 1904 in *Le Figaro* veröffentlichte, fügte er lange Zitate aus Émile Mâles Buch über die religiöse Kunst in sein Plädoyer für die Einheit von Architektur, Skulptur und Liturgie ein. Der Artikel endete mit der Warnung vor einer künftigen Zweckentfremdung der Kirchen als »Museum, Konferenzhalle oder Kasino«.

Als dieser Beitrag erschien, war Adrien Proust bereits tot. Er hatte am 24. November 1903 während einer Promotionssitzung der medizinischen Fakultät eine Hirnblutung erlitten, die ihn auf dem Abort ereilte und an der er zwei Tage später starb. An Anna de Noailles schrieb Marcel Proust wenige Tage später: »Sie, der Sie Papa nur ein- oder zweimal gesehen haben, können nicht wissen, wie liebenswürdig und einfach er war. Wenn ich nicht versucht habe, ihm Grund zur Zufriedenheit zu sein – denn mir ist wohl bewusst, dass ich stets der dunkle Punkt in seinem Leben war –, so habe ich doch versucht, ihm meine Liebe zu beweisen. Und doch gab es Tage, an denen ich mich gegen das allzu Bestimmte, allzu Selbstgewisse in seinen Behauptungen auflehnte, und ich erinnere mich, dass ich vergangenen Sonntag während einer politischen Diskussion Dinge gesagt habe, die ich nicht hätte sagen sollen. Ich kann Ihnen gar nicht sagen, wie leid mir das jetzt tut. Es ist mir jetzt so, als wäre ich gegen einen Menschen hart gewesen, der sich schon nicht mehr verteidigen konnte.« Worum es bei dem Streit zwischen Vater und Sohn ging, ist nicht überliefert. Adrien Proust entstammte dem katholischen Kleinbürgertum, die Religion aber hatte er im Lauf seiner Karriere hinter sich gelassen. Überliefert ist, dass er 1882, da war er bereits Professor für Hygiene an der École normale supérieure in Fontenay, Einspruch erhob, als im Gerichtssaal, in den er als Zeuge in einem Prozess geladen war, ein Kruzifix an der Wand hing. Die Wissenschaft ist in seiner Festrede zur Einweihung des Pasteur-Denkmals die selbstbewusste Erbin der Religion. Dem Laizismus, der Zivilreligion der Dritten Republik, dürfte er als hoher Repräsentant des staatlichen Gesundheitswesens nähergestanden haben als der Kritik seines Sohnes an der Trennung der Kathedralen von dem Zweck, für den sie errichtet worden waren. Es ist denkbar, dass das im Jahr 1903 aktuelle Gesetzgebungsverfahren zur Trennung von Staat und Religion der Konfliktauslöser war im letzten politischen Streit zwischen Vater und Sohn.


## Die alten Häuser von Illiers, die Hygiene und die Melancholie der Erinnerung

»Combray, von ferne gesehen, aus einem Umkreis von zehn Meilen, von der Eisenbahn aus, wenn wir in der letzten Woche vor Ostern dort ankamen, war nur eine Kirche, die die Stadt zusammenfasste, die sie vertrat, die zu der Ferne von ihr und für sie sprach und die, wenn man näher kam, um ihren hohen, düsteren Kragenmantel herum mitten im Feld gegen den Wind wie eine Hirtin ihre Schafe die wolligen, grauen Rücken der zusammengescharten Häuser dicht beieinanderhielt, die ein Rest der Stadtmauer aus dem Mittelalter hier und da mit einer ebenso vollkommen kreisrunden Linie umgab wie auf einem spätgotischen Bild.« So beginnt, im ersten Band der *Recherche*, nachdem der Geschmack der Madeleine die engen Grenzen der Erinnerung aufgehoben hat, der Kindheitsort Combray Gestalt anzunehmen.

Die Namen, die Eigennamen der Figuren wie die Ortsnamen, reichern im Roman Marcel Prousts die Wirklichkeit an, statt sie nur zu bezeichnen. Sie durchtränken sie mit Wünschen, Hoffnungen, Illusionen, Enttäuschungen. Auf keiner Landkarte gibt es eine Entsprechung zu Combray. Mit dem Ortsnamen beginnt die Ablösung der Erinnerungen des Autors, die in den Roman einflossen, von den realen Orten seiner Kindheit, sei es Auteuil als Domizil der Familie der Mutter, sei es Illiers, das mit der Familie des Vaters verbunden und regelmäßiges Reiseziel in den Oster- und Sommerferien war. Adrien Proust war am 18. März 1834 in der kleinen Kreisstadt etwa 25 Kilometer entfernt von Chartres geboren worden. Das Combray seines Sohnes wird tiefer im Mittelalter verwurzelt sein als das Städtchen Illiers, in dem Adrien Prousts Eltern ihren Kramladen führten. Und es wird sich leichter von der ländlichen Provinz ablösen lassen, in der die Ebenen der Beauce in die hügelige Perche übergehen. Marcel Proust wird am Ende des Romanzyklus Combray an die Schlachtfelder des Ersten Weltkriegs heranrücken. Adrien Proust aber hat der Zufall, als müsste er das erzählerische Grundmuster füllen, nach dem der Held am Ende seines Lebens an den Ausgangsort zurückkehrt, wenige Monate vor seinem Tod nach Illiers geführt. Am 27. Juli 1903 hielt der Chef des Gesundheitswesens, der als junger Mann aus der Provinz nach Paris gekommen und in die Elite der Dritten Republik aufgestiegen war, die Rede bei der Verleihung der Schulpreise der École primaire supérieure de garçons der Stadt.

Marcel Proust hat die Zusammensetzung der Festgesellschaft zwei Tage später in seinem Brief an Georges de Lauris kommentiert. Als Beispiel für den »Graben«, der sich in Frankreich zu vertiefen droht, berichtet er, »dass in Illiers, einer kleinen Gemeinde, wo mein Vater vorgestern noch der feierlichen Vergabe der Schulpreise vorsaß, seit den Gesetzen Jules Ferrys der Pfarrer nicht mehr zu der Zeremonie eingeladen wird«. Er unterfüttert seine Bedenken mit autobiografischen Reminiszenzen an den Pfarrer, skizziert das soziale Profil der Kräfte des Fortschritts, die Physiognomie des Ortes: »Ich glaube, dass es nicht gut ist, wenn der alte Pfarrer nicht mehr zur Preisvergabe eingeladen wird, denn er vertritt im Dorf etwas schwerer Definierbares als das gesellschaftliche Offizium, das der Apotheker, der pensionierte Inspektor der Tabakregie und der Optiker symbolisieren, das aber dennoch recht ehrwürdig ist, und wäre es auch nur wegen der spirituellen Kraft des hübschen, vergeistigten Kirchturms, der in den Abendhimmel hineinragt und mit dessen rosigen Wolken so voller Liebe verschmilzt und der, wenn er vor einem im Dorf ankommenden Fremden auftaucht, immerhin besser wirkt, edler, uneigennütziger, geistvoller und, woran uns besonders liegt, der liebevoller erscheint als all die anderen Bauwerke, sosehr diese sich auch der Zustimmung der jüngsten Gesetze erfreuen mögen.«

Die Ansprache Adrien Prousts war schlicht gebaut. Wie der Brief seines Sohnes kontrastiert er Vergangenheit und Gegenwart des Ortes. Der Redner verwandelt sich in den Schüler von vor mehr als sechzig Jahren, geht noch einmal den Schulweg von damals und hält als Professor aus Paris im Blick auf die Veränderungen der Stadt ein großes Plädoyer, mit dem er die besten Schüler seiner Geburtsstadt für die moderne Wissenschaft begeistern will, genauer: für die Hygiene. In seine Eingangspassage flicht er das Horaz-Zitat ein, in dem Knaben mit Griffelkasten und Tafel zur Schule gehen. Es war als Reverenz an das Lateinische in den Schulreden des 19. Jahrhunderts allgegenwärtig. Dann aber verlässt die Rede die Konvention. In der Pasteur-Rede hatte sich die moderne Wissenschaft in den mittelalterlichen Kathedralen gespiegelt. Nun kommen Motive der modernen Literatur zum Zug, und statt den hygienischen Diskurs lediglich zu illustrieren, fordern sie ihn heraus. Der Redner beginnt, »die Poesie, die Melancholie der Erinnerung« heraufzubeschwören, die der Jugend allenfalls in Vorahnungen greifbar sei, und lässt dann Stimmen zu Wort kommen, von denen die meisten seinem Sohn vertrauter sind als ihm selbst. Ohne den Namen des Autors zu nennen, zitiert er eine Strophe aus Victor Hugos großem Gedicht »La Tristesse d'Olympio«, um dem Publikum einen Eindruck von der Gemütsbewegung zu vermitteln, die ihn bei der Ankunft in Illiers erfasste:

Er wollte alles sehn, den Weiher bei der Quelle,
den Garten sucht' er auf, das abgeschied'ne Haus,
das Tor, wo die Allee den Blick nach innen zieht,
den obstbewachsnen Rain.
Bleich schritt er hin. Dumpf hallte Tritt um Tritt;
und ach, bei jedem Baum erhob sich ihm ein Schatten
der Zeit, die nicht mehr ist!

Marcel Proust wird die Zeile »Il voulut tout revoir, l'étang près de la source« in seinem Entwurf »Sainte-Beuve und Balzac« zitieren und einen anderen Vers aus diesem Gedicht Victor Hugos im letzten Band der *Recherche*. Es ist mehr als wahrscheinlich, dass er auch hier die Auswahl getroffen und bei der Montage zweier Strophen den Kern des Originals, den melancholischen Rückblick auf ein vergangenes Liebesabenteuer, zugunsten der rein landschaftlichen Motive ausgespart hat.

Der Echoraum der modernen Poesie weitet sich aus, wenn Adrien Proust wenige Sätze später, wiederum anonym, einen Autor zu Gehör bringt, der wohl kaum zu seinem persönlichen Kanon gezählt hat: Charles Baudelaire. »La forme d'une ville / Change plus vite, hélas! que le coeur d'un mortel«. Das Gedicht »Der Schwan« aus den *Fleurs du Mal*, dem diese Zeilen entstammen, war Victor Hugo gewidmet. Es findet sich in den »Tableaux parisiens« und überblendet den Rückblick auf die Zerstörung Trojas, die Trauer und den Schmerz Andromaches, mit einem Gang durch das gegenwärtige Paris. Sein Erfahrungskern ist die radikale Modernisierung der Stadt im Second Empire. Der Baron George-Eugène Haussmann, 1853 von Louis Napoléon zum Präfekten des Departements Seine ernannt, ließ ganze Straßenzüge des Zentrums abreißen, um Platz für die großen Boulevards zu gewinnen. Ein Ziel war die Auslagerung der Industrie in die Vororte, die Schaffung von Bauplätzen für große, repräsentative Architektur. Die Boulevards eröffneten nicht nur Sichtachsen, die sich die Maler der Großstadt, zumal die Impressionisten, nicht entgehen ließen. Ein Nebeneffekt war, dass sie zugleich den Aufmarsch des Militärs in revolutionären Zeiten begünstigten. Nicht zuletzt flossen die Forderungen der Hygieniker nach gesunden Wohnungen, nach Licht und Luft in die Stadtmodernisierung ein. Als Adrien Proust 1856 sein Medizinstudium in Paris aufnahm, muss er die »Haussmannisierung« der Stadt erlebt haben. »Das alte Paris ist nicht mehr«. In Baudelaires Gedicht geht den Versen, die Adrien Proust zitiert, diese Klage voran. An die Stelle von Paris tritt in seiner Rede Illiers. Provinz und Metropole sind durch eine nationale Modernisierungsbewegung verbunden, die beide erfasst. Das gezielt in seine Rede gesetzte »hélas!« ähnelt, bei Charles Baudelaire wie bei Victor Hugo, dem deutschen »Ach!«, in dem ein »O weh« mitschwingt. Aber dieses »hélas!« als Trauer über die Verluste, die der Fortschritt produziert, kann nicht das letzte Wort in der Rede eines Mediziners und Gelehrten sein, der sich dem Fortschritt verpflichtet weiß. Und so setzt er gegen die Poesie der Erinnerung und Melancholie die Notwendigkeiten der Industrie, der modernen Zivilisation, der Schaffung elektrifizierter Fabriken und vor allem die Forderungen der Hygiene. Nein, er, der das gesamte Jahr über an der Fakultät für Medizin die Hygiene lehrt und für sie eintritt, wird nicht ausgerechnet am Tag der Verleihung der Schulpreise gegen sie sprechen, selbst wenn er zugestehen muss, dass unter der Umgestaltung der Städte, der es bedarf, will man ihre Bewohner nicht Todesgefahren aussetzen, die Schönheit der Straßen und Häuser leidet.

Adrien Proust kennt die Vorbehalte gegen die »démolitions«, die Abrisse und Umgestaltungen von alten Stadtkernen. Er lässt leicht abgewandelt den Dichter Sully Prudhomme mit einem populär gewordenen poetischen Protest zu Wort kommen: »Je n'aime pas les maisons neuves, / Elles ont l'air indifférent«. In seiner Studie über Baudelaire wird Marcel Proust diese Verse aus dem Gedicht »Les vieilles Maisons« zitieren. Adrien Proust hält ihnen entgegen, dass die alten Häuser ungesund sind und die neuen vielleicht ein unbedeutendes Aussehen haben mögen, aber den Forderungen nach Licht und Luft genügen. Zugleich zeigt er Verständnis für den Protest. Er muss als Hygieniker zwar den Abriss der alten Häuser verlangen, darf aber zugleich ihre Zerstörung bedauern.

Die Rede Adrien Prousts in Illiers enthält eine kleine poetische Anthologie, deren Zusammenstellung man eher dem Sohn als dem Vater zutraut. Und sie enthält Prosa-Passagen, die wie Stilübungen von Marcel Proust auf dem Weg von seiner Ruskin-Übersetzung zur Verwandlung von Illiers in das Combray seines Romans wirken.

»Au bord des courants d'eau vive« heißt das erste Kapitel im Buch John Ruskins, der ein großer Bewunderer der Flüsse war. Amiens mit der Somme und ihren vielen Kanälen nannte er das »Venedig der Picardie«, seinem geplanten Buch über die Kathedrale von Chartres wollte Ruskin den Titel »Les sources de l'Eure« geben. In Adrien Prousts Rede verdichtet sich im Blick auf den kleinen Fluss von Illiers, den Loir, die Rivalität zwischen der modernen Hygiene und den Schönheiten, die in alten Städten und in der Natur um der Gesundheit willen beseitigt werden müssen.

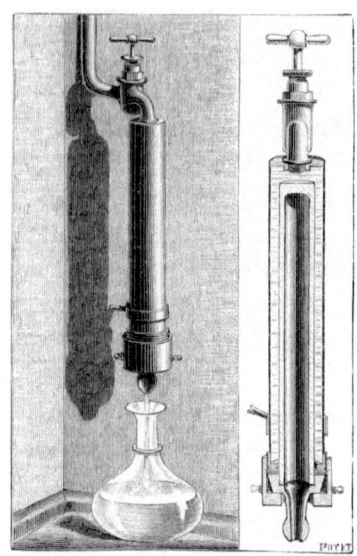

Fig. 4. — Filtre Chamberland, à bougie de porcelaine.

Porzellanwasserfilter mit Filterkerze (rechts), erfunden 1884 von Charles Chamberland, abgebildet in Adrien Prousts *Douze conférences d'hygiène* (1895)

»Es ist ein schwieriges Problem, auf das Sie eines Tages als Künstler, Wissenschaftler, Kaufleute, Privatanleger oder Stadträte stoßen werden, die Schönheit der Städte, die für die Vergangenheit und die Erinnerung steht, mit der Gesundheit und dem Fortschritt zu versöhnen, die für die Zukunft stehen. Das Gesundeste, ich muss es zugeben, ist oft nicht zugleich auch das Schönste. Ich kann nicht verschweigen, dass mich gestern als Hygieniker, der ich nun einmal bin, während eines Spaziergangs am Ufer Ihres herrlichen Loirs, einem der schönsten kleinen Flüsse Frankreichs, ein großer Schock durchfuhr, als ich sah, wie der Flussverlauf hier und da durch wilden Pflanzenwuchs gestört, durch Morast und Sumpf gar zum Erliegen gebracht wurde. Mir erschien es sogleich notwendig, etwas dagegen zu unternehmen, wenngleich die missliche Lage bereits durch ein Wehr etwas abgemildert worden war. Und doch gibt es nichts Schöneres als eben diesen herrlichen vielfarbigen Blumenteppich, die ausufernden Blätter der Wasserpflanzen, die leuchtenden Blüten der Seerosen, die amethystfarbenen Schwertlilien, den gelben Stechginster und die Gladiolen, die sich unter Wasser aufspannen und die eine Flussseite mit der anderen verbinden, mit goldenen Knospen verziert, dahinter die angrenzenden Weideflächen. Welch wunderbare natürliche Tapisserie werden wir zerstören, wenn wir diesen köstlichen Flusslauf eines Tages sanieren.«

Diese Hommage an die Seerosen ist nicht in dem Stil gehalten, in dem Adrien Proust seine wissenschaftlichen Werke und popularisierenden Schriften zu schreiben pflegte. Der Gedanke, dass die Schönheit bessere Beziehungen zum Ungesunden als zur Gesundheit unterhält, schlägt eine Brücke zu den Debatten in den Literatenzirkeln des Fin de Siècle, von denen das Tagebuch Edmond de Goncourts und André Gides Roman *Paludes* (»Sümpfe«) berichtet. Die Faszination der Wasserpflanzen verbindet die kleine Hommage mit den Gemälden der englischen Präraffaeliten, die auch in Paris Aufsehen erregten. Und die Seerosen inmitten der natürlichen Tapisserie sind, wie wir sehen werden, im Roman von Marcel Proust besser aufgehoben als im Plädoyer für die Hygiene in der Turnhalle von Illiers.

Hygieia, die Tochter des Äskulap, ist eine strenge Göttin, die Opfer verlangt. Mit diesem Satz beginnt die zentrale Passage in Adrien Prousts Rede. Sie zeichnet nach, wie aus Hygieia, die in der Antike nur eine Göttin zweiten Ranges war, im 19. Jahrhundert eine Zentralinstanz des privaten wie des öffentlichen Lebens wurde. Hygiene meint nun nicht mehr den Kult einer Gottheit, für den nur wenige Priester zuständig waren, sondern ein Ensemble von Regeln und Vorschriften, das sich an alle wendet und vom Staat insgesamt autorisiert wird. Sie hat einen Rang erreicht wie nie zuvor in der Geschichte, von ihr hängt die Zukunft des Vaterlands ab. Adrien Proust erläutert die Bewegung, der er seine eigene Karriere verdankt und die sein publizistisches Werk prägt. Seine praktischen Aufgaben sind so vielfältig und das Themenspektrum seiner Schriften ist so weit gespannt, weil die Hygiene das individuelle und gesellschaftliche Dasein ebenso umfassend zu ihrer Sache macht wie der Gesellschaftsromans seit Balzacs *Comédie humaine*. Sie nimmt das Erbe der antiken Diätetik in sich auf, lässt sie aber auf ihrem Weg zur universellen Durchdringung des modernen Lebens weit hinter sich. Die »Bibliothèque d'hygiène thérapeutique«, die Adrien Proust im Verlag Masson herausgibt, umfasst zu dem Zeitpunkt bereits 14 Bände, von der Hygiene für Asthmatiker, für Diabetiker und Neurastheniker bis zur Hygiene der Herzkrankheiten und der Tuberkulose. Alle tragen das gleiche Logo: eine Vignette der Göttin Hygieia, die, auf den Äskulapstab mit der Schlange gestützt, in einen Spiegel blickt.

Der Band seines Kollegen Édouard Brissaud über die Asthmatiker erschien 1896. Kurz zuvor hatte Marcel Proust einen Untersuchungstermin beim Autor gehabt. Adrien Proust hat zu diesem Band, den sein Sohn immer wieder konsultieren wird, ein Vorwort beigesteuert, in dem so gut wie gar nicht vom Asthma die Rede ist. Es ist vielmehr eine Grundsatzerklärung, die den Anspruch der gesamten

Reihe bekräftigt. Die Hygiene ist darin nicht auf die Prophylaxe beschränkt, sie räumt nicht das Feld, wenn die Krankheit ausgebrochen ist. Im Verein mit der Chemie, die seit Pasteur die pathogenen Mikroben in Wasser und Luft aufspürt, überwacht sie Ernährung und Lebensweise der Kranken. Sie ist überall dort zur Stelle, wo der direkte Angriff auf die Eindringlinge, die sich Zugang ins Innere des Körpers verschafft haben, nicht möglich ist, weil er mit den Krankheitserregern zugleich die gesunden Zellen treffen würde.

Zu jedem Satz, mit dem Adrien Proust die Schüler von Illiers für seine Wissenschaft begeistern will, gibt es in seinen Schriften und in seiner Praxis reiches Anschauungsmaterial. Wenn er die Unverzichtbarkeit der Hygiene in der Allgemeinbildung bekräftigt, hat er die Gesetzgebung der Dritten Republik im Rücken, die im Jahr 1882 die Hygieneregeln zum verbindlichen Schulstoff gemacht hatte. Er selbst hatte in seine Schriften Kapitel zur Hygiene in den Schulen aufgenommen, mit Abbildungen zur Belüftung von Klassenzimmern und zu den Vorzügen höhenverstellbarer Schreibpulte bei der Vermeidung von Haltungsschäden. Dass er weiß, wovon er redet, wenn er die Sanierung von Altstädten und alten Häusern fordert, lässt sich nicht nur in seinen Büchern nachlesen, in denen er Wasserklosetts, antiseptische Ausgüsse und viele andere Apparaturen der gesundheitsfördernden Regulierung von Licht und Luftzirkulation erörtert. Er gehörte auch der französischen Mission an, die 1886 die Hygienemaßnahmen und Sanierungen in Berlin studierte, und war mehrfach in Marseille, um dort an der Sanierung der Altstadt und des Hafens teilzunehmen. Sein Misstrauen gegen die Seerosenteppiche im Fluss Loir in Illiers könnte er durch den Bericht untermauern, den er gemeinsam mit den Kollegen Netter und Thoinot über die Cholera im Departement de la Seine des Jahres 1892 verfasst hat. Überhaupt hätte es sich angeboten, wäre in der die Festveranstaltung beherbergenden Turnhalle in Illiers dafür schon die technische Ausstattung zugänglich gewesen, an die Wand eine Auswahl der in seinen Schriften allgegenwärtigen runden Bilder zu projizieren, die Wassertropfen oder Schneeflocken unter dem Mikroskop zeigen, mit all den organischen und anorganischen Substanzen, die in ihnen enthalten sind. Von den Verunreinigungen der Luft, die das Mikroskop enthüllt und die nicht lediglich von der Natur, etwa den Vulkanen, herrühren, sondern ebenso sehr von den modernen Fabriken, wäre es nicht weit zu

Warum man das Wasser
auch kleiner Flüsse filtern
sollte: ein Wassertropfen
aus der Vanne südöstlich
von Paris, abgebildet in
Adrien Prousts *Douze
conférences*

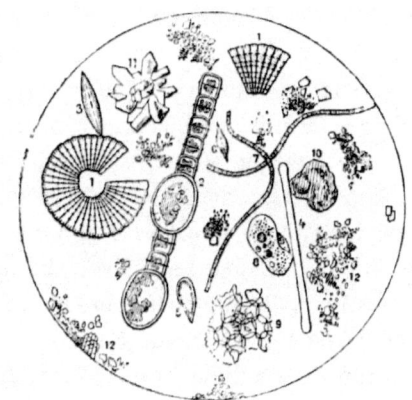

Fig. 2. — Eau de la Vanne.

den berufsspezifischen Gesundheitsrisiken und den Statistiken über
die Sterblichkeit in den großen Städten und auf dem Lande, die Adrien Proust in seinen Schriften weitläufig erörtert. Ganze Abhandlungen hat er der Lederherstellung gewidmet, den Arbeitern in der
chemischen Industrie, in den Produktionsstätten für Chinin und Sulfate sowie den Bleivergiftungen in den Akkumulatorenfabriken.
Die Göttin Hygieia ist nicht nur streng, sie ist zugleich gerecht,
verteilt ihre Forderungen gleichmäßig über die Gesellschaft. Michel Foucault würde sie als eine Figur der »pastoralen« Machtausübung beschreiben. In den Augen Adrien Prousts verwirklichen die
Hygieneregeln die ehemals revolutionäre Parole der Gleichheit kraft
der Autorität des republikanischen Staates. Er begreift den medizinischen Fortschritt als Vervielfältigung der Zahl der vermeidbaren
Krankheiten und traut der Hygiene zu, dass sie selbst die Verbreitung
von Erbkrankheiten einschränken und verlangsamen kann. Vor allem aber akzentuiert er die egalisierenden Effekte der Gesundheitszugewinne. Die Hygieneregeln sorgen dafür, dass im gegenwärtigen
Frankreich Leute, die Bluse oder Arbeitskittel tragen und unter bescheidenen Dächern leben, dem Tod weniger Angriffsflächen bieten
als einst die Könige, deren staubige Perücken voller Infektionskeime
waren und deren vergoldete Paneelen Schwaden von Gift ausdünsteten. Anders als bei Horaz, in dessen Versen der bleiche Tod mit
gleichem Fuß an Hütten und Palast klopft, anders als bei François de
Malherbe, in dessen »Consolation à M. Du Périer sur la mort de sa

fille« der Tod den Gegensatz von Hütte und Palast aufhebt, ist in der Moderne nicht mehr der Schnitter der große Gleichmacher. Vielmehr versetzt umgekehrt die Göttin Hygieia jeden Bürger, der ihre Forderungen erfüllt, unabhängig von seiner Position in der Gesellschaft in die Lage, dem Tod Widerstand zu leisten. Zum festen Bestandteil der Hygienekonzepte moderner Nationalstaaten gehört der Gedanke, dass unter den Völkern nicht diejenigen die größten Machtchancen haben, die lediglich gebildet sind, sondern diejenigen, die zugleich über eine robuste Gesundheit verfügen. In einer Passage, die er seine Rede in Chartres entnimmt, erinnert Adrien Proust die Schüler von Illiers daran, wie Louis Pasteur just in der Region, in der sie leben, die Voraussetzungen für die Gesundheit und Stärke der Nation geschaffen hat. Den Forderungen der Göttin Hygieia zu folgen ist eine patriotische Pflicht nach der Niederlage, die am Beginn der Republik stand. Von den Siegen der Wissenschaft zieht er eine gerade Linie zum Heroismus der französischen Soldaten im Krieg von 1870/71. An die Seite der Kathedrale von Chartres lässt er am Ende seiner Rede das brennende Châteaudun treten. Es liegt einige Kilometer südlich von Illiers und wurde im Oktober 1870 von preußischen Truppen erobert. Die Erinnerung daran war in der Region noch lebendig.

Die direkte Verbindung zwischen öffentlicher Hygiene, Republikanismus und Patriotismus wird in Adrien Prousts Rede durch einen kunstkritischen Exkurs unterbrochen. Er entwickelt eine kleine Theorie zur Aufwertung der Ebenen, wie sie die Gegend um Illiers prägen, in der modernen Landschaftsmalerei. Es ist eine bemerkenswerte Passage. Sie beginnt mit einem Hinweis auf das Gemälde *Die Ankunft der Schnitter in den Pontinischen Sümpfen* von Léopold Robert, das im Salon des Jahres 1831 ausgestellt gewesen war und 1903 im Louvre hing. Dass die großformatige ländliche Szene in den namensgebenden mittelitalienischen Sümpfen angesiedelt ist, ignoriert Adrien Proust. Es geht ihm um die Menschen, um die Männer, Frauen und Kinder, die auf und neben dem großen Ochsenkarren von der Arbeit heimkehren. Für die hier dargestellte Kraft des Lebens will er sein Publikum begeistern, es soll sich in der geschilderten Szene wiedererkennen. Vor allem aber geht es ihm um die Landschaft, um die bis an den fernen Horizont reichende, ausgedehnte Ebene, aus deren Tiefe die Figuren dem Betrachter entgegenkommen. In dieser Ebene soll das Publikum seine eigene Landschaft wiedererkennen. Es soll ihren Reiz entdecken, der ihren Bewohnern durch die Gewöhnung leicht entgeht. Die en passant entwickelte These, auch die Naturwahrnehmung unterliege der Mode, würde jedem Pariser Feuilleton Ehre machen. Adrien Prousts kleiner kunstkritischer Exkurs spielt auf die Landschaftsmalerei der Schule von Barbizon an, doch lässt er mit kennerschaftlicher Diskretion eines ihrer Hauptwerke, die *Ährenleserinnen* von Jean-François Millet, unerwähnt, obwohl dieses Bild seine These stützen würde.

»Lange Zeit hat man geglaubt, die flachen Landschaften seien weniger schön als diejenigen, die Erhebungen aufweisen. Heute sind die Ebenen geradezu in Mode. Und es ist in der Tat nicht widersinnig oder absurd, dass gewisse Aspekte der Natur in bestimmten Zeiten modisch werden. Dergleichen geschieht, wenn ein großer Künstler oder eine große Künstlerschule uns bestimmte neue Ansichten der Natur enthüllen, denen gegenüber unser Herz zuvor verschlossen war. Zur Zeit der Romantik liebte man nur die aufgewühlten Wassermassen, und die hohen Berge, von denen sie ungeregelt herabflossen, waren von bizarren Schlossruinen gekrönt. Heutzutage geht der Landschaftsmaler lieber in die weiten Räume, deren mächtige Wirkung aus ihrer Monotonie hervorgeht, und er sucht eine verborgenere, aber umso tiefere Empfindung in jenen unendlichen Weizenfeldern, die kraft der Launen von Licht und Schatten, leichter Brise oder starker Dünung so veränderlich sind wie das Meer:

Das starke, reife Korn nur – Meer aus Gold –
Des Schlafs nicht achtend, fernerhin verfließt:
Geschöpf der heil'gen Erde, friedvoll, hold,
Das kummerlos vom Kelch des Lichts genießt.«

Mit dieser Strophe aus dem Gedicht »Midi« von Leconte de Lisle endet die poetische Anthologie in Adrien Prousts Schulrede. Sie könnte der Welt seines Sohnes entstammen. Eigentümlich subtil verknüpft der Vater die von ihm zitierten Autoren. Wenn er die »Launen von Licht und Schatten« (»les caprices des rayons et des ombres«) bei Leconte de Lisle hervorhebt, liegt darin eine Anspielung auf den Titel von Victor Hugos Gedichtsammlung *Les Rayons et les Ombres*, der er die Zeilen aus »La Tristesse de l'Olympio« entnommen hat. Nur wenige Schüler in der Turnhalle von Illiers werden in der Lage gewesen sein, diese Anspielungen herauszuhören, anders als die Leser der Zeitschriften, für die Marcel Proust um 1900 schrieb.

# Die Ärzte und das Wissen der Patienten

## Die Salpêtrière und das gespaltene Ich

Als der Maler André Brouillet im April 1887 im Pariser Salon sein Gemälde *Une leçon clinique à la Salpêtrière* ausstellte, schrieb *Le Figaro* anerkennend, so viel schwarze Kleidung zu malen und doch einen klaren Gesamteindruck zu erzielen, sei eine wahre »tour de force«. Die »tour de force« lebt vom Kontrast: Weiß ist das Papier, auf dem mitgeschrieben und mitgezeichnet wird. Weiß ragen die Kragen aus den schwarzen Anzügen des männlichen Auditoriums, auch beim Redner, Jean-Martin Charcot, dem Chef der Salpêtrière. Er blickt ins Publikum seiner Vorlesung, während er die unter Hypnose stehende Patientin präsentiert. Sie steht mit ihrem schwarzen Rock und dem weißen Hemd im Zentrum der Aufmerksamkeit. Die ins Bild hineinragende Trage und die Kleidung der Krankenschwester, die bereit ist, die Patientin aufzufangen, verstärken den Schwarz-Weiß-Kontrast.

Das großformatige Gemälde – es hat die Maße 2,90 × 4,30 Meter – legt Zeugnis ab von der Bedeutung der Salpêtrière und ihres Leiters Charcot im Paris des späten 19. Jahrhunderts. Kunst- und Wissenschaftshistoriker sowie Kulturwissenschaftler haben ihren Aufstieg nach dem Amtsantritt des Nervenarztes im Jahr 1862 nachgezeichnet und kommentiert. Wie Louis Pasteur profitierte Charcot beim Ausbau de Salpêtrière zum führenden Zentrum der Neurologie und Neuropathologie von der Wissenschaftsförderung der Dritten Republik nach der Niederlage von 1870/71. Die Modernisierung des alten Gebäudeensembles umfasste den Bau des Amphitheaters für große Vorlesungen und die Einrichtung einer großen fotografischen Abteilung zur Dokumentation von Krankheitsbildern. Auf die technologische Aufrüstung verweist das Gerät zur Elektrotherapie, das auf dem Tisch neben dem Reflexhammer liegt. In den Apparaturen sind

Theorien vergegenständlicht, in diesem Fall die Koppelung von Hysterie, Hypnose und Experiment. Die Vorführung der Stadien eines hysterischen Anfalls war wiederholbar. In der dargestellten Szene ist die Schwelle zum »arc de cercle« des hysterischen Anfalls erreicht, bei dem der Körper sich zu einem großen Bogen wölbt. Seit den späten 1870er-Jahren waren die Vorlesungen Charcots nicht mehr ausschließlich an Studenten und Kollegen gerichtet. Im Fin de Siècle wurde er zu einer öffentlichen Figur. Einen Theaterdirektor, einen Schriftsteller, einen Kunstkritiker hat der Maler in seine imaginäre Vorlesungsszene gesetzt. Charcots »Leçons du mardi« verbanden Klinik, Salon, Literatur und Theater. Die Salpêtrière wurde zur Bühne der Inszenierung von Hypnose und Hysterie als reproduzierbaren Krankheitsbildern, und umgekehrt nahmen die Theater das Personal der Salpêtrière in ihr Repertoire auf, nicht selten in Formaten des Grand Guignol. Als Brouillet sein monumentales Bild malte, arbeitete Guy de Maupassant, auch er ein Besucher der Vorlesungen Charcots, an »Der Horla«, einer der zahlreichen Erzählungen, in denen er sich die in der Salpêtrière demonstrierten Krankheitsbilder für seine Zwecke aneignete.

André Brouillet war ein Schüler des Salonmalers Jean-Léon Gérôme. Als halb entblößte Frau, die von und vor bekleideten Männern begutachtet wird, hat die in der Salpêtrière vorgeführte Patientin Blanche Wittman an einer Darstellungskonvention teil, mit der Gérôme in seinem antikisierenden Gemälde *Phryne vor den Richtern des Areopag* einen großen Erfolg erzielte. Wie Charcot wurde auch Blanche Wittman, die »Königin der Hysterikerinnen«, die eigentlich Marie hieß, bei ihren Anfällen aber den Namen ihrer Schwester Blanche murmelte, berühmt. Vor allem die in der Salpêtrière allgegenwärtige Fotografie trug dazu bei, dem Geschehen und Personal der Klinik fortdauernde Bekanntheit zu verschaffen. So war Marguerite Bottard, die leitende Krankenschwester rechts am Bildrand, noch 1898 auf dem Titelbild des populären *Petit Journal* zu sehen.

Es gehörte zum Konzept Brouillets, allen Figuren, die auf dem monumentalen Gemälde zu sehen sind, ein reales Vorbild zuzuweisen. Sein Bild gibt Hinweise auf das diskursive Feld und institutionelle Geflecht, in dem sich die Aktivitäten von Charcot bewegen. Aus diesem Feld führen in den späten 1880er-Jahren auch etliche Verbindungslinien zu Adrien und Marcel Proust. Der Vater, der wenige

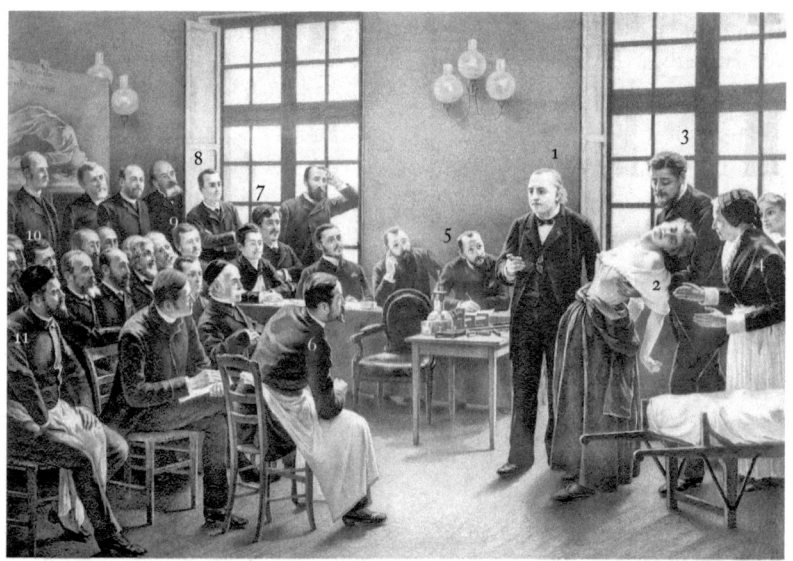

Mittels dieser Lithografie von Eugène Louis Pirodon zirkulierte André Brouillets Gemälde *Une leçon clinique à la Salpêtrière* durch Europa. Sie hing auch im Behandlungszimmer von Sigmund Freud in Wien, handschriftlich mit den Namen der abgebildeten Personen versehen. In diesem Buch vor allem von Interesse: 1) Jean-Martin Charcot, 2) Blanche Wittman, 3) Joseph Babinski, 4) Marguerite Bottard, 5) Paul Richer, 6) Georges Gilles de la Tourette, 7) Édouard Brissaud, 8) Jean-Baptiste Charcot, 9) Gilbert Ballet, 10) George Guinon und 11) Albert Londe, Spezialist für medizinische Fotografie

Wochen bevor das Gemälde im Salon ausgestellt wurde, zum Chef de service in der Klinik Hôtel-Dieu berufen worden war, kommt mit Charcot über seine medizinische Praxis und seine akademischen Vorlesungen in Kontakt. Marcel Proust ist noch Gymnasiast. Er muss seit dem Herbst 1886 die Sekunda wiederholen, im Herbst 1887 wird er in die Rhetorikklasse wechseln und dort den Kreis junger Männer finden, mit denen er seine ersten Erfahrungen als Zeitschriftenautor macht. Auch er sollte einigen der von Brouillet dargestellten Figuren später begegnen, allerdings erst, als sie die Charcot-Welt längst verlassen hatten.

Beginnen wir mit dem hochgewachsenen Assistenten, der im Zentrum des Geschehens die unter dem Einfluss der Hypnose stehende Patientin abstützt. Es handelt sich um Joseph Babinski, Sohn polnischer Emigranten aus Warschau, einen der Lieblingsschüler Charcots. Es mag die physiologische Expertise dieses Arztes gewesen sein, die Robert Proust bewog, Joseph Babinski ans Sterbebett der Mutter zu rufen, als diese im September 1905 von Lähmungen und einer Aphasie befallen wurde. Marcel Proust ließ sich, vielleicht in Erinnerung an die letzten Tage der Mutter, mehr als ein Jahrzehnt später ebenfalls von Babinski behandeln, als er befürchtete, von einer Gesichtslähmung und von Aphasie bedroht zu sein. Seinem Freund Lionel Hauser, der zugleich sein Finanzberater war, teilte Proust Anfang Juni 1918 mit, er werde »einen berühmten Spezialisten« konsultieren. Das spricht dafür, dass er seinem Hausarzt, dem Allgemeinmediziner Doktor Bize, die Behandlung nicht zutraute. Aus dieser Konsultation ging ein Arzt-Patient-Verhältnis hervor, das über vier Jahre bis zum Tod Prousts reichte. In der Korrespondenz Prousts mit seinen Freunden lässt sich nachlesen, wie der Patient seine generelle Paralyse oder einen Gehirntumor befürchtet, während der Arzt immer wieder darauf beharrt, alle Symptome des Patienten, darunter das Unleserlichwerden seiner Handschrift, seien Folgen der Selbstvergiftung durch seine Schlafmittel und Medikamente, vor allem durch Veronal und Trional. Der Haushälterin Céleste Albaret zufolge hat Babinski am Todestag Prousts zu dessen Bruder gesagt: »Robert, quäle ihn nicht. Es lohnt sich nicht mehr« und dann die Wohnung verlassen.

Édouard Brissaud, künftiger Mitarbeiter an Adrien Prousts Buchreihe »Bibliothèque d'hygiène thérapeutique« und von dessen Sohn sporadisch konsultiert, ist im Gemälde Brouillets in der Gruppe vor dem linken Fenster zu finden. Er wird 1889 in die Leitung der Salpêtrière eintreten, 1893 gemeinsam mit Charcot und Pierre Marie, der ebenfalls auf dem Bild zu sehen ist, die *Revue neurologique* gründen und nach dem Tod Charcots für kurze Zeit dessen Chefposten übernehmen. Brissaud, literarisch interessiert und neben seinen medizinischen Schriften Autor einer Komödie mit dem Titel »Le chèque«, starb schon 1909. Neben ihn, zwei Plätze weiter vom Fenster entfernt, hat der Maler mit Gilbert Ballet einen Charcot-Schüler gesetzt, den eine erfolgreiche Karriere erwartete. Ballet wird die Lehren Charcots in mehreren Pariser Kliniken praktizieren, unter anderem im Hôtel-Dieu. Gemeinsam mit dem dortigen Abteilungsleiter Adrien Proust wird er für dessen Hygiene-Bibliothek den Band *L'Hygiène du neurasthénique* publizieren. Sein *Traité de pathologie mentale* von 1903 avanciert wenig später zu einem Standardwerk der Psychiatrie, 1904 betraut man ihn mit der Gründung der Abteilung für Psychiatrie am

Hôtel-Dieu. Ballet gehört wie Babinski und Brissaud zur Gruppe der unmittelbaren, in den 1850er-Jahren geborenen Schüler und Assistenten Charcots. Letzteres gilt auch für Paul Richer, obwohl er ein wenig älter ist. Er sitzt vor der Wand zwischen den beiden Fenstern, hinter dem Tisch mit den Apparaturen. Nicht von ungefähr hat er einen Stift in der Hand. Er ist bildender Künstler und Mediziner zugleich, wir kennen ihn bereits als den Gestalter des Louis-Pasteur-Denkmals in Chartres und als Kollegen von Adrien Proust in der Medizin-Akademie. Hier blickt er zwischen Charcot und Babinski hindurch auf die Patientin, die ohne Bewusstsein ihrer selbst den Blicken des Publikums ausgesetzt ist. Richer wirkt als Zeichner der Salpêtrière, von ihm stammt das Bild an der Rückwand des Vortragssaals. Dieses Bild im Bild zeigt einen weiblichen Körper im »arc de cercle«. Hätte Blanche Wittman die Augen geöffnet, so würde sie auf ihr gemaltes Gegenüber geblickt haben.

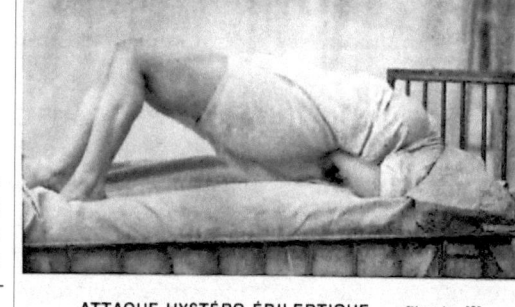

Nach fotografischen Vorlagen wie dieser hat Paul Richer den »großen Bogen« der hysterischen Attacke auf der Rückwand des Vorlesungssaals der Salpêtrière dargestellt.

ATTAQUE HYSTÉRO-ÉPILEPTIQUE    Planche III.
ARC DE CERCLE

Von Oktober 1885 bis Februar 1886 absolvierte Sigmund Freud, versehen mit einem Reisestipendium, einen Forschungsaufenthalt an der Salpêtrière. Er führt uns zurück zu Paul Brouardel. Ihn kennen wir bisher als Generationsgefährten und Mitstreiter Adrien Prousts bei der Seuchenbekämpfung und Propagierung der öffentlichen Hygiene, als engen Kollegen und gelegentlichen Koautor, der mit der Familie Proust auch privat verkehrte, wobei seine Frau Laure Brouardel Adrien Proust porträtierte. Nun tritt das Zentrum seiner Tätigkeit in den Vordergrund. Seit 1879 bekleidete Paul Brouardel den noch jungen Lehrstuhl für Rechtsmedizin an der Pariser Universität. Er verkörpert den Aufstieg dieser Disziplin, war lange Jahre Dekan der medizinischen Fakultät und ein wichtiges Verbindungsglied zwischen Adrien Proust und der Salpêtrière. Er schlug die Brücke von Louis Pasteur, dessen Schriften er mit herausgab, zu Charcot. Als er seine Professur antrat, reformierte er die theoretische und praktische Infrastruktur der Morgue und näherte sie dem Laboratorium an. Er führte die Mikroskopie und die Kühlapparaturen zur Konservierung der Leichen ein, übernahm Methoden der experimentellen Medizin und antiseptische Routinen. Er betrieb, wie Bruno Latour sagen würde, die »Pasteurisierung« des Leichenschauhauses.

Auch Brouardel hielt berühmte Vorlesungen, die er in einer Reihe von Publikationen zum Druck brachte. Wie Charcot war er Chef eines Instituts, das die kollektive Einbildungskraft des Fin de Siècle beschäftigte. Er war zuständig für die Selbstmörder und Mordopfer, die Identifizierung der Unbekannten aus der Seine. Seine Vorlesungen verbanden neuropathologische und juristische Kasuistik, sie handelten von Kindsmord und Vergewaltigung, Strangulierung und dem Tod durch Ersticken. Brouardel sprach über Fälle, die auch die Tagespresse in Atem hielten. Er fragte nach den rechtsmedizinischen Konsequenzen der Taten, die im Zustand des »Somnambulismus«, der Katalepsie, begangen wurden. Er wusste, dass er seine Stoffe mit der zeitgenössischen Literatur teilte. In dem Vorwort, das er zu Gilles de la Tourettes Schrift *L'Hypnotisme et les états analogues au point de vue médico-légal* (1887) beisteuerte, warnte er vor der Aneignung der medizinischen Fakten durch die Einbildungskraft der Schriftsteller. Die Literatur, so seine Warnung, präsentiert dem leichtgläubigen Publikum ein medizinisches Varieté, das sich zur wissenschaftlichen Erforschung von Hysterie und Hypnose verhält wie der historische Roman zur ernsthaften Geschichtsschreibung. Sigmund Freud war wie Gilles de la Tourette Hörer nicht nur von Charcot, sondern zugleich von Paul Brouardel. Der Brief, in dem er am 20. Januar 1886 seiner Verlobten Martha Bernays über einen Empfang in der Privatwohnung Charcots berichtet, an dem er hatte teilnehmen dürfen, ist ein aufschlussreiches Dokument zur Verbindung von Klinik und Salon. Freud schildert, wie er sich in Schale wirft, ein neues Hemd kauft, zum Frack, den er das erste Mal trägt, weiße Handschuhe anzieht, sich den Bart auf französische Weise stutzen lässt und »mit Hilfe einer kleinen Dosis Cocain« dafür sorgt, dass er trotz seiner Aufregung ruhig bleibt. Es ist ihm klar, dass die Einladung eine Chance darstellt, neue Verbindungen im Netzwerk der Salpêtrière zu knüpfen. Ausführlich schildert er der Verlobten die repräsentative Wohnung Charcots, das Studierzimmer, die Bücher und Manuskripte auf dem Schreibtisch und die Kunstsammlung, »mit einem Wort ein Museum«. Und er nutzt seine Chance: »Ich holte mir noch von dort die Erlaubnis, den Kurs von Professor Brouardel in der Morgue anzuhören, und habe es heute schon getan. Die Vorlesung war sehr schön, der Gegenstand minder für zarte Nerven geeignet und findet sich als jüngste Moritat in den Pariser Zeitungen geschrieben.«

Auf Brouardels Vorlesungen in der Morgue ist Freud noch fast zwanzig Jahre später in seinem Geleitwort zu dem Standardwerk des amerikanischen Ethnologen John Gregory Bourke *Der Unrat in Sitte, Brauch, Glauben und Gewohnheitsrecht der Völker* (1913) zurück-

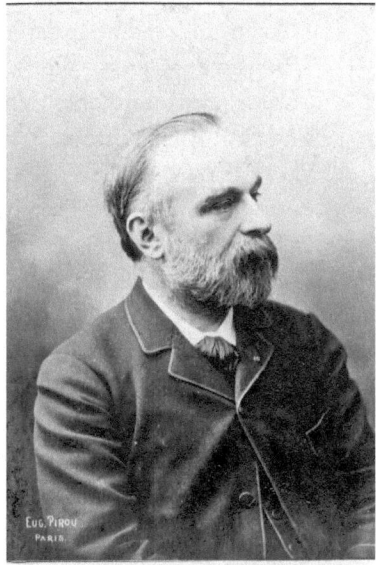

DOCTEUR BROUARDEL

Paul Brouardel, prominent genug, um 1898 in die erste Kollektion »Célébrités contemporaines« der Schokoladenfirma Félix Potin aufgenommen zu werden

gekommen. Er reiht den Rechtsmediziner darin in die Vorgeschichte der Psychoanalyse als Wissenschaft von den übersehenen Details ein. »Als ich im Jahre 1885 als Schüler Charcots in Paris weilte, zogen mich neben den Vorlesungen des Meisters die Demonstrationen und Reden B r o u a r d e l s am stärksten an, der uns an dem Leichenmaterial der Morgue zu zeigen pflegte, wieviel es Wissenswertes für den Arzt gäbe, wovon doch die Wissenschaft keine Notiz zu nehmen beliebte. Als er einmal die Kennzeichen erörterte, aus denen man Stand, Charakter und Herkunft des namenlosen Leichnams erraten könne, hörte ich ihn sagen: ›*Les genoux sales sont le signe d'une fille honnête.*‹ Er ließ die schmutzigen Knie Zeugnis ablegen für die Tugend des Mädchens!

Die Mitteilung, daß körperliche Reinlichkeit sich weit eher mit der Sünde als mit der Tugend vergesellschafte, beschäftigte mich oftmals später, als ich durch psychoanalytische Arbeit Einsicht in die Art gewann, wie sich die Kulturmenschen heute mit dem Problem ihrer Leiblichkeit auseinandersetzen.«

Auch in einem anderen Text, im Vorwort zu seiner Charcot-Übersetzung, greift Sigmund Freud auf seine Pariser Erfahrungen zurück und empfiehlt dem deutschsprachigen Publikum ausdrücklich Paul Richers Buch *Études cliniques sur la grande hystérie ou hystéro-épilepsie (1885)*. Der Fall Nr. XXII in diesem Buch ist Rosalie F. Sie wurde 1879 im Alter von 27 Jahren in die Klinik Lariboisière eingeliefert, in der Adrien Proust zu dieser Zeit als Chef de service seinen Dienst tat. Richer zitiert ein Gutachten seines Freundes Gilbert Ballet, in dem die Patientin als Fall von »grande hystérie« diagnostiziert wird. Im Zusammenhang mit Rosalie F. wird Adrien Proust für uns zum ersten Mal als behandelnder Arzt im Umfeld der Salpêtrière sichtbar. Einen Monat lang bleibt die Patientin in seiner Obhut, drei hysterische Attacken erleidet sie in dieser Zeit, fast täglich Anfälle von Muskelversteifung. Dann wird sie in die Salpêtrière überwiesen. Rosalie F. ist nicht die einzige Patientin, die aus seiner Klinik in die Salpêtrière wechselt. In Sigmund Freuds Übersetzung von Charcots *Neuen Vorlesungen über die Krankheiten des Nervensystems insbesondere über die Hysterie* (1886) findet sich eine Passage über eine »Hystero-epileptikerin«, die Charcot als Musterbeispiel für die Unfähigkeit präsentiert, zwischen der Alltagswelt und den Hirngespinsten des Traums zu unterscheiden:

»Es giebt Personen, und sie sind vielleicht zahlreicher als man glaubt, bei denen man die Mehrzahl sowohl der psychischen, als auch der somatischen Erscheinungen des Hypnotismus im wachen Zustande beobachten kann, ohne dass man nöthig hat, sie erst in die Hypnose zu versetzen. Es scheint, dass die Hypnose, welche für andere Menschen ein außergewöhnlicher Zustand ist, für diese merkwürdigen Geschöpfe den natürlichen, normalen Zustand darstellt, wenn man unter solchen Verhältnissen überhaupt noch von einem normalen Zustand sprechen darf. Diese Leute s c h l a f e n, gestatten sie mir den Ausdruck, selbst wenn sie ganz wach zu sein scheinen, sie gehen im alltäglichen Leben einher wie in einem Traume, stellen die objective Außenwelt und die Hirngespinste, die man ihnen aufdrängt, in die gleiche Linie und unterscheiden nicht zwischen den beiden. Ich habe Ihnen eine Person von dieser Art als Beispiel kommen lassen; es ist die Ihnen aus früheren Studien wohlbekannte Hysteroepileptische, Namens Hab. Sie ist seit einer Reihe von Jahren mit allgemeiner und unwandelbarer Anästhesie behaftet und ihre Anfälle entsprechen durchaus dem typischen Bilde.«

Wie Rosalie F., mit der sie manche Symptome teilt, war die hier geschilderte Hysteroepileptikerin »Hab.«, die mit vollem Namen Marie Habillon hieß, Patientin bei Adrien Proust, ehe sie in die Salpêtrière gelangte. Es wäre vielleicht übertrieben, hier von einer Überweisungsroutine zu sprechen. Aber der Weg der Nervenkranken in Paris dürfte eher von den anderen Kliniken in die Salpêtrière geführt haben als umgekehrt. Die Krankenakten hielten die Stationen einer Patientenlaufbahn fest. Marie Habillon zählte schon 1885, als Freud in Paris zu Gast war, wie Blanche Wittman zu den Langzeitfällen Charcots. Sie blieb es auch in den folgenden Jahren. Dass sie aus der Klinik Lariborsière gekommen war, geriet nicht in Vergessenheit. Als Charcot am 3. Dezember 1890 Marie Habillon in einem fortgeschrittenen Krankheitsstadium präsentierte, lud er seinen Kollegen Adrien Proust in die Vorlesung ein, der inzwischen am Hôtel-Dieu tätig war.

Ein Bericht über Adrien Prousts Auftritt in Charcots Vorlesung sowie die Fallgeschichte von Marie Habillon finden sich im zweiten Band der *Clinique des maladies du système nerveux* (1893), den Charcots enger Mitarbeiter Georges Guinon herausgegeben hat. Auf André Brouillets Gemälde ist Guinon am linken Bildrand zu finden. Seinem Bericht zufolge bedankte sich Charcot bei Professor Proust dafür, dass er die Einladung zur Vorlesung angenommen hatte. Dann stellt er Marie Habillon detailliert vor. Sie war 1853 als Tochter eines Eisenbahners geboren, wurde Krankenschwester in der Klinik Necker, ehe sie von ersten Attacken heimgesucht und selbst zur Patientin wurde. Als Freud in der Salpêtrière zu Gast war, hatte Charcot sie als exemplarische Hysteroepileptikerin beschrieben. Nun, fünf Jahre später, steht sie immer

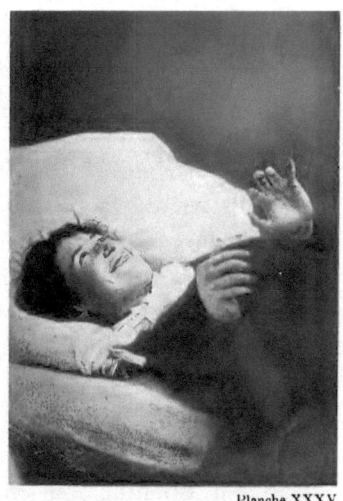

Planche XXXV.

HYSTÉRO-ÉPILEPSIE : ATTAQUE

DÉLIRE

Ausweis der Modernität der Salpêtrière: die fotografische Dokumentation in der *Iconographie photographique de la Salpêtrière*, hier der Band von 1878

57

noch als Nachbarin Blanche Wittmans im Vorlesungssaal, aber sie wird nun in ein anderes Register eingetragen. An Blanche Witttman hatte Charcot immer wieder die vier Phasen der großen hysterischen Attacke demonstriert. Im Fall der Hysterikerin Marie Habillon tritt aus dem »grande hypnotisme« das neue Krankheitsbild der verdoppelten, in sich gespaltenen Persönlichkeit hervor. War bislang das Wachbewusstsein mittels Hypnose ausgeschaltet, so ist ihr Krankheitsbild vom paradoxen Zustand des »vigilambulisme« bestimmt, in dem Somnambulismus und wacher Geist koexistieren. So wurde sie 1885 in Charcots Schilderung zur Repräsentantin jener Patienten, die Schläfern gleichen, obwohl sie wach zu sein scheinen. Nun, um 1890, ist Marie Habillon immer noch eine »somnambule éveillée«, aber in Anwesenheit von Doktor Proust tritt der unberechenbare Umschlag vom einen ins andere Wachbewusstsein ins Zentrum und mit ihm das Krankheitsbild eines verdoppelten Ich. Ausdrücklich fragt sich der Kommentator Georges Guinon, wie man fünf Jahre lang diese Verdoppelung der Persönlichkeit als Kern des »vigilambulisme« habe übersehen können. In Marie Habillon stehen nun zwei Personen einander gegenüber, und Charcots Vorlesung wird mit ihren Ergänzungen durch Guinon zum Doppelporträt der Personen A und B, von denen jede über ein Bewusstsein ihrer selbst, aber nicht über die jeweils andere Seite der Persönlichkeit verfügt. Die eine Person ist empfindlich, die andere sinnentaub, die eine entsinnt sich ausschließlich ihrer Kindheit und Jugend, die andere kann sich ausschließlich an die letzten fünf Jahre erinnern, etwa an ihren Besuch der Weltausstellung im Jahr 1889, als sie gemeinsam mit amerikanischen Touristen den neuen Eiffelturm bestieg. Zu den Befunden, die Charcot erhoben hat, gehört, dass die Person B das gesamte Personal der Salpêtrière seit 1885 kennt, nicht aber Professor Proust, obwohl sie sich zuvor für längere Zeit in dessen Obhut befand. In Zustand A kann sie sich an ihren Geburtsort erinnern, an ihre Erziehung, an den Verlust der Eltern, den Krieg von 1870/71, an die Tage der Commune und an den Aufenthalt bei Professor Proust in der Klinik Lariborsière.

Dann aber kommt es, mitten in der Vorlesung, zu einem unerwarteten Ereignis. Zum großen Erstaunen des Publikums, das die im Zustand B präsentierte Patientin von der Erinnerung an weiter zurückliegende Geschehnisse abgeschnitten glaubt, ruft Marie Habillon plötzlich aus: »Da ist ja Monsieur Proust! Erkennen Sie mich wieder?« Die Trennung der beiden Persönlichkeiten ist durch die leibhaftige Anwesenheit des Arztes, der sie vor über zehn Jahren behandelt hatte, aufgehoben.

Adrien Proust hat mehrfach, wie Charcot selbst, auch Fälle von männlicher Hysterie behandelt. Sie finden sich in dem Zusatzmaterial, mit dem Guinon die Vorlesungen Charcots angereichert hat, aber auch in der *Contribution à l'étude des syndromes hystériques* »*simulateurs*« *des maladies organiques de la moëlle épinière* (1891) des Salpêtrière-Kollegen Achille Souques. So behan-

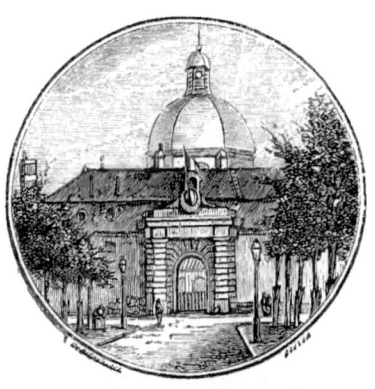

Die Salpêtrière war eine Publikationsmaschine. Diese Vignette zierte die Titelseiten der Bücher Charcots und seiner Mitarbeiter

delte Adrien Proust etwa einen jungen Mann, der stundenlang in einem defekten Aufzug hatte ausharren müssen, oder den Angestellten eines Kolonialwarengeschäfts, der mitten in Paris von einem Rauschen in den Ohren heimgesucht wurde und plötzlich in einen anhaltenden Schlaf fiel, aus dem er erst nach Stunden in den Alltag zurückfand. Einer der männlichen Patienten Adrien Prousts im Hôtel-Dieu ist für uns von besonderem Interesse. Es handelt sich um Émile X. Ihm widmete Adrien Proust eine ausführliche Fallstudie, die er im Februar 1890, zehn Monate vor seinem Gastauftritt in der Salpêtrière, unter dem Titel »Sur un cas d'automatisme ambulatoire« in der Académie des sciences morales et politiques vortrug. Der Vortrag zeigt, dass er mit den aktuellen Forschungsinteressen der Salpêtrière bereits vertraut war, als Charcot ihn zu seiner Vorlesung über Marie Habillon einlud.

Knapp diagnostiziert er den erblich belasteten Advokaten, einen Mann von 33 Jahren, als einen Fall von »grande hystérie«, mit heftigen Anfällen, Bewusstseinsverlust, Störungen der Empfindungsfähigkeit und temporären Lähmungserscheinungen.

Emile X. braucht keinen Arzt, der ihn hypnotisiert, es reicht, dass er einen Punkt im Raum mit seinem Blick fixiert oder laute Geräusche hört, um in einen hypnotischen Schlaf zu verfallen. Er steht vor einem Café nahe der Börse, sieht sich selbst in der Schaufensterscheibe, schläft ein und muss von seinen Kameraden ins Hôpital de la Charité gebracht werden, wo man ihn aufweckt. Ebenso unheilvoll kann der Blick des Vorsitzenden Richters im Justizpalast wirken. Von diesem fixiert, muss er sein Plädoyer unterbrechen und kann es nicht fortsetzen, bis einer seiner Kollegen, der mit seinen Anfällen vertraut ist, ihn wieder zu sich bringt. Émile X. verliert in diesen Absencen vollkommen die Erinnerung an sein vergangenes Dasein, aber er verliert nicht sein Wachbewusstsein. Er geht in einen zweiten Bewusstseinszustand über, in ein »neues Ich«, »ein neues Gedächtnis«. Dieses neue Ich flaniert durch Paris, besteigt die Eisenbahn, geht zu einem Hotel, isst, macht Besuche, kauft etwas, nimmt an Glücksspielen teil, und wenn es in seinen ursprünglichen Zustand zurückkehrt, weiß es nicht, was es in der verstrichenen Zeit getan hat. Es tut sich eine Lücke in seinem Gedächtnis auf, in welcher der gesamte Zeitraum verschwindet, den er im zweiten Zustand verbracht hat.

Dass Adrien Proust Émile X. als einen Fall von »automatisme ambulatoire« klassifiziert, ist eine Hommage an Charcot, der diesen Begriff in seiner Dienstagsvorlesung am 31. Januar 1888 geprägt und als ein der Epilepsie vergleichbares Phänomen bestimmt hatte. Das Vergleichsmoment ist die unwillkürliche, unbeherrschbare Bewegung. Im Begriff des »automatisme« klingen die menschlichen Automaten des 18. Jahrhunderts in Literatur und Technik nach, er ist um die Außerkraftsetzung des Willens zentriert. Bei dem Fall, den Charcot in seiner Dienstagsvorlesung schilderte, erfolgt die unwillentliche Bewegung wie bei Émile X. als stunden-, tage- oder gar wochenlanges Streunen des zweiten Ich durch die Stadt oder als Reise, die bei wachem Bewusstsein, mit offenen Augen unternommen wird, ohne Erinnerungsspuren zu hinterlassen.

Die unwillkürlichen Wanderungsbewegungen des Émile X. sind in Adrien Prousts Fallgeschichte unmittelbar an die Struktur der »doppelten Persönlichkeit« gekoppelt. Nach einem Streit mit seinem Stiefvater am 23. September findet sich Émile X. drei Wochen später im Departement Haute-Marne nahe Troyes wieder und muss mühsam rekonstruieren, wie er dorthin kam und was er in Troyes getan hat. Adrien Proust gewinnt durch Hypnose Zugang zum zweiten Ich des Patienten und seinen Erinnerungen. Ihn interessieren die Details, etwa das Geld, das Émile X. beim Glücksspiel verliert. Aber es geht ihm nicht um die Füllung der Erinnerungslücken des Patienten, sondern um den Umschlagpunkt zwischen seinen beiden Persönlichkeiten. Er kennt die vergleichbaren Fälle, die seit einiger Zeit in der Fachliteratur kursieren, und er kennt die Arbeiten zu diesem Krankheitsbild, die der in Bordeaux praktizierende Arzt Eugène Azam vorgelegt hat. Vor allem kennt er die Fallgeschichte der Patientin »Felida X.«, die Azam seit ihrem Mädchenalter über Jahrzehnte beobachtet und zum Ausgangspunkt seines Buches *Hypnotisme, double conscience et altérations de la personnalité* (1887) gemacht hat. Charcot hatte das Buch mit einem Vorwort versehen, in dem er die enge Verwandtschaft zwischen den Forschungen Azams und denen der Salpêtrière herausstellte.

Vor allem einen Gedanken aus Azams Fallgeschichte über Felida X. griff Adrien Proust auf und wertete ihn als beunruhigende Einsicht: dass nicht in den Erinnerungslücken das Problem steckt und nicht einmal in der Lücke zwischen den Zuständen A und B, sondern in dem Umstand, dass in jedem der beiden voneinander getrennten Zustände das Ich in einem Kontinuum zu leben glaubt. Eben dies ist bei Émile X. der Fall. Die Diskontinuität zwischen den beiden Zuständen geht mit der Kontinuität des Ich auf beiden Seiten des »doppelten Bewusstseins« einher. »Wir haben hier einen Menschen, der schlicht und einfach zwei Ichs hat.« Damit ist Adrien Proust im Zentrum einer Obsession der zeitgenössischen Neuropathologie wie der Literatur der Epoche angekommen, die seit Edgar Allan Poes »William Wilson« eine reiche Kasuistik von Bewusstseinsspaltungen und eine Fülle von Doppelgängerfiguren hervorgebracht hat. Oscar Wildes *Das Bildnis des Dorian Gray* trug die Züge einer Doppelgängergeschichte, und Guy de Maupassant verschmolz in den Augen mancher Zeitgenossen mit seinen gespaltenen Figuren, nicht zuletzt wegen seines Endes in der Klinik von Doktor Blanche in Passy. Der schwedische Arzt Axel Munthe, der Maupassant kannte und mit seinem Bestseller *Das Buch von San Michele* einen einflussreichen Beitrag zur Mythologisierung der Salpêtrière leistete, lieferte hierzu die prägnante Anekdote: »Eines Tages, erzählte er mir, habe er, als er mitten in der Arbeit an seinem neuen Roman am Schreibtisch saß, zu seiner Überraschung einen Fremden gesehen, der trotz der strengen Wachsamkeit seines Dieners hereingekommen war. Der Fremde hätte ihm gegenüber am Schreibtisch Platz genommen und ihm diktiert, was er eben schreiben wollte. Er war gerade im Begriff, nach François zu läuten, um ihn hinauszuwerfen, da sah er mit Entsetzen, der Fremde – war er selbst.«

Nicht nur in den Vorlesungen Charcots rücken die Figuren des »doppelten Bewusstseins« ins Zentrum, auch in der Welt der Rechtsmedizin machen sie Furore. Adrien Proust fügt seinem Vortrag eine Schlusspassage an, die nach der Verantwortlichkeit eines Täters fragt, der ein Verbrechen in seinem »zweiten Zustand« begangen hat. Er überweist damit Émile X., bei dem genau das der Fall gewesen war und den man in erster Instanz wegen Betrugs verurteilt hatte, in den Zuständigkeitsbereich seines Kollegen Paul Brouardel. Der medizinische Diskurs und der literarische wiederum laufen nicht als Geraden nebeneinander her, sie überschneiden sich. Wie in der Darstellung Besessener in der bildenden Kunst finden die Mediziner der Salpêtrière in den Figuren des Theaters und der Literatur Verwandte ihrer Patienten. In seiner Erörterung des »automatisme ambulatoire« erläutert Charcot das paradoxe Phänomen des Somnambulismus »mit offenen Augen« am Beispiel von Lady Macbeth. Medizin und Literatur des Fin de Siècle sind auf dem Weg zu jener Einsicht, die wenig später in Sigmunds Freuds Satz, das Ich sei nicht Herr im eigenen Haus, ihre prägnanteste Formulierung finden wird.

In den Fallgeschichten, mit denen Charcot und Adrien Proust zu dieser Einsicht beitragen, sind die Figuren im Zustand A von den Erinnerungen abgeschnitten, über die sie im Zustand B verfügen und umgekehrt. Paul Sollier, auch er Schüler Charcots und zeitweilig dessen Mitarbeiter an der Salpêtrière, hat daraus in seiner Studie *Les Troubles de la mémoire* (1892) die Konsequenz gezogen und die Verdoppelung der Persönlichkeit als Wechselspiel von Amnesie und Erinnerung erörtert. Einer der Fälle, auf die er sich dabei bezieht, ist der von Adrien Proust beschriebene Émile X. Sein Ausgangspunkt die Redewendung, die Bedingung der Erinnerung sei das Vergessen. Er schlägt vor, das Wort Vergessen durch die Formel »Übergang vom Bewussten ins Unbewusste« zu ersetzen, und findet in ihr den Schlüssel zum Phänomen der Persönlichkeitsverdoppelung wie zum »automatisme ambulatoire«. Er kann sich dabei auf einen weiteren Charcot-Schüler berufen, Pierre Janet, der in seinem Buch *L'Automatisme psychologique* (1889) das »Automatische« und das »Unbewusste« eng aneinandergerückt hatte. Es ist offenkundig, dass es von diesem Strang der Theoriebildung im Umkreis der Salpêtrière nicht weit ist zu Freuds Begriff des Unbewussten. Ebenso deutlich ist, dass der Grundgedanke Solliers, die Erinnerung vom Erinnerungsverlust, von der Amnesie her zu begreifen, für Marcel Proust auf dem Weg zu seinem Roman von Interesse gewesen sein muss, nicht zuletzt wegen der Plötzlichkeit und Unverfügbarkeit, mit der in Solliers Fallgeschichten Amnesien einsetzen und Erinnerungen wieder auftauchen. Als Sollier in *Le Problème de la mémoire* (1900) sein Konzept systematisierte, war er bereits Sanatoriumsdirektor in Boulogne-sur-Seine. Édouard Brissaud hatte Marcel Proust schon vor dem Tod seiner Mutter geraten, sich einer Kur bei Sollier zu unterziehen. Nach einigem Zögern, einschlägigen Lektüren und Erwägen eines anderen Sanatoriums folgte Proust dem Rat Anfang Dezember 1905. Solliers Konzept bestand in der Isolierung der Patienten von ihrem gewohnten Lebenszusammenhang und der nahezu vollständigen Reduzierung ihrer Außenkontakte. Über seinen sechswöchigen Aufenthalt in Boulogne-sur-Seine hat Proust über die lapidare Mitteilung hinaus, er sei so krank wie zuvor von dort zurückgekehrt, kaum Auskunft gegeben. Es gibt keine Dokumente über die Gespräche zwischen Arzt und Patient. Sicher ist, dass beide sich für das Verhältnis von Erinnerung und Erinnerungsverlust interessierten. Auffällig ist, dass in Marcel Prousts *Carnet* im Jahr 1908 unter den Notizen, die auf die *Recherche* vorausweisen, der Name »Sollier« auftaucht.

## Léon Daudets Polemik gegen die Macht der Mediziner

In den 1890er-Jahren beendet Marcel Proust sein Studium, erlebt, wie sein erstes, kostbar gestaltetes Buches *Freuden und Tage* zum finanziellen Desaster für den Verleger wird, und duelliert sich mit Jean Lorrain, der in einem Zeitungsartikel angedeutet hatte, er unterhalte sexuelle Beziehungen zu Lucien Daudet. Marcel Proust verkehrt in diesem Jahrzehnt in einer Vielzahl von Salons, bei Madame Lemaire und Madame Aubernon, bei Madame Straus und der Prinzessin Mathilde. Im Herbst 1894 wird der Hauptmann Alfred Dreyfus verhaftet, im Januar 1885 im Hof der École militaire öffentlich degradiert. In der Affäre, die damit beginnt, steht Marcel Proust von Beginn an auf der Seite des Verurteilten. Zugleich arbeitet er an dem Roman *Jean Santeuil*, den er im Dezember 1899 aufgibt. Am Ende des Jahrzehnts befindet er sich allenfalls auf dem Weg zur etablierten Autorschaft.

In seinem großen Romanzyklus wird er in dieses Jahrzehnt zurückkehren. Er wird zeigen, wie die Dreyfus-Affäre den Antisemitismus aufpeitschte und einen Keil in die Gesellschaft trieb. Breiten Raum wird sie in den Salonkonversationen einnehmen, auch die Rechtmäßigkeit des Verfahrens wird zur Debatte stehen. Anwälte aber werden kaum zu Wort kommen. In der *Recherche* gibt es, anders als in Balzacs *Comédie humaine*, kaum Juristen, dafür umso mehr Mediziner. Die Ärzte sind soziologisch gesehen überrepräsentiert. Ihre markante Anwesenheit entspricht der Karriere ihres Berufsstandes, der in der Dritten Republik zahlreiche Abgeordnete stellt. Die eifrig wirbelnde Drehtür zwischen Klinik und Salon kam zuvor schon zur Sprache.

Die klassische Antwort auf die Frage, aus welchen Quellen Marcel Proust das medizinische Wissen geschöpft haben kann, das durch seinen Roman zirkuliert, verweist auf die Bibliothek seines Vaters. Aber das Stimmengewirr der Salons fehlt in dieser Bibliothek, und vor allem das Scharnier zwischen Salon und Klinik, die Zeitung. Den Pausengesprächen während der Theaterpremiere folgten die Rezensionen auf dem Fuße, die noch am selben Tag ihrerseits im Salon debattiert wurden. Das französische Pressewesen, bereits bei Balzac der Rivale und zugleich Bündnispartner der Literatur, erreichte in der Dritten Republik seinen Zenit. Die Zeitungen bilden die nervöse Außenhaut des Zeitgeistes, von *Le Figaro* über *Le Gaulois* und *L'Écho de Paris* bis zur *L'Aurore*, in der Zola sein »J'accuse!« veröffentlicht,

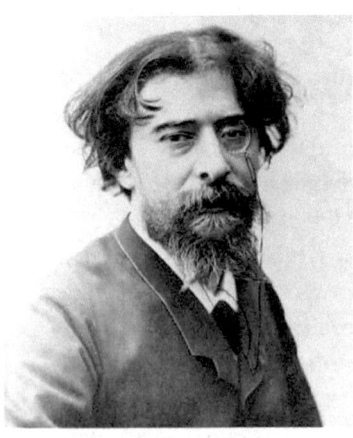

Erfolgsschriftsteller, Schmerzensmann, Patient Charcots und Gastgeber Marcel Prousts: Alphonse Daudet

von *La Presse* bis zum populären *Le Petit Journal*, das ein Bild der Degradierung des Hauptmanns Dreyfus auf der Titelseite platziert. Marcel Proust liest nicht nur Bücher, sondern auch Zeitungen. Er ist, wie später der Erzähler der *Recherche*, regelmäßiger Leser von *Le Figaro*, ab 1900 auch dessen gelegentlicher Autor.

Am 4. Januar 1894 erscheint in *Le Figaro* in der Rubrik »Erinnerungen von Zeitgenossen« Alphonse Daudets Artikel »À la Salpêtrière«. Darin schildert Daudet, Romancier mit hohen Auflagen und vielgespielter Theaterautor, einen Besuch in der berühmten Klinik im Stil

eines literarischen Reporters, der sich »Bleistiftnotizen« macht, so
der Untertitel des Artikels. Die Helden des Textes sind die Patienten.
Sie sind der internationalen Phalanx von Ärzten unter der Leitung
Charcots hilflos ausgeliefert und erscheinen weniger als Behandelte,
die eine Aussicht auf Heilung haben, denn als Verlorene, die ihrem
Wahn nicht entkommen können. Der Reporter notiert die Rivalität
der Kranken um den großen Auftritt vor Publikum, er sieht Posen,
die das Repertoire der berühmten Schauspielerinnen in den Schatten stellen, und durch die Rituale des Magnetismus und Somnambulismus fühlt er sich an die alten Praktiken des Exorzismus auf den
Bildern der Kunstsammlung erinnert, die zu Charcots Klinik gehört.
Charcot war im Vorjahr verstorben, er gehörte nicht zu den Lesern
des Artikels. Geschrieben hatte ihn ein ehemaliger Patient. Alphonse
Daudet litt seit Jahren an den Spätfolgen einer Syphilisinfektion, einer fortschreitenden Rückenmarkserkrankung und heftigen Glie-
derschmerzen. Das Notizheft über das »Land der Schmerzen«, das
er ab 1887 führte, wurde erst Jahrzehnte nach seinem Tod veröffentlicht. Es trug den Titel *La Doulou*, wobei er mit diesem Wort für den
Schmerz (»La douleur«) in seine südfranzösische Kindheit zurück-
kehrte. In diesen Aufzeichnungen ist Charcot, dem er 1883 seinen
Roman *L'Evangéliste* gewidmet hatte, noch ein Hoffnungsträger und
Gesprächspartner.

Marcel Proust hat schon als Kind Bücher von Alphonse Daudet
gelesen, so die *Lettres de mon moulin* und den *Tartarin de Tarascon*. Im
Spätherbst 1894 ist er zum ersten Mal im Salon der Daudets eingeladen. Es wird nicht lange dauern, bis er das ästhetische und intellek-
tuelle Klima im Hause des Erfolgsschriftstellers kritisiert, doch der
Schmerzensmann Alphonse Daudet interessiert ihn. Wenige Monate
vor dem Tod Daudets im Dezember 1897 blickt er in *La Presse* auf
die Erstbegegnung zurück: »Als ich mich zum ersten Mal Monsieur
Daudet gegenüber befand, wagte ich kaum, den Blick zu ihm zu er-
heben. Ich wußte, daß er schon seit Jahren so heftig litt, daß er sich
mehrmals am Tag Morphium spritzen mußte. Sobald er sich schlafen legt, werden seine Schmerzen unerträglich, und jeden Abend
schluckt er eine Flasche Chloral, um einzuschlafen.«

Von der Hauptrolle des Morphiums im Notizheft *La Doulou* kann
Proust nichts wissen. Von seiner eigenen Vertrautheit mit Schlaf- und
Schmerzmitteln werden wir noch Genaueres hören. Unverkennbar

färbt ein kennerischer Ton sein Porträt des Kranken. Hier schreibt ein Patient, der sich mit Schmerzen auskennt, über einen anderen Schmerzensmann, und er vergleicht die großen Leiden des großen Daudet mit den eigenen schwachen, die ihn gleichgültig gemacht haben »gegen das Leben, gegen alles, was nicht mein unglücklicher Körper war, dem mein Geist beharrlich zugewendet blieb, wie ein Kranker im Bett mit dem Gesicht zur Wand gewendet bleibt«. Hier schreibt noch der junge Proust, aber ein Vorklang der Sprache des Erzählers der *Recherche* ist schon wahrnehmbar. Das Erinnerungsmaterial, das er in den Jahren seiner intensiven Salonbesuche anhäuft, wird in seinen Roman eingehen, in die Physiologie des Geschwätzes und der geistreichen Plauderei, der peinlichen Kalauer und geschliffenen Sottisen. Es entstammt einer Gesellschaft, in der parallel zum Aufstieg der Ärzte und der öffentlichen Hygieneüberlegungen im Parlament und im Regierungsapparat der Dritten Republik in den Salons die Krankheitsthemen aufblühen. Eine Echokammer der Rückkoppelungseffekte zwischen Salon, Politik, Klinik, Theater, Literatur und Zeitungswelt ist das Tagebuch von Edmond de Goncourt. Er hatte es gemeinsam mit seinem Bruder Jules 1851, am Beginn des Second Empire, begonnen und führte es nach dessen Tod im Jahr 1870 in der Dritten Republik allein weiter. Außerdem schrieb er, wie zuvor mit seinem Bruder, Romane, Theaterstücke und Artikel.

Alphonse Daudet ist der am häufigsten erwähnte Zeitgenosse im Goncourt-Tagebuch. Seit den 1880er-Jahren nimmt seine Krankengeschichte großen Raum ein. Als im April 1882 der Schauspieler Coquelin Alphonse Daudets Theaterstück *Les Rois en exile* im Salon des Autors rezitiert, sitzt Charcot im Publikum, neben Émile Zola

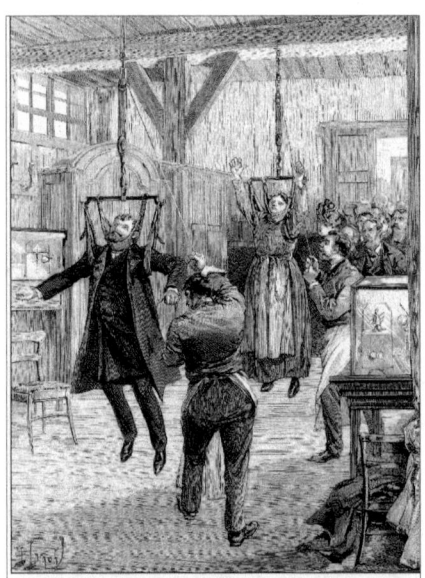

Fig. 1 : *Le nouveau traitement de l'ataxie à la Salpêtrière*
(L'Illustration, *du 23 mars 1889*)

Auch Alphonse Daudet erlebte die »Suspension«, die Hängung zur Behandlung von Rückenmarksleiden, dokumentiert von der Zeitschrift *L'Illustration* im März 1889 und Edmond de Goncourt. Er wird rasch zum Arzt und Vertrauten Daudets. Edmond Goncourt betrachtete ihn mit Misstrauen, er sieht ihn als Verkörperung der Machtambitionen der von Politik und Gesellschaft im Übermaß hofierten Mediziner. Während Alphonse Daudet sein Buch über den Schmerz schreibt, berichtet er Goncourt von seinen Selbstmordgedanken und seinen Träumen, etwa dem, »er sei der noch nicht ganz tote, sondern noch immer leidende Christus am Tag seiner Kreuzigung«. Daudet hat zu diesem Zeitpunkt, im September 1889, die Tortur der neuen Behandlungsmethode, die Charcot für Knochenmarkserkrankungen in der Salpêtrière eingeführt hat, schon hinter sich. Diese Methode, die »Aufhängung«, macht in Paris Furore. Die Illustrierten zeigen, wie die Kranken an den Armen aufgehängt in der Klinik schweben. Daudets Vertrauen in Charcot wird auch diese Prüfung überstehen, obwohl sie seine Schmerzen verstärkt, statt sie zu lindern.

Als Marcel Proust 1894 die Familie Daudet kennenlernt, ist dort die Verbindung zu Charcot schon seit Jahren zerbrochen. Nicht an den Behandlungsmethoden Charcots, sondern weil der ältere Sohn, Léon Daudet, Anfang 1891 beim Examen als Assistenzarzt durchfiel. Sein Studienfreund Jean-Baptiste Charcot hingegen bestand. Er war an der Herausgabe der Vorlesungen seines Vaters beteiligt, in André Brouillets Gemälde lehnt er am Fenster. In der Familie Daudet wird für das Scheitern des Sohnes der mächtige Charcot verantwortlich gemacht. Der Chef der Salpêtrière und vor allem Madame Charcot hatten sich brüskiert gezeigt, als Léon fast zeitgleich mit dem Examen Jeanne Hugo heiratete, die Enkelin des Nationalheros Victor Hugo. Die Daudets sind sich sicher, dass die Charcots gehofft hatten, Léon würde ihre eigene Tochter heiraten.

Es ist eine der vielen Klatsch-und-Tratsch-Geschichten im Tagebuch Edmond de Goncourts. Aber hinter der Fassade großbürgerlicher Geltungssucht wird ein Thema vernehmbar, das in den Salons wie in der Presse ernsthaft debattiert wird: die Macht der Ärzte in der Dritten Republik. Léon Daudet, mit der Philosophie, der klassischen und aktuellen Literatur mindestens so vertraut wie mit dem Arztbesteck, hat Ambitionen auf eine Schriftstellerkarriere und ein Gespür für Stimmungen im Publikum. Im Sommer 1894 erscheint sein Roman *Les Morticoles*. Es ist ein Schlüsselroman über die Innenwelt der Salpêtrière, eine Abrechnung in Form einer Dystopie,

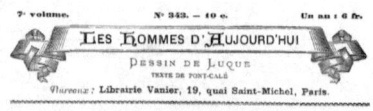

7º volume.    Nº 343. — 10 c.    Un an : 6 fr.

LES HOMMES D'AUJOURD'HUI

DESSIN DE LUQUE
TEXTE DE PONT-CALÉ

*Bureaux :* Librairie Vanier, 19, quai Saint-Michel, Paris.

## LE PROFESSEUR CHARCOT

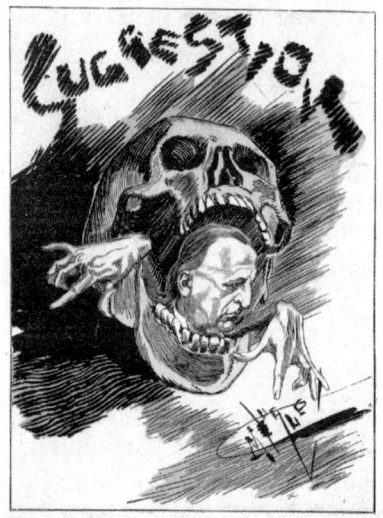

Medizin als Todesdrohung: Das Titelbild
der Zeitschrift *Les Hommes d'aujourd'hui*
zu ihrer Ausgabe »Le Professeur Charcot«
(1890)

gewidmet Edmond de Goncourt, der die Invektiven gegen Charcot aus seinem Tagebuch wohl auch in den Salons zum Besten gegeben hat. Der Erzähler des Romans ist ein alter Mann, der auf das große Abenteuer seiner Jugend zurückblickt. Die Irrfahrt des Handelsschiffes, auf dem er angeheuert hatte, führt an die Küsten der Morticoles, in deren Namen der Tod und die Schule (école) ineinander übergehen. Sie haben in ihrem Land den Ärzten absolute Macht gegeben, die medizinische Fakultät ist zugleich Parlament und Gerichtshof. Es herrscht ein monströses hygienisches und antiseptisches Regelwerk, das die Ankömmlinge zum Aufenthalt in einer strengen Quarantäne verpflichtet, ehe sie zwangsgeimpft das Land betreten dürfen. Es gibt Käfige mit Säureduschen, elektrische Apparaturen und Hydrotherapie, ein Haus des Selbstmords, in dem Chloroform in ausreichender Menge ausgehändigt wird. Zentrum ihrer Gesellschaft ist, wie in der Salpêtrière, ein Amphitheater, ein Theater der Grausamkeit aus dem Geist des Materialismus. Die Ärzte treten als Priester des Atheismus auf, sie haben einen Kult der Materie ins Leben gerufen und wollen das Funktionieren der menschlichen Maschine ergründen. Wo eines ihrer Opfer sich als zu schwach und nicht lebensfähig erweist, verwandeln sie sich in Henker. Zu ihren Axiomen gehört, dass es außer ihnen selbst keine Gesunden gibt, sondern allenfalls Kranke, die sich als Simulanten der Gesundheit diagnostizieren lassen. Das Gesetz, das in den labyrinthischen Korridoren des »Hôpital Typhus« herrscht, lässt sich in der Formel »Überwachen und Strafen« zusammenfassen.

Zweimal las Léon Daudet im Elternhaus aus dem Manuskript vor. Am 1. April 1894 notiert Edmond de Goncourt: »Welch ein Überfluß an Gedanken, ein Reichtum an Bildern, Schrecken, Schrecken …

aber ein amüsanter Schrecken und ein gebrochener Stil, voller Leben, inmitten einer grausamen Ironie, einer Ironie à la Swift.« Nach der zweiten Lesung am 15. April: »Es ist wirklich ein Buch, das Ärzte dazu bringen könnte, ihn beim ersten Mal, wenn er krank wird, umzubringen.« Noch vor Erscheinen kündigte *Le Figaro Les Morticoles* als wichtige Neuerscheinung an und begleitete das Buch, das rasch mehrere Auflagen erlebte, mit wohlwollenden Kommentaren. Wie bei André Brouillets Salpêtrière-Gemälde einige Jahre zuvor brachten die Zeitschriften Vorschläge zur Entschlüsselung der Klarnamen. Blanche Wittman ließ sich erkennen, Charcot selbst und zahlreiche seiner Assistenten, und Léon Daudet hatte eine karnevalistische Szene eingebaut, in der die Untergebenen Charcots hinter seinem Rücken eine Parodie seiner Vorlesungen inszenieren. Marcel Proust nahm seit Ende 1894 Beziehungen zu beiden Söhnen von Alphonse Daudet auf, zu Lucien, der sieben Jahre jünger, wie zu Léon, der vier Jahre älter war als er selbst. Es ist unwahrscheinlich, dass ihm, dem Zeitungsleser und Salonbesucher, der Romanerfolg Léon Daudets unbekannt geblieben ist. Teile der jungen Generation probten einen Aufstand gegen eine Elite an der Macht, sie attackierten die Salpêtrière als Zentrum geistlos gewordener Medizin. Entgegen seinem Ruf war das Fin de Siècle eine Zeit rabiater Politisierung. In dieser Atmosphäre war das Scheitern der spektakulären Ehe Léon Daudets mit Jeanne Hugo mehr als eine Salon-Pointe. Edmond de Goncourt hielt in seinem Tagebuch die Etappen des Ehezerwürfnisses minutiös fest; Ende 1894, als Prousts Freundschaft mit Léon Daudet begann, verließ Jeanne Hugo die gemeinsame Wohnung. Zwei Jahre später heiratete sie nach der Scheidung von Léon Daudet ausgerechnet Jean-Baptiste Charcot. Er stand wie sein Vater im antiklerikalen republikanischen

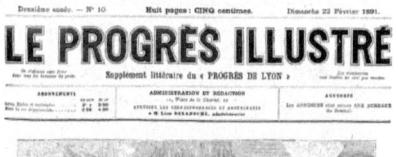

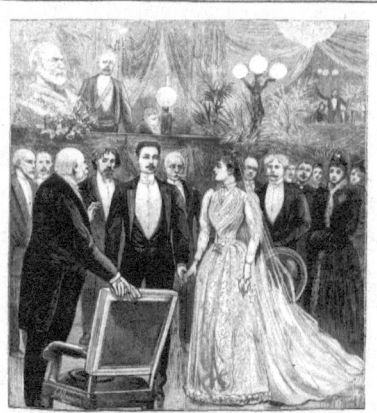

Le Mariage de Jeanne HUGO et de Léon DAUDET
Dessin de M. Gil Baer

Unverzichtbar in einer modernen Gesellschaft: die Kulturprominenz. Das Hochzeitspaar Jeanne Hugo und Léon Daudet als Illustriertenaufmacher im Februar 1891

Lager, während Léon Daudet seinen Katholizismus politisierte, sich dem rabiaten Antisemiten Édouard Drumont, dem Verfasser von *La France juive*, anschloss und mit monarchistischen Tendenzen sympathisierte. Im Herbst 1896 zeichnete sich ab, dass aus dem Fall des Hauptmanns Dreyfus, der seit einem Jahr auf der Teufelsinsel interniert war, eine große Affäre werden könnte. Die Untersuchungen des Obersts Picquart, der die Dreyfus belastenden Dokumente als Fälschungen erwiesen hatte, begannen in die Öffentlichkeit zu dringen, wurden aber von der Armee unterdrückt. Ein Jahr später erschienen die ersten Artikel von Émile Zola zugunsten von Dreyfus in *Le Figaro*. Jean-Baptiste Charcot beglückwünschte ihn zu seinem Eingreifen, das sein Vater ohne Zweifel begrüßt hätte, und fügte hinzu, dieser habe Vorarbeiten für ein umfangreiches medizinisch-philosophisches Werk unternommen, das den Titel »Israel« hätte tragen und ein Donnerwetter gegen »die anti-französische Horde der Antisemiten« hätte sein sollen. Léon Daudet intervenierte beim *Figaro*, um die Fortsetzung der Artikelserie Zolas zu verhindern.

Als er den ersten Band seiner *Recherche* bereits publiziert hatte, konnte Proust im ersten und vor allem im zweiten Band der Erinnerungen von Léon Daudet, der 1915 unter dem Titel *Devant la douleur* erschien, eine Fortschreibung der *Morticoles* lesen. Charcot ist nun eine Mischung aus Bonaparte und Cäsar, ein genialer Tyrann mit unbestreitbarem Scharfblick, der absurde, längst widerlegte Theorien vertritt. Zu den Kollegen und Schülern, die ihn umgeben, zählen Paul Brouardel, Édouard Brissaud und Gilbert Ballet. Sie treten in mehr oder minder giftigen Anekdoten auf, allen voran ist Paul Brouardel durch die Nähe zur Macht korrumpiert, allesamt sind sie brüchige Säulen der Dritten Republik. Adrien Proust, der zu allen Genannten in beruflichen Beziehungen stand, bleibt unerwähnt, vielleicht mit Rücksicht auf den Sohn. Léon Daudets mit Klarnamen versehene Karikaturvariante des großen Gemäldes von André Brouillet ist ein Modell des Rückblicks auf die Medizin im Fin de Siècle, das Marcel Proust sich nicht zu eigen machen wird.

## Edmond de Goncourt, Dr. Jekyll und Mister Hyde im Salon der Verdurins

Es finden sich in Prousts *Jean Santeuil*-Projekt maliziöse Anekdoten über Ärzte, aber es gibt noch keine erzählerische Form, in die sie einmünden könnten. Diese Form entwickelt Proust erst über ein Jahrzehnt später, aber eine ihrer Wurzeln reicht in die 1890er-Jahre hinab. Im November 1895 lernt Proust bei einem Diner im Haus Daudet Edmond de Goncourt kennen. Dass er längst sein Leser war, lässt die Schilderung des Abends erkennen, die er auf den herausgerissenen Seiten eines Heftes notierte:: »Gestern bei den Daudets diniert«, so könnte auch ein Eintrag im Tagebuch der Goncourts beginnen. Wenn Proust im Folgenden den »fürchterlichen, bei Menschen von so viel ›Geist‹ außergewöhnlichen Ma-

terialismus« aufspießt, der die Unterschiede zwischen Musset, Baudelaire und Verlaine auf die »Art der Alkoholika, die sie tranken«, zurückführt und den Charakter einer Person auf ihre Rasse; wenn er den Antisemitismus notiert, der sich dem alles dominierenden Materialismus beigesellt, wenn er seine Kritik der Phrasen durch pointierte Vergleiche würzt und »die schreckliche Bürgerlichkeit« von Madame Daudet aus dem Aroma ihrer Redewendungen aufsteigen lässt, dann parodiert er den Stil von Edmond de Goncourt im Blick auf das Milieu, dem Goncourt selbst angehörte.

Nicht die kurze und oberflächliche Bekanntschaft mit Edmond de Goncourt, der wenig später, im Juli 1896, auf dem Landsitz von Alphonse Daudet in Champrosay starb, wurde für den künftigen Autor der *Recherche* bedeutsam,

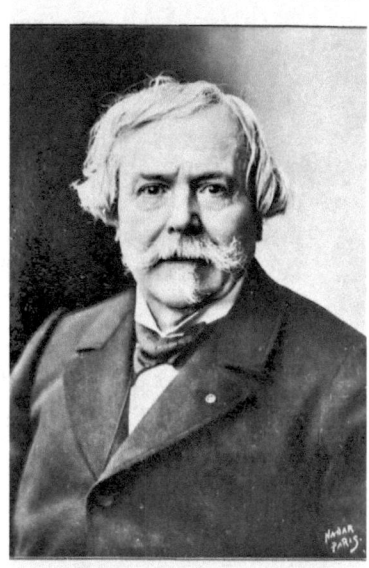

**EDMOND DE GONCOURT**

Edmond de Goncourt, Salonbesucher, Romancier und Journalautor. Im Kleinformat (4 × 7,5 cm) in die Collection Félix Potin eingegangen als Schokoladenbeilage

71

sondern die extensive Lektüre des von ihm komponierten Tagebuchs. Seit 1883 erschienen Auszüge daraus, zunächst in der Presse, dann in Buchform, beginnend mit den frühen Jahren ab 1851, dann immer näher an die Gegenwart heranrückend, von Goncourt selbst um die für seine Zeitgenossen kompromittierendsten Passagen gekürzt, dennoch aufsehenerregend genug. Proust hat das Goncourt-Tagebuch in den Katalysator eingespeist, in dem seine Autorschaft aus der Mimikry an den Stil anderer Autoren herauswuchs. Dieser Katalysator war die Form des »Pastiche«. Er war ein Virtuose dieser Kunst, die ihr höchstes Stadium erreicht, wenn sie die perfekte Nachahmung eines Individualstils zum Medium seiner Kritik macht. Die Pastiches über »Die Lemoine-Affäre«, in denen Proust einen Fall von Diamantenfälschung im Stil von Balzac, Flaubert, Renan und Michelet erzählte, druckte *Le Figaro* 1908 in zwei Folgen auf der Titelseite seines Supplément littéraire. Mehrfach schrieb Proust Pastiches des Goncourt-Tagebuchs, das längste und subtilste an prominenter Stelle, zu Beginn des letzten Bandes der *Recherche*. Der Erzähler ist am Vorabend des Ersten Weltkriegs bei seiner Jugendliebe Gilberte in Tansonville zu Besuch, die inzwischen mit Robert de Saint-Loup verheiratet ist. Zum Einschlafen gibt Gilberte ihm einen unveröffentlichten Band der Goncourt-Tagebücher mit aufs Zimmer, eine Flaschenpost aus der Vergangenheit. Der Proust'sche Edmond de Goncourt schildert darin einen Abend im Salon der Verdurins. Eine vornehme Dame aus Russland ist anwesend, ein polnischer Bildhauer, vor allem aber das Personal aus den ersten Bänden der *Recherche*, der Arzt Cottard und seine Gattin, Charles Swann, der aus dem »kleinen Kreis« der Verdurins noch nicht vertrieben ist. Als die »hypernervöse« Madame Verdurin vor schädlichen Gefühlsaufwallungen geschützt werden muss, lenkt Swann die Blicke Goncourts auf ihr Kollier aus schwarzen Perlen. Es hat eine aparte Herkunftsgeschichte, aber die Konversation kapriziert sich auf den Grund für seine schwarze Färbung. Es war der Feuersbrunst ausgesetzt, durch die ein Teil des Hauses zerstört wurde, in dem die Verdurins damals lebten. Doktor Cottard nimmt die Perlengeschichte zum Anlass für einen medizinischen Kommentar. Er weiß zu berichten,

> »daß Katastrophen dieser Art im Hirn der Menschen ganz ähnliche Veränderungen hervorrufen wie jene, die man an der unbelebten Materie zu beobachten Gelegenheit hat; ein besserer

Philosoph, als die meisten Ärzte es sind, zitiert er ebenjenen Kammerdiener von Madame Verdurin, der durch die Schrecknisse jener Feuersbrunst, bei der er um ein Haar umgekommen wäre, ein anderer Mensch geworden sein soll, dessen Handschrift sich sogar derart verändert haben soll, daß beim Eintreffen des ersten Briefs, in dem er seinen damals in der Normandie weilenden Dienstherren von dem Ereignis Mitteilung machte, diese meinten, ein Spaßvogel wolle sie zum besten halten«.

Der gelehrte Exkurs setzt sich nach dem Umzug der Gesellschaft vom Speisezimmer in den Rauchsalon fort und erreicht dort diejenigen Regionen der medizinischen Kasuistik, zu denen Adrien Proust den Fall Émile X. beigesteuert hat. »Er habe«, berichtet Cottard, »regelrechte Persönlichkeitsspaltungen miterlebt, wofür er als Beispiel den Fall eines seiner Patienten anführt, den er liebenswürdigerweise zu präsentieren mir sich erbietet, eines Mannes, den er seinen Worten nach nur an den Schläfen zu berühren braucht, um ihn zu einem zweiten Leben zu erwecken, in dem dieser sich an keine Einzelheiten des ersten erinnern kann, so daß er, der in jenem ein durchaus ehrenwerter Bürger, bereits mehrere Male bei Diebstählen angetroffen wurde, die er in dem zweiten begangen hatte, das er als abgefeimter Bösewicht führt«. Doktor Cottards Fallgeschichte entspricht exakt dem Schema der doppelten Persönlichkeit, das um 1900 in der Salpêtrière die bis dahin dominanten Hysteriediagnosen zu überlagern begann. Sie setzt ein markantes Merkmal des Goncourt-Tagebuchs in Szene, die unablässige Einspeisung aktueller medizinischer Stoffe und Terminologie in die Salonkonversation.

Den Erzähler lässt seine Abendlektüre desillusioniert zurück. Auf seinem Weg der Annäherung an die erstrebte, aber sich immer wieder entziehende Autorschaft ist das Goncourt-Journal eine Sackgasse. Es steht für einen Typus von Literatur, dem er ausweichen muss, will er der Erzähler eines Romans werden.

Marcel Proust hat 1919, nicht zuletzt auf Drängen von Léon Daudet, für den Band *Im Schatten junger Mädchenblüte* den Prix Goncourt erhalten. Kurz darauf befragte die Zeitung *Le Gaulois* ihn als Vertreter des neuen psychologischen Romans nach seinem Verhältnis zu den Brüdern Goncourt, an der Seite von René Bizet, der die Frage aus der Sicht des Abenteuerschriftstellers, und von Jean Giraudoux, der sie mit Blick auf den lyrischen Roman beantworten sollte. Proust verband die respektvolle Erinnerung an die Begegnungen mit Edmond de Goncourt in den Salons der 1890er-Jahre mit einer Fundamentalkritik an seinem Tagebuch. Der Pflicht, »Diener des Wahren zu sein«, hätte Goncourt nur dann genügen können, »wenn er das Wort ›wahr‹ in einem tieferen und weiteren Sinn verstanden hätte, wenn er mehr lebendige Wesen erschaffen hätte, zu deren Beschreibung die Erinnerung, jener Notizblock vergessener Skizzen, ohne daß man es wollte, einen andersartigen, weiterführenden und ergänzenden Zug beisteuert. Leider beobachtete er stattdessen, machte Notizen, verfasste ein Tagebuch, was eines großen Künstlers, eines Schöpfers unwürdig ist.«

Zwar lobte Proust das Tagebuch gleichwohl als »köstliches und unterhaltsames Werk«, aber ausdrücklich nicht als Kunstwerk. Maßstab seines Urteils ist der eigene Roman. In dessen Goncourt-Pastiche leben die Figuren nur, weil sie schon Romanfiguren sind, als sie dem fiktiven Blick Edmond de Goncourts ausgesetzt werden. In den kunstkritischen Bravourstücken, die das Pastiche anhäuft, erreicht die Stilparodie des realen, auf die Kunst des 18. Jahrhunderts fixierten Edmond de Goncourt ihre Höhepunkte. Verfolgt man die Spur, die durch Doktor Cottards Fallgeschichte ins Spiel kommt, so wird sichtbar, dass Prousts Distanzierung von Goncourt nicht lediglich den Stil betrifft. Sie zielt vor allem auf den an die Tagebuchform gebundenen Typus von Autorschaft, bei dem das schreibende Ich mit dem Ich, das erlebt, wovon es schreibt, scheinbar verschmilzt. Kaum hatte im Goncourt-Pastiche der Fall der gespaltenen Persönlichkeit seinen Auftritt, »bemerkt Madame Verdurin feinsinnig, die Medizin könne folglich dem Theater wirklichkeitsnahe Themen liefern, bei denen die amüsantesten Verwicklungen auf pathologischen Irrungen beruhen, was wiederum, indem ein Wort das andere gibt, Madame Cottard veranlaßt zu erzählen, daß ein ganz ähnlicher Sachverhalt von dem Erzähler behandelt wird, den ihre Kinder abends am liebsten hören, nämlich dem Schotten Stevenson – ein Name, dessen Nennung Swann mit der äußerst entschiedenen Feststellung quittiert: ›Das ist ein sehr großer Schriftsteller, dieser Stevenson, kann ich Ihnen nur sagen, Monsieur de Goncourt, ein sehr großer sogar, einer, der den größten das Wasser zu reichen vermag‹.«

Charles Swann ist ein Mann von Geschmack. Marcel Proust steht seiner Wertschätzung nicht fern. Er hat viele Bücher Stevensons geschätzt und auch *Der seltsame Fall des Dr. Jekyll und Mr. Hyde* (1886) gelesen, das prominenteste Gegenstück zur medizinischen Kasuistik der Persönlichkeitsspaltungen in der zeitgenössischen Literatur, das 1891 in französischer Übersetzung erschienen war. In einem unveröffentlicht gebliebenen Aufsatz Prousts aus den Jahren, in denen er am *Jean Santeuil* arbeitete, tauchen Dr. Jekyll und Mr. Hyde an unvermuteter Stelle auf, in einer poetologischen Reflexion. Es geht um die unüberbrückbare Kluft zwischen dem Dichter, der im geschlossenen Zimmer »seine Seele gegen die Weltseele« tauscht, und dem Dichter als Person in Gesellschaft, gegen die sein Geist sich abschließen muss, will er schöpferisch tätig sein:

»Solch großer Austausch vollzieht sich in ihm, und wenn Sie einträten und ihn zwängen, wieder er selbst zu sein, welch ein Schlag! Sie finden ihn vor, verstört, ergriffen von einer unerhörten Erregung. Er sieht Sie verständnislos an, lächelt dann, wagt nicht einmal, etwas zu sagen, darauf wartend, daß Sie wieder gehen, während sein Denken reglos verharrt wie die Medusenqualle am Strand, die dort sterben wird, wenn die Flut sie nicht zurückholt. Sie mögen suchen, warum er sich einschloß, Sie sehen dort keinen Komplizen eines Verbrechens, das Sie stören, und dennoch schaut er verstört. Was geht hier vor? Verschwindet das Opfer, sobald Sie eintreten? Ja, denn er arbeitet an sich selber: sobald Sie zu ihm stoßen, ist der andere nicht mehr; so wie wenn Sie sich fragten, was Hyde mit Jekyll tat: als Sie Jekyll sahen, keine Spur mehr von Hyde, und als Sie Hyde sahen, keine Spur mehr von Jekyll. Sie finden ihn stets allein vor.«

Diese seltsame Passage weist voraus auf Prousts fragmentarische Schrift *Gegen Sainte-Beuve*, in der die polemische Austreibung der biografischen Methode aus der Literaturkritik in die strenge Scheidung zwischen dem empirisch-sozialen und dem ästhetisch produktiven Ich eines Autors mündet. Die erzählerischen Entwürfe, die in *Gegen Sainte-Beuve* mit der Kritik an der biografischen Methode verbunden sind, gehören zu den Keimzellen der *Recherche*. Dr. Jekyll und Mr. Hyde tauchen in Prousts Poetik freilich nicht auf, um das Ich des Autors der Salpêtrière oder der Justiz zu überantworten. Vielmehr errichtet hier ein Romanautor einen Paravent, mittels dessen er den größtmöglichen Abstand zwischen dem Ich des Schreibens und dem Ich des Lebens proklamiert, gerade weil hinter der Wand so viel eigener und fremder Lebensstoff in seinen Roman einfließt. Der Paravent dient dazu, sein Werk vor der Lektüre als Schlüsselroman zu schützen. Die Romane der Goncourts waren oft Schlüsselliteratur, Gegenstücke zu ihrem Journal, das bei den Zeitgenossen Anstoß erregte, weil sie sich darin unmaskiert wiederfanden. Edmond de Goncourt wusste, was er tat; er notierte Anfang Januar 1891: »Was für eine verfluchte Sache ist diese Literatur nach lebenden Vorbildern, die Literatur, die die unsere ist, von Daudet und mir, und die heute, wenn eine Streichung, die ich schicke, zu spät ankommt, mir sehr wohl morgen Dinge von der Art einbringen kann, wie sie derzeit Daudet widerfahren.« Prousts Goncourt-Pastiche dient wie seine Poetik der gespaltenen Persönlichkeit der »neuen Form«, dem »neuen Schlauch«, die er bei Edmond de Goncourt vermisst und in der *Recherche* entwickelt. Wie die Personen aus dem Gesellschaftsleben ihres Autors nimmt sie auch die Figuren des medizinischen Wissens, die Krankheitsbilder, nur nach ihren eigenen Erzählgesetzen in sich auf.

## Das Asthma, der Schlaf und das Barometermännchen

Adrien Proust, Repräsentant Frankreichs auf internationalen Gesundheitskonferenzen, Festredner in der Provinz, Inspekteur von Sanierungsprojekten, Chefarzt am Hôtel-Dieu, unterhielt auch eine Privatpraxis, deren Ruf von seiner institutionellen Karriere profitierte. Von seinem jüngeren Sohn Robert lässt er sich massieren, wenn ihn der Hexenschuss plagt. Sein älterer Sohn Marcel ist Asthmatiker. Robert Proust, der Arzt, hat in seinen Erinnerungen an den Bruder den Ausbruch der Krankheit beschrieben. Auf einem Spaziergang der Familie im Bois de Boulogne wurde Marcel Proust im Alter von neun Jahren, »von einem schrecklichen Erstickungsanfall gepackt, der ihn vor den Augen meines erschrockenen Vaters beinahe dahingerafft hätte«. Der aufgeschreckte Vater hat den Sohn nicht unter seine Patienten aufgenommen, sondern seinen Kollegen überantwortet. Bis zu seinem Tod wird Marcel Proust von Ärzten umgeben sein, die er temporär, oft in akuten Notsituationen, konsultiert. In seiner ausufernden Korrespondenz zeichnet sich dieses Netzwerk ab. Es ist auch deshalb so weit gespannt, weil das Asthma nur das Zentrum in einem großen Leidensspektrum darstellt, das auch Magenkrankheiten und Verdauungsstörungen umfasst. Dem Gastroenterologen Georges Linossier, der in der von Adrien Proust herausgegebenen Reihe den Band *L'Hygiène du dyspeptique* (1900) verfasst, erläutert Marcel Proust im Herbst 1904 in einem mehrseitigen Brief detailliert seinen Ernährungsplan, die Bedeutung des Vichy-Wassers, den Gehalt an Harnsäure und Harnstoff sowie den Chloridgehalt in seinem Urin. Der nicht abgeschickte Brief zeigt ihn als genauen Leser der Abhandlung des Adressaten, der in Lyon lehrte und in Vichy eine Privatpraxis unterhielt.

Neben den Ärzten waren Freunde und Verwandte in Marcel Prousts Patientenleben einbezogen. Aus dem Hotel Splendide in Évian-les-Bains am Genfer See berichtet er im September 1899, da ist er 28 Jahre alt, seiner Mutter von einem Ausflug im Automobil mit Freunden nach Coppet zu dem kleinen Schloss, in dem Madame de Staël gewohnt hatte. Als es kühler geworden und Wind aufgekommen sei, habe er befürchtet, die Rückfahrt von Genf nach Évian im Automobil könne einen Anfall heraufbeschwören: »Da sie mich im Automobil zurückbringen wollten, sagte Constantin, ich würde mir nur einbilden, daß mir die frische Luft nicht bekäme, denn Papa sage jedermann, es fehle mir nichts und mein Asthma beruhe auf reiner Einbildung. Ich weiß nur zu gut, daß es, wenn ich hier am Morgen aufwache, Wirklichkeit ist, und es wäre sehr nett von Dir, wenn Du mir in Deinem Brief so etwas schreiben würdest wie: ›Dein Vater war wütend, daß Du im Automobil gefahren bist. Du weißt, wie sehr schon Kleinigkeiten Dir schaden, aber daß nichts schlimmer für Dein Asthma ist, als sich allzu frischem Wind auszusetzen‹«.

Der Sohn legt hier der Mutter in den Mund, was der Vater nicht gesagt hat.

Es sind keine Briefe von Adrien Proust an Marcel Proust erhalten, keine schriftlichen Äußerungen an Dritte über seinen Sohn und dessen Krankheiten. Die innerfamiliäre Instanz, mit der sich Marcel Proust extensiv über alle Nuancen seines Gesundheitszustandes austauscht, ist die Mutter. Aus der umfangreichen Korrespondenz mit ihr ließe sich ein stattlicher Band mit Bulletins des Sohnes über seine Körpertemperatur und Asthmaanfälle, Befürchtungen und Rechtfertigungen extrahieren, einschließlich der Warnungen und Ratschläge des Vaters, die gelegentlich aus der Stimme der Mutter herauszuhören sind, einschließlich auch der Fachterminologie des Vaters, die der

Sohn gelegentlich zitiert: »Ich spüre ein bisschen in der Brust, was Papa interkostalen Schmerz nennt.«

In seiner programmatischen Einleitung zu Édouard Brissauds *Hygiène des asthmatiques* attackiert Adrien Proust den »blinden Glauben« vieler Kranker, aber auch einer bedauerlich großen Zahl von Ärzten, an die Heilkraft von Medikamenten. In dem großen historischen Bogen, den er von der Antike über die arabische Medizin bis in die Gegenwart schlägt, ist die Hygiene die Rivalin der Pharmakologie. Sie dringt bei den chronischen Krankheiten auf ein Regime der Lebensführung, das über Monate oder gar Jahre die Genüsse der Tafel und das mondäne Leben einschränkt, während es den Patienten viel einfacher scheint, eine Pille zu schlucken oder eine Mixtur zu trinken. Professor Proust zitiert eines seiner großen Vorbilder, Apollinaire Bouchardat, den Autor des voluminösen *Traité d'hygiène publique et privée, basée sur l'étiologie* (1881), der von sich sagte, er habe in seiner Jugend der »pharmazeutischen Therapie« angehangen, im reifen Alter aber erkannt, alle an die Medikamente geknüpften Hoffnungen seien nur innerhalb der »hygienischen Therapie« einzulösen. Es bedarf der Überzeugungsarbeit der Hygieniker, um ihre zeitintensiven, an die Willenskraft appellierenden Methoden gegen die Theatercoups und raschen Erfolge der Medikamente durchzusetzen. Denn die Kranken und ihre Verbündeten unter den oberflächlichen Ärzten sind in einer modernen Variante magischen Denkens befangen und glauben an die übernatürliche Heilkraft der Medikamente »wie der Wilde an seinen Fetisch und an seine Amulette«, so der Spitzenhygieniker der Republik.

Marcel Proust zählte zu den Kranken, die sein Vater zu bekehren hoffte. In seinem Briefwechsel mit der Mutter sind die Medikamente allgegenwärtig, nicht nur Kräutertee, Baldrian, Natron und die Räucherzigaretten, mit denen er sein Asthma bekämpft, sondern auch die jüngsten Errungenschaften der Pharmakologie, Amyl und das unverzichtbare Schlafmittel Trional. Gelegentlich reklamiert er einen mäßigen Gebrauch, ist aber seinen Freunden gegenüber der Experte, der ihnen mit der Autorität eines Apothekers akribische Anleitungen zur Dosierung gibt. Auf einem undatierten, zerfledderten Papier schreibt er, kaum leserlich, an seine »allerliebste Mama«, die zugleich seine gelegentlich widerstrebende Verbündete bei der pharmazeutischen Therapie ist: »Obgleich die Angstzustände unendlich nachgelassen haben, verbringe ich natürlich einen viel schlimmeren Tag als gestern, denn es war mir bis jetzt unmöglich, im Liegen zu ruhen, selbst ohne zu schlafen, und ich rauche die ganze Zeit. Du könntest auf alle Fälle vorsichtshalber Heroin bereitlegen, obwohl ich fest entschlossen bin, keines zu nehmen, weiß man angesichts dieser so ungewöhnlichen Anfälle nie, was passieren kann. Es ist also besser, auf der Hut zu sein, als heute Nacht einen Apotheker herauszuläuten. Im Augenblick geht es mir besser. Ich hoffe, dass der Regen meinen Zustand bessern wird. Sorge vorsichtshalber dafür, dass immer Heroin da ist.« Die damals noch in Elberfeld residierende Firma Friedrich Bayer & Co. hatte Heroin 1898 als schmerzlinderndes Mittel ohne Suchteffekt auf den Markt gebracht und damit einen europaweiten Erfolg erzielt. Die Geschichte des Asthmakranken Marcel Proust wird mehr und mehr zu einer Geschichte der Selbstvergiftung durch Medikamente.

Im Dezember 1904, gut ein Jahr nach dem Tod des Vaters, schildert Proust dem Freund Lucien Daudet seine Atemnot bei einem Asthmaanfall am Vorabend. Während er den Brief schreibt, blättert er in Édouard Brissauds *Hygiène des asthmatiques*, das er häufig konsultiert. Brissaud bestimmt das Asthma als chronische, nicht lebensbedrohliche Krankheit, die er in das weitläufige Terrain der Nervenleiden einordnet. Wenige Jahre später wird er zum Buch seiner Kollegen Henry Meige und Eugène Feindel *Les Tics et leur traitement* ein Vorwort beisteuern, in dem er in der Tradition Charcots die Unterscheidung von »großen« und »kleinen« Krankheiten ablehnt und die scheinbar unbedeutenden »Tics«, etwa ein unwillkürliches Grimassieren, einen unbeherrschbaren Ausruf, eine hervorbrechende Geste, als nützliche Wegweiser ins Reich des Pathologischen vorstellt. In der Entschiedenheit, mit der er das Wort »Tic« als aus der Alltagssprache, nicht aus dem Griechischen oder Lateinischen stammenden Neuankömmling in der medizinischen Terminologie begrüßt, zeigt sich eine Eigenheit, die auch seine *Hygiène des asthmatiques* prägt. Brissaud mag idiomatische Redewendungen, er vermutet in ihnen elementares Wissen über die Krankheiten. Wenn der Volksmund sagt, Asthma sei der Garant für ein langes Leben, stimmt er ihm mit Einschränkungen zu. Die Attacken sieht er als reinigende Gewitter und Stürme, die, einmal weitergezogen, die Kranken erholt zurücklassen können. Aber das gilt nicht immer. Die Krankheit ist in ihren Erscheinungsformen ungeheuer vielfältig und zugleich höchst individuell, jeder Kranke hat »sein« Asthma. Und es hat, obwohl mit einem langen Leben prinzipiell vereinbar, eine zweite, unheimliche Seite. Wenn es seine Opfer so unvermutet und plötzlich überfällt wie sonst nur die Migräne und die Epilepsie, weckt es im Mediziner Brissaud die literarische Ader. Statt kühl ein Verzeichnis der Beschwerden anzulegen, wechselt er das Sprachregister, um die plötzliche Atemnot zu schildern, das Verkrampfen der gesamten muskulären Apparatur der Atemwege, die Kontraktionen des Zwerchfells, das asthmatische Niesen, den Auswurf und die Konsistenz der Sekrete. Er nähert die medizinische Kasuistik der literarischen Erzählung an, lässt den Kranken selbst auftreten, folgt ihm wie ein Schatten in die Krise hinein, in die Regionen, in denen sich die neuropathologischen Energien verdichten. Hier können kleinste Erschütterungen, geringfügige Unannehmlichkeiten des Alltags die asthmatische Neurose aufwecken, und die Angst vor der Krise wird zu ihrem effizientesten Auslöser. Hier, wo das Asthma zur »Epilepsie der Lunge« wird, bringt die Erstickungsangst die Atemnot hervor statt umgekehrt, hier werden die Kranken von der Einbildungskraft beherrscht, die sich an die serielle Struktur der Krisen heftet. Und hier finden sich die Fallgeschichten, in denen die Attacken unweigerlich bei Vollmond erfolgen und die Kranken wissen, dass eine herannahende Attacke unabwendbar ist, sie zu einer bestimmten Stunde kommen wird und nichts sie aufhalten kann. Brissauds medizinische Prosa nimmt in diesen Passagen die Zeitstruktur einer Horrorerzählung in sich auf.

Marcel Proust, der das Buch nach einem Anfall aufschlug, der ihn unmittelbar nach einem Abendessen in einem Salon ereilte, mochte auf den dramatischen Abschnitt über die »asthmatische Entkräftung« gestoßen sein. Er handelt von den Unglücklichen, die das Asthma sich zu seinen besonderen Opfern erwählt. Als müsste es eine Bilanz ausgleichen, lässt es sie den Preis zahlen für die vielen moderateren Fälle, bei denen der Verlauf chronisch wird, ohne lebensbedrohlich zu sein. Bei diesen Unglücklichen verliert die Neurose ihre schützende Kraft, vielmehr untergräbt sie bei ihnen den Organismus so tief, teilt über Tage, Wochen, Monate hinweg ihre Schläge so mitleidlos aus, dass selbst die Kräftigsten ihr unterliegen. Auch wenn sie nicht sterben, verfallen diese Asthmakranken in ein physiologisches Elend, das nur mit den schweren Verletzungen und Zerstörungen der anatomischen Struktur des Körpers vergleichbar ist. Warum, fragt Brissaud, nennt man die Epilepsie auch die »göttliche Krankheit«? Weil selbst die Chirurgie gegen sie machtlos ist, weil kein Heilmittel sie aufhalten kann und es so scheint, als könne allein der Zorn Gottes ihre Ursache sein. Von dieser Art ist die »asthmatische Cachexie«, die sich Schritt für Schritt in ihre Opfer einnistet, sie abmagern, nicht mehr essen, nicht mehr schlafen lässt, bis sich schließlich der Herzmuskel erweitert, die Lunge in Mitleidenschaft gezogen wird, die Extremitäten blau anlaufen, erkalten und schließlich der Tod eintritt.

Wenn Marcel Proust im Dezember 1904 an Lucien Daudet schreibt, er habe bei Brissaud gelesen, »dass jeder Anfall, der auf diese Weise ausgelöst wird, ich weiß nicht was im Organismus zerstört und dass so der finale Augenblick immer rascher heranrückt«, könnte er diese Passage im Auge gehabt haben. Im Januar 1919 wird er an einen Freund schreiben: »Ich hatte gerade nicht nur mehrere schlaflose Nächte, sondern auch schmerzhafte Herzanfälle hinter mir; ein neuer drohte einzusetzen, wenn ich nicht auf der Stelle die Koffeintabletten, die ich in der Tasche hatte, in irgendeinem Getränk zu mir nehmen würde. So haben Sie mich im Zustand eines Dostojewskischen Epileptikers gesehen, der spürt, wie sein Anfall naht.« Die bedeutendste Schilderung eines »Dostojewskischen Epileptikers« in den Straßen von Paris in der Literatur seiner Zeit kannte Marcel Proust nicht. Sie findet sich in Rainer Maria Rilkes *Aufzeichnungen des Malte Laurids Brigge* von 1910. Dort folgt der Ich-Erzähler einem großen hageren Mann, der in immer geringer werdenden Abständen über Unebenheiten oder Hindernisse auf dem Boulevard zu stolpern scheint. Es gibt aber diese Hindernisse nicht. Ein Hüpfen irrt in seinem Körper herum, es zieht den Beobachter in die Angst des Mannes hinein, der immer aussichtsloser den herannahenden Anfall niederzuhalten sucht: »Ich wußte, daß, während er ging und mit unendlicher Anstrengung versuchte, gleichgültig und zerstreut auszusehen, das furchtbare Zucken in seinem Körper sich anhäufte; auch in mir war die Angst, mit der er es wachsen und wachsen fühlte, und ich sah, wie er sich an den Stock klammerte, wenn es innen in ihm zu rütteln begann.« Rilkes *Malte* ist ein Gegenmodell zu Léon Daudets *Morticoles*. Daudet rivalisiert mit den Ärzten, vor allem mit Charcot, wenn er die Salpêtrière schildert. Rilke lässt seinen Erzähler im Epileptiker einen Doppelgänger seiner eigenen Angst erkennen, und wenn er ihn in die

Salpêtrière führt, um dort Heilung zu suchen, ist die Kritik der Klinik strikt an die Patientenperspektive gebunden.

Auf dem Porträt, das Jacques-Émile Blanche 1892 in Auteuil malte, trägt Marcel Proust eine Orchidee im Knopfloch. In seinen Erinnerungen berichtet Fernand Gregh, der zu dieser Zeit gemeinsam mit Proust die Zeitschrift *Le Banquet* herausgab, der Freund habe, wie es damals Mode war, weiße Kamelien bevorzugt. Es ist mehr als wahrscheinlich, dass Marcel Proust zwar auch der Mode, vor allem aber der Alltagsroutine eines Asthmatikers und Allergikers folgte, wenn er den schweren Duft der Orchideen zugunsten der geruchlosen Kamelien mied. Wie seine jahrelange Salonbeobachtung und das medizinische Wissen, das er sich angeeignet hatte, gehörte die Selbstbeobachtung des immer wieder von Anfällen heimgesuchten Asthmatikers zu den Ressourcen, auf die Marcel Proust bei der Arbeit an der *Recherche* zurückgriff.

Über den Sorbonne-Professor Brichot, eine feste Größe im Salon der Verdurins, heißt es darin einmal:»Im übrigen hatte die Krankheit, die Brichot nach und nach seines Augenlichts beraubte, ihm die Schönheiten« dieses Sinnes überhaupt erst enthüllt«. Mit dem medizinischen Wissen verhält es sich in Prousts Roman ähnlich wie mit der Wahrnehmung des Schönen. Die Pathologien sind sein unverzichtbarer Nährboden. In einer der wenigen Passagen, in denen er sich direkt an den Leser wendet, rechtfertigt sich der Erzähler für die lange Passage, die er gerade einem vergessenen Namen gewidmet hat: »Es ist eben so, mein lieber Herr, daß nur die Krankheit uns die Mechanismen bemerken und verstehen läßt, ja zu analysieren erlaubt, die man sonst nicht kennen würde. Wird ein Mensch, der jeden Abend schwer in sein Bett sinkt und bis zu dem Augenblick des Erwachens und Aufstehens gleichsam nicht mehr lebt, jemals daran denken, wenn schon keine großen Entdeckungen, so doch wenigstens kleine Beobachtungen über den Schlaf anzustellen?«

Hier spricht ein Schlafforscher, der mit den Medizinern rivalisiert. Die Statistiken, die in den Schriften von Adrien Proust die Einzelfälle bündeln, gibt es bei ihm nicht. Er ist Kasuist, und wenn er Krankheiten erforscht, dann wie Rilke aus radikaler Patientenperspektive. Aus ihr geht die Gnadenlosigkeit hervor, mit der er den Zug der Ärzte, der die *Recherche* durchwandert, in das Komödienlicht Molières taucht oder den Karikaturen Honoré Daumiers gleichen lässt.

Ein ausgemaltes Krankheitstableau des Asthmas und seiner Typologien gibt es bei ihm nicht, auch keine Stafette minutiös geschilderter Asthmaanfälle, die Édouard Brissauds Schilderungen an die Seite treten könnte. Doch ist eine der Großfiguren in seinem Roman der Schlaf, und im Erzähler ist Patientenwissen über den Zusammenhang von Asthma und Schlaf gespeichert. Er kennt den unterbrochenen Schlaf, den Schlaf, der nicht kommen will, den herbeigezwungenen Schlaf, den tiefen Schlaf, der den Schlafenden ins Vergessen taucht, den bleiernen Schlaf, aus dem es ihm nur mit großer Mühe zu erwachen gelingt. Das Asthma hat viele Facetten, seine für die *Recherche* literarisch ergiebigste ist, dass es den Schlaf gefährdet.

Nach dem berühmten ersten Satz des Romans »Lange Zeit bin ich früh schlafen gegangen« lösen Lektüre und Schlaf einander ab. Schon auf der zweiten Seite taucht, als der Erzähler auf die Uhr blickt, wie aus dem Nichts ein namenloser Kranker auf, ein Abgesandter aus dem Reich der verhinderten Ruhe: »Bald Mitternacht. Dies ist der Augenblick, da der Kranke, der verreisen und in einem unbekannten Hotel übernachten mußte, wenn er von einem Anfall geweckt wird, sich freut, unter der Tür einen Lichtstreifen zu bemerken. Gottlob, schon Morgen! Gleich wird das Hauspersonal auf sein, wird er schellen können, wird man ihm Hilfe bringen. Das Hoffen auf Erleichterung gibt ihm Mut zu leiden. Hat er nicht eben Schritte gehört? Die Schritte kommen näher, entfernen sich wieder. Und der Lichtstreifen unter der Tür ist verschwunden. Es ist Mitternacht; man hat soeben das Gaslicht gelöscht; der letzte Dienstbote ist fort, und nun gilt es, unabänderlich die ganze Nacht hindurch zu leiden.«

Mehrfach wird der Erzähler aus seinen Gewohnheiten gerissen und tritt an die Seite dieses anonymen Vorboten der Schlaflosigkeit. In der Episode, in der er seinen Freund Robert de Saint-Loup im Garnisonsstädtchen Doncières besucht, muss er statt in dessen Zimmer in einem Hotel übernachten. Daraus geht eine der großen Reflexionsgirlanden über den Schlaf und die Träume hervor, von denen die *Recherche* durchzogen ist. Sie ähneln den Reflexionen über die Reisen, über die Ortsnamen und Namen überhaupt und erkunden den Schlaf wie einen Kontinent, der Küstengebiete, weite Ebenen, Berge und unterirdische Höhlensysteme umfasst. Innerhalb der Raumstruktur der *Recherche* grenzt dieser Kontinent unmittelbar an die Orte, an denen sich der Erzähler in Combray, Balbec, Paris oder Venedig aufhält.

Im Hotel in Doncières führen die Gedanken vor dem Einschlafen in jene Höhlen, in denen die »Autosuggestionen« wie Hexen »das höllische Geköch eingebildeter Krankheiten oder eines Wiederausbruchs einer nervösen Erkrankung zubereiten und auf die Stunde lauern, in der die Anfälle während der Unbewußtheit des Schlafes sich wieder zeigen und so heftig ausbrechen, daß sie ihm ein Ende bereiten«. In den Erkundungen des Schlafs zeigt sich, dass die *Recherche* als Roman der Erinnerung nur unzureichend beschrieben ist. Sie ist zugleich ein Roman der immer neuen Erfassung und Verwandlung von Wahrnehmungen, von Geräuschen und Gerüchen, fühlbaren Gegenständen und plötzlich ins Auge fallenden Details eines Bildes, einer Landschaft, einer Architektur. Die Schauspiele des scheinbar Vergessenen, die der tiefe Schlaf dem Erzähler bei einem Aufenthalt in Balbec vorführt, ähneln den Projektionen der Laterna magica, die im Combray der Kindheit die Figuren des Romans von George Sand zum Leben erwecken. Im Band *Die Gefangene* sondiert der Erzähler die schlafende Albertine als Landschaft der Sexualität, ihm selbst werden im Halbschlaf gegen Morgen die anpreisenden Rufe der Händler zur akustischen Kulisse, und bei seinem Besuch in Doncières stellen die Fanfarenstöße des Regiments, das am Hotelfenster vorbeizieht, die Widerstandsfähigkeit des Schläfers gegenüber den Weckrufen der Musik auf die Probe. »Ich erzähle das, weil man das Leben der Menschen nicht richtig beschreiben kann, wenn man es nicht in den Schlaf eintaucht, der es umspült und Nacht für Nacht benetzt wie das Meer eine Halbinsel«.

Die Erkundung des Schlafs erhält ihre spezifische Färbung durch die vertrauten Beziehungen, die der Erzähler zur Welt der Krankheiten, der Schlaflosigkeit und der Schlafmittel unterhält. Dem »künstlichen Schlaf« hatte schon Édouard Brissaud in seiner *Hygiène des asthmatiques* seine Aufmerksamkeit zugewendet und sein Buch mit einer Warnung vor den Suchtgefahren von Morphium, Kokain und Stechapfel beschlossen. In Prousts *Recherche* ist der künstliche Schlaf ein Glanzstück innerhalb der Einspeisung medizinischer Sujets in das Sprachlabor des Romans. Sie werden darin aus den sprachlichen Registern der Hygieniker und Ärzte herausgelöst, gewinnen durch Vergleiche und Analogien neue Nachbarschaften. Die Schlafmittel verlassen den Rezeptblock und finden sich in der Welt der Treibhäuser und künstlichen Paradiese in der Malerei und Literatur des 19. Jahrhunderts wieder, in denen Opiumesser von ihren Räuschen berichten, Dandys Duftorgeln bestücken und junge Salonbesucher mit Kamelie im Knopfloch exquisite Buketts überreichen. So beschreibt der Erzähler im Hotel von Doncières die Nachbarschaft der Schlafhöhlen, in denen das Gebräu nervöser Erkrankungen zubereitet wird: »Nicht weit von dort liegt der behütete Garten, in dem wie unbekannte Blumen die verschiedenen Arten des Schlafes wachsen, die ganz anders sind, je nachdem sie aus dem Stechapfel, aus indischem Hanf oder den verschiedenartigen Ätherextrakten hervorgehen, ob es sich um einen Belladonnaschlaf oder einen durch Opium oder Baldrian erzeugten handelt, Blumen, die geschlossen bleiben bis zu dem Tag, da der auserwählte Unbekannte sie berührt, zum Aufblühen bringt und auf lange Stunden hin die Düfte ihrer besonderen Träume in einem staunenden und bestürzten Wesen aufsteigen läßt.«

Ein solches Wesen ist der vom Erzähler des Romans schon lange Zeit bewunderte Schriftsteller Bergotte. Bereits Monate bevor diesen beim Besuch einer Ausstellung zur holländischen Malerei vor Vermeers *Ansicht von Delft* ein Schlaganfall ereilt, wird er von Schlaflosigkeit geplagt. Berühmt geworden ist er durch seine letzten Worte über die kleine gelbe Mauerecke im Gemälde Vermeers, auf die sein Blick fällt und die sein Künstlerleben mit einem ästhetischen Selbstgericht enden lässt. Murmelnd nimmt er die kleine gelbe Mauerecke mit in den Tod. Der bewunderte Schriftsteller ist eine zeittypische Figur der Selbstintoxikation durch die neuesten Produkte der pharmazeutischen Industrie: »Bergotte erprobte sie alle. Einzelne von ihnen gehören einer anderen Familie an als die, an die wir gewöhnt sind, wie zum Beispiel die Amyl- oder Äthylderivate. Man schluckt das neue Produkt, das ganz anders zusammengesetzt ist, in einer köstlichen Erwartung des Unbekannten. Das Herz schlägt wie bei einem ersten Stelldichein. Zu welchen noch unerlebten Arten des Schlafes, der Träume wird uns der Neuankömmling führen?«

Adrien Proust, überzeugt von der Überlegenheit der hygienischen gegenüber allen pharmazeutischen Therapien, hätte diese Vertrautheit mit einem gewissen Misstrauen beobachtet. Mit Wohlwollen hätte er hingegen die vom Vater des Erzählers in der *Recherche* gehegte Vorliebe für die Meteorologie registriert sowie seine Gewohnheit, prüfend auf das Barometer zu schauen, auch wenn dieser Vater kein Arzt ist, sondern Jurist im Außenministerium mit nicht ganz

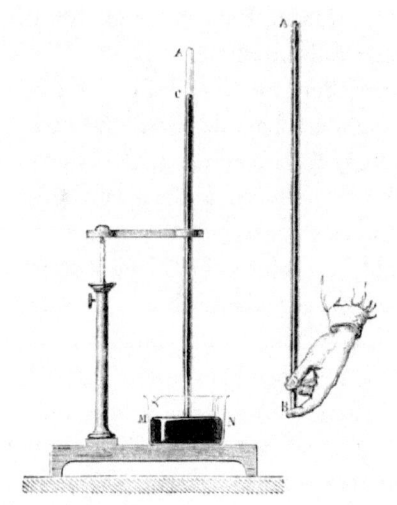

Fig. 26. — Baromètre, expérience de Torricelli montrant que la pression atmosphérique fait équilibre à une colonne de mercure MC de 0ᵐ,76, de hauteur en moyenne.

Eine Bildenzyklopädie medizinisch-hygienischer Instrumente steckt in den Schriften von Adrien Proust, hier das Barometer aus den *Eléments d'hygiène* (1883)

klaren Aufgaben. In den Schriften Adrien Prousts ist das Wetter sehr viel mehr als lediglich eine neutrale Hintergrundvoraussetzung der Gesundheitspolitik. Die Meteorologie gehört wie die Klimatologie zu den Nachbardisziplinen seiner Hygiene. Er sucht nach der »meteorologischen Formel« für das Klima der einzelnen Länder, begreift die Klimatologie als Schlüssel zum Verständnis der geografischen Verteilung der Krankheiten. Ihn interessiert nicht nur die Zusammensetzung der Luft, ihr Gehalt an organischen und anorganischen Substanzen und die Frischluft als prinzipielle Verbündete der Hygiene. Er verfolgt im Kapitel über die physischen Eigenschaften der Luft seines *Traité d'hygiène* auch den Luftdruck in der Ebene und an Höhenluftkurorten. Das Barometer ist ein Alltagsinstrument seiner Methode, seine Schriften versammeln Schaubilder zu Luftdruckmessungen in den europäischen Metropolen wie auch Abbildungen des Instruments.

Marcel Proust beginnt im September 1899 im Grand Hôtel von Évian einen Brief an seine Mutter mit einem Wetterbulletin: »Gestern, heute nacht und heute morgen Regen und kalt. Seit Mittag scheint die Sonne. Das Barometer steigt wieder.« Der Blick auf Thermometer und Barometer ist ihm nicht fremd, das Wetter häufig Anlass zur Sorge. Er sieht in ihm eine allgegenwärtige Risikoquelle. Der Erzähler seines Romans weiß, selbst wenn die Vorhänge noch geschlossen sind und er den Kopf noch der Wand zugekehrt hat, wie es um das Wetter steht. Die Straßengeräusche verraten es ihm, je nachdem, ob sie von Feuchtigkeit gedämpft zu ihm dringen »oder wie schwirrende Pfeile im hallenden, leeren Raum eines weiten, eisigen und klaren Morgens«. Wie die Medikamente entführt der Roman den Ärzten und Hygienikern auch das Barometer und fügt es in den Horizont der Weltwahrnehmung aus der Patientenperspektive ein. Im Hotel von Doncières hatte sich der Erzähler in der Nacht in ein »Bleimännchen« verwandelt, das beim Erwachen aus seinem schweren Schlaf seine Persönlichkeit wie einen verlorenen Gegenstand suchen muss. Dem Bleimännchen tritt das Barometermännchen als eines der suggestiven Objekte an die Seite, in denen sich die Selbstwahrnehmung desjenigen objektiviert, der Gefährdungen seines Schlafes befürchten musste. Es entstammt den frühesten Schichten des Romans und gehört zum Inventar schon der Kindheit in Combray. Dort taucht es auf, wenn bei den Ausflügen der Familie der Regen zu fallen beginnt, »den uns der kleine Kapuzenmann im Schaufenster des Optikers schon vorausgesagt hatte«. Seinen großen Auftritt hat das Barometermännchen, wenn der Erzähler im Band *Die Gefangene* über die Vielzahl von Personen nachdenkt, die sein Inneres bevölkern. Die Krankheit wird alle diese Bewohner seines Ich nach und nach zu Boden werfen. Zu ihnen zählt auch jenes kleine Männchen, »das der Optiker von Combray in seinem Schaufenster plaziert hatte, um das jeweilige Wetter anzuzeigen, und das seine Kapuze abzog, sobald die Sonne schien, sie aber wieder aufsetzte, wenn es Regen gab. Ich weiß nur zu gut, wie egoistisch dieses Männchen ist; ich kann an einem Erstickungsanfall leiden, den nur das Einsetzen von Regen beruhigen würde; ihm ist das völlig gleich: Bei den ersten ungeduldig erwarteten Tropfen verliert er seine Heiterkeit und zieht übellaunig die Kapuze über den Kopf. Andererseits glaube ich, daß das Barometermännchen in meiner Todesstunde, wenn alle anderen ›Ichs‹ nicht mehr am Leben sind, beim ersten Sonnenstrahl, während ich meine letzten Seufzer aushauche, sich äußerst munter fühlen, die Kapuze ablegen und ausrufen wird: Ah! Endlich wird es schön!« Im Barometermännchen nimmt das aus der Patientenperspektive wahrgenommene Wetter Gestalt an. Es lebt im Innern des Erzählers, als das Gegenüber des Messinstruments. Wenn Adrien Proust die übersteigerte Empfindlichkeit gewisser Kranker gegenüber Hitze und Kälte beschreibt, ihre Beeinflussbarkeit durch atmosphärische Veränderungen, durch Wind, Feuchtigkeit und stürmisches Wetter sowie ihre Neigung, sich auch bei großer Hitze in schwere Kleidung zu hüllen, dann fügt er hinzu, man könne von ihnen in der Tat sagen, sie seien »baromètres vivants«, lebendige Barometer.

# Die Masken der Neurasthenie

Im ersten Band der *Recherche* führen die Spaziergänge der Familie des Erzählers von Combray aus entweder in die Gegend von Méséglise-la-Vineuse oder in die von Guermantes. Das Gegenüber der beiden Wege gehört zur elementaren Topografie der Erinnerung, erst am Ende wird offenbar werden, wie sie sich zueinander verhalten. Die Gegend von Méséglise bietet, so sagt es der Vater des Erzählers, den schönsten Ausblick in die Ebene, die Gegend von Guermantes ist die ideale Flusslandschaft. Zum Reiz des Weges nach Guermantes gehört, dass er über weite Strecken am Ufer der Vivonne entlangführt. Der Fluss Loir musste den männlichen Namen, den er in Illiers trug, bei der Verwandlung in die Vivonne von Combray aufgeben. Die Seerosen aber, denen Adrien Proust in seiner Schulrede mit Bedauern vorhersagt, sie seien der Hygiene zu opfern, tauchen im Roman seines Sohnes im Flusslauf der Vivonne wieder auf. Der Erzähler beobachtet eine einzelne von ihnen, deren unglückliche Lage in der Strömung sie »wie eine mechanisch betriebene Fähre« unablässig zwischen den Ufern hin und her pendeln lässt. »Ich fand sie von einem Spaziergang zum anderen wieder vor, immer in gleicher Lage, so daß ich an gewisse Neurastheniker denken mußte – zu denen mein Großvater auch meine Tante Léonie rechnete –, die uns durch Jahre hindurch immer das gleiche Schauspiel ihrer bizarren Gewohnheiten gewähren, von denen sie stets annehmen, daß sie sie in kürzester Zeit wieder aufgeben werden, und die sie stets beibehalten; einmal vom Räderwerk ihres Mißbehagens und ihrer Schrullen erfaßt, machen sie unnütze Anstrengungen, um sie abzulegen, und sichern dadurch nur umso zuverlässiger das Funktionieren, das Auslösungssystem ihrer seltsamen, unausweichlichen und verderblichen Lebensweise.«

Die Gewohnheit ist im Kosmos der *Recherche* eine Großmacht. Mehrfach schildert der Erzähler ihre anästhesierende Wirkung. Wie mit Zauberhand entzieht sie die Alltagswelt der bewussten Wahrnehmung. Ein Türknauf, den die Hand Tag für Tag ergreift, verschwindet aus dem Gesichtsfeld des Erzählers und kehrt erst durch eine Unterbrechung der Gewohnheit aus der Unsichtbarkeit wieder zurück. Hotelzimmer halten Tücken bereit, ehe die Routinen sich in sie eingenistet haben. Hier, am Ufer der Vivonne, ist die Gewohnheit eine strenge Herrscherin und mit den Pathologien im Bunde. Herbeigerufen durch das Bild der gefesselten Seerose, tauchen die Neurastheniker im anonymen Plural auf. Man muss kein Arzt sein, um ihnen die Diagnose stellen zu können. Generationenübergreifend demonstrieren der Großvater und der noch junge Erzähler, dass die Neurasthenie im späten 19. Jahrhundert in den allgemeinen Sprachgebrauch eingewandert ist. Den Begriff hatte der amerikanische Neurologe George M. Beard geprägt, zunächst 1869 in einer Fachzeitschrift, dann um 1880 in mehreren Buchpublikationen: *A Practical Treatise on Nervous Exhaustion (Neurasthenia), its Symptoms, Nature, Sequences, Treatment* sowie *The Symptoms of Sexual Exhaustion (Sexual Neurasthenia)* und *American Nervousness*. Neologismen können diskursive Energien bündeln, anreichern, dynamisieren. Der internationale Erfolg der »Neurasthenie« ist dafür ein schlagendes Beispiel. Der Begriff klang klinischer, wissenschaftlicher als die deutsche Nervosität oder der französische *Nervosisme*. Er rückte eine Vielzahl von Symptomen, darunter Verdauungsstörungen und Appetitlosigkeit, plötzliche Kopfschmerzattacken, Schlaflosigkeit und allgemeines Unwohlsein, die Spinalirritation, also Reizung des Rückenmarks, die Hysterie, Hypochondrie und eine Fülle von Angstzuständen in eine vereinheitlichende Zentralperspektive. Die Neurasthenie konnte jedes Organ befallen, jede Körperfunktion beeinträchtigen, sie war die Hintergrundakteurin aller Symptome, die sich keiner organischen Ursache klar zuordnen ließen.

Die Nervenkrankheit und das Adjektiv »nervös« hatte schon Flaubert in sein nachgelassenes *Wörterbuch der Gemeinplätze* aufgenommen und gespottet: »Das ist nervös bedingt!« – Muß man immer sagen, wenn man keine Erklärung für eine Krankheit hat. – Und der Zuhörer ist zufriedengestellt.« Mit der Neurasthenie war eine neue Stufe der diskursiven Universalisierung der Nerven erreicht, über deren Reizbarkeit und Schwächen (»Asthenie«) schon die Ärzte des 18. Jahrhunderts debattiert hatten. Es war nicht verwunderlich, dass in der Neuropathologie des späten 19. Jahrhunderts die amorphe Struktur der Neurasthenie zum Manko werden konnte. Sigmund Freud entwickelte seine eigene Neurosenlehre, indem er die Angstneurosen aus dem kumulativen Komplex der Beard'schen Neurasthenie ausgliederte. Aber die Unschärfe medizinischer Begriffe ist dann kein Nachteil, wenn sie zu Projektionsflächen werden, in denen Gesellschaften sich selbst beobachten, über sich selbst räsonieren. Das hatte schon der Hypochondriediskurs des 18. Jahrhunderts gezeigt. Beard legte großen Wert darauf, den Begriff Neurasthenie geprägt und »das medicinische Central-Afrika – ein unerforschtes Land« entdeckt zu haben. Die Neurasthenie war aber gerade nicht ein ferner exotischer Kontinent, sondern die Neue Welt selbst. Sie suchte insbesondere die Bewohner eines Landes heim, in dem der technisch-industrielle Fortschritt Triumphe feierte. Ausdrücklich bezeichnete Beard die Neurasthenie als »amerikanische« Krankheit und sah durch sie die Pionierrolle seiner Nation bestätigt, die sich vom alten Europa löste und den Europäern der Gegenwart die Krankheit der Zukunft vor Augen führte.

In Beards Schriften und den internationalen Erfolg seiner Begriffsprägung ging die im Kern rousseauistische Gedankenfigur ein, der zufolge die Krankheiten Symptome und Gradmesser der Zivilisation sind. Zur zeitdiagnostischen Aufladung der Neurasthenie trug ihre enge Verknüpfung mit der fortschreitenden Elektrifizierung des Alltags bei. Beard war ein Pionier der Elektrotherapie und stand in Kontakt mit dem Erfinder Thomas A. Edison. Er hütete sich, Physiologie und Elektrizität kurzzuschließen. Doch wurden im allgemeinen Sprachgebrauch die Nervenbündel bald mit den elektrischen Leitungen assoziativ verknüpft, die Schienenstränge der rasch wachsenden Eisenbahnnetze mit den Nervenbahnen. Die Kunst- und Literaturkritik sprach von den »nervösen Linien« in Art Nouveau und Jugendstil, in den Romanen von Zola, Maupassant und den Brüdern Goncourt befördern das Großstadtleben, die Beschleunigung und die Elektrifizierung die Überreizung und Schwächung der Nerven. Die Neurasthenie wurde zur »Krankheit des Jahrhunderts«.

Als Adrien Proust gemeinsam mit seinem jüngeren Kollegen und Schüler Gilbert Ballet 1897 den Band *L'Hygiène du neurasthénique* publizierte, gab es bereits eine reichhaltige medizinische Literatur zum Thema. Proust und Ballet bescheinigten George M. Beard, er habe das große Verdienst, aus dem Chaos der althergebrachten Nervosität die Neurasthenie als Krankheit ohne feste Rückbindung an organische Verletzungen herausgelöst zu haben. Damit verwenden sie exakt die Formulierung, mit der Jean-Martin Charcot im Vorwort zum Buch seines Schülers Fernand Levillain *La Neurasthenie. Maladie de Beard* (1891) den Beitrag des US-Amerikaners zur modernen Neuropathologie gewürdigt hatte. Sie zitieren neben Beard und Charcot zahlreiche deutsche und französische Autoren, vor allem aber grenzen sie sich, obwohl auch sie von der »Krankheit des Jahrhunderts« sprechen, von einflussreichen zeitdiagnostischen Deutungen der Neurasthenie ab. Weder sei sie im Sinne Beards eine »amerikanische« junge Krankheit, ein unvermeidlicher Tribut an den technischen und sozialen Fortschritt, noch ein Symptom der Degeneration und Schwäche, wie in Europa oft behauptet. Sie habe immer schon unerkannt existiert, sei von den Ärzten der Vergangenheit in ihren Einzelelementen als pathologisches Phänomen beschrieben, aber noch nicht begrifflich fixiert worden. Ja, sagen Adrien Proust und sein Kollege, sie ist im 19. Jahrhundert aufgeblüht, ihr Kern ist die aus Erschöpfung und Überlastung hervorgehende dauerhafte Schädigung des Nervensystems. Aber weder der zivilisatorische Fortschritt überhaupt ist dafür verantwortlich noch die Intellektualisierung des modernen Lebens. Intensive geistige Anstrengungen werden mit kurzfristiger Erschöpfung bezahlt, lassen aber in aller Regel eine rasche Erholung zu.

Die wichtigste Quelle der Neurasthenie, aus der die zerebrale Überlastung hervorgeht, sind vielmehr die Lebensumstände, unter denen die Geisteskräfte verausgabt werden. Kinder und Jugendliche in den Erziehungsanstalten gilt es durch bessere Lernbedingungen zu einem gesünderen Leben zu führen. Bei den Erwachsenen stehen die Sorgen und Ängste des Berufslebens im Zentrum der Aufmerksamkeit. Nicht die geistige Anstrengung als solche zerrüttet sie, sondern die Angst vor dem Scheitern in einer Prüfung, in einem Bewerbungsverfahren oder in einer anderen Konkurrenzsituation.

Wie ihre Kollegen in der Salpêtrière stellen Adrien Proust und Gilbert Ballet die »hérédité«, die Erbanlage, als Krankheitsquelle in Rechnung. Wie George Beard empfehlen sie die Instrumente der Elektrotherapie und erörtern die Hydrotherapie in allen ihren Varianten. Aber im Kern ist ihr Buch ein Brückenschlag von der Hygiene zur Soziologie der Nervosität. Die Klassenschranken, die früher nur in wenigen Ausnahmefällen überwindbar waren, sind in jüngerer Zeit für eine große Zahl von Individuen durchlässig geworden. Die Konkurrenz zwischen den Aufsteigern ist gewachsen, die Beanspruchung der Geisteskräfte zu einem Massenphänomen avanciert, darum ist die Neurasthenie ein Phänomen der Mittelschichten und derjenigen, die es in die höheren Schichten geschafft haben. Sie ist ein Phänomen der »intellektuellen Kultur«, das in seiner Mehrzahl Männer betrifft. Die Statistik eines deutschen *Handbuchs der Neurasthenie* (1893) zur sozialen Verteilung der Krankheit kommt ihnen zu Hilfe. Darin stehen die Geschäftsleute und Industriellen an der Spitze, gefolgt von den Angestellten und mit einem gewissen Abstand von den Professoren, Studenten, Offizieren und Künstlern. Die Menschen, von denen die Romane des 19. Jahrhunderts erzählen, die Aufsteiger aus der Provinz, Leute wie Adrien Proust, die ihre Karriere der Energie ihrer Bildungsanstrengungen verdanken, sind die ersten Opfer der Neurasthenie.

Wichtigster Gewährsmann für die soziologischen Thesen der *Hygiène du neurasthénique* ist der englische Autodidakt, Philosoph und Evolutionstheoretiker Herbert Spencer. Spencer, Urheber der von Charles Darwin in die späteren Auflagen von *Über die Entstehung der Arten* übernommenen Formel »survival of the fittest« ist hinter Auguste Comte, Émile Durkheim und Max Weber nahezu verblasst. Er gehört aber wie sie zu den Gründungsfiguren der Soziologie und trug zur diskursiven Karriere der Wissenschaft schon bei, ehe sie zur akademischen Disziplin wurde. In dem Maß, in dem Arbeit und Geld zu höchsten Werten avancieren, so eine seiner Beobachtungen zum sozialen Leben in den Vereinigten Staaten, lösen Finanzdebakel Nervenkrisen aus, stehen die Akteure des Wirtschaftslebens unter ständiger Anspannung, führen Arbeitsexzesse zu Selbstmorden und langfristigen gesundheitlichen Schäden.

Adrien Proust und Gilbert Ballet übernehmen Spencers These, in den modernen industriellen Gesellschaften habe der Kämpfer, der sich in Schlachten auszeichnet, als Leitfigur ausgedient, an die Stelle des Krieges sei das Geschäftsleben getreten. Sie diagnostizieren das Erwerbsleben als Quelle der Neurasthenie, die von der chronischen Überlastung der Leistungsträger in der französischen Gesellschaft der Gegenwart profitiert. Der soziologisch informierte Blick tastet die Lebensalter und sozialen Sphären auf minimierbare Neurasthenierisiken hin ab. In der Kindheit wie im Greisenalter sind sie relativ gesehen am geringsten, in der Pubertät wird mit der erwachenden Sexualität die habituelle Onanie zur Gefahr. Sie muss, darin sind sich Adrien Proust und Gilbert Ballet mit dem Gros der Ärzte des 19. Jahrhunderts einig, als Quelle der Schwächung des Nervensystems bekämpft werden. Ein Weg ist die Minimierung sexueller Außenreize durch das Verbot von Theaterbesuchen und durch eine scharfe Grenzziehung zum Salonleben der Erwachsenen. In seiner Kindheit und Jugend wird der Erzähler der *Recherche* das Theaterverbot seines Vaters überwinden müssen.

Unter dem Titel *L'Éducation intellectuelle, morale et physique* (1879) war die Erziehungslehre Herbert Spencers auch in Frankreich erschienen. Sie ist für die Hygieniker Adrien Proust und Gilbert Ballet eine Bündnispartnerin. Die Erziehung ist ihr prophylaktisches Bollwerk sowohl gegen erbliche Vorbelastungen wie gegen die pathologischen Energien, die aus der Gesellschaft hervorgehen. Spencer seinerseits hatte in seinem Plädoyer für die Anpassung der Erziehung an die Gegebenheiten des industriellen Fortschritts der Hygiene einen hohen Stellenwert beigemessen und in sein Konzept einer Balance von geistiger und körperlicher Ertüchtigung einbezogen. Seine »moralité physique« wird zur Pflicht des französischen Citoyen. Sie ist eine robuste Moralität. Die Erziehung im Zeichen der Hygiene stellt keine Warntafeln vor geistigen Anstrengungen auf. Solcherlei Restriktionen könnten die Ausschöpfung der geistigen Ressourcen der Nation gefährden. Temporäre Überanstrengungen sind mit den Forderungen der Gesundheit vereinbar und so lange unvermeidlich, bis ein Gesellschaftszustand erreicht ist, der ein höheres Maß von Entspannung und Erholung erlaubt.

Zwar ist das wichtigste Terrain der Neurasthenie das Erwerbsleben der Erwachsenen, doch richten die Hygieniker ihren prüfenden Blick auch auf die extravaganten Freizeitformen. Adrien Proust, dessen Sohn Marcel in den Neunzigerjahren in den Salons von Paris verkehrte, findet in der »vie mondaine« die Volksweisheit bestätigt, niemand sei beschäftigter als diejenigen, die nichts tun. Die strengen, von der Eitelkeit diktierten Konventionen des mondänen Lebens, die ständige Sorge um die eigene Reputation, die unablässige Folge von Diners, Bällen und Abendeinladungen und vor allem die ausgedehnten Abendessen, das lange Wachbleiben sowie der Schlafmangel führen wie die Überlastungsgeneratoren der Arbeitswelt zur »asthénie nerveuse«. Die aus England importierte Mode der Spaziergänge in freier Luft und der sportlichen Aktivitäten bildet dazu ein allenfalls punktuelles Gegengewicht.

Adrien Prousts und Gilbert Ballets Arena der Neurasthenie umfasst ein weites Spektrum von Figuren. Etwa den von Jean-Martin Charcot beschriebenen »Mann mit den kleinen Zetteln«, der dem Arzt als Experte seiner eigenen Krankheit gegenübertritt und noch ihre kleinsten Symptome notiert hat. Oder die Opfer von Aufmerksamkeitsstörungen, die unfähig sind, klare Gedanken zu fassen, die ganze Seiten lesen, ohne zu begreifen, was da geschrieben stand, und in Gesellschaft plötzlich verstummen, weil ihnen entfällt, was sie sagen wollten. Hinzu kommen die Willensschwachen und Hypochonder mit ihren Ängsten vor einer Fülle schwacher oder gar nicht vorhandener Leiden. Sie treten den Kranken an die Seite, die von Schwindelattacken und einem Zittern etwa der Hände oder von Einschränkungen der Bewegungsfähigkeit heimgesucht werden. Doch ist bei ihnen der Körper eher Schauplatz und Bühne der Krankheit als ihre Ursache. Ausdrücklich schließen Proust und Ballet die organische Paralyse aus dem weiten Feld der Neurasthenie aus. Umso fließender sind bei ihnen wie in der Salpêtrière die Grenzen zwischen der Schwächung des neuromuskulären Systems und einer allein aus der Einbildung hervorgehenden Bewegungsunfähigkeit. »Wir haben beobachtet, dass gewisse neurasthenische Frauen, ohne in irgendeiner Weise an Paralyse zu leiden, glaubten, vollkommen unfähig zu sein, sich aufrecht zu halten oder zu gehen, schließlich ihr Bett nicht mehr verließen und sich auf diese Weise über Jahre hinweg zu einer bedauernswerten Immobilität verurteilten.« Hat der Großvater des Erzählers die *Hygiène du neurasthénique* gelesen, bevor er Tante Léonie, auf die diese Charakteristik gut passt, als Neurasthenikerin diagnostiziert?

Die Neurastheniker mit defektem Erinnerungsvermögen, aus deren bewusster Persönlichkeit ein Großteil ihrer Erlebnisse verschwunden ist, sind erfolglos auf der »Suche nach der verlorenen Erinnerung«. »La recherche du souvenir perdu«. Sind in den Schriften Adrien Prousts Motive der *Recherche* des Sohnes vorweggenommen? Was den Symptomkreis der Neurasthenie betrifft, gewiss. Doch wie beim Asthma verschiebt sich auch bei der Neurasthenie auf dem Weg von der Bibliothek des Vaters in den Roman der perspektivische Fixpunkt. An die Stelle der medizinischen Kasuistik der schreibenden Ärzte tritt das Porträt einer Gesellschaft, in der neben den Ärzten auch die Laien in ihrem Familien- oder Bekanntenkreis die Neurasthenie bei sich selbst oder anderen ausmachen und die Begriffe der Neuropathologie in ihre Alltagssprache integrieren, so wie spätere Generationen den »Freud'schen Versprecher«. Aus Stoßseufzern werden Selbstdiagnosen. Als Charles Swann beginnt, in die tieferen Leidensregionen seiner Eifersucht hinabzusteigen, wird er eines Nachts von einem unwillkürlichen Schluchzen heimgesucht:»Er wollte nicht einmal wissen, weshalb, er trocknete sich die Augen und sagte sich lachend dabei: So ist es recht, jetzt werde ich vollends neuropathisch.« Proust importiert nicht lediglich medizinisches Wissen in den Roman, er zeigt dieses Wissen in gesellschaftlicher Aktion. Die erzählerischen Register, die er dabei zieht, wurzeln in der Geschichte des Romans im 19. Jahrhundert. Nachdrücklicher, als er hat erkennen lassen wollen, ist Prousts Auseinandersetzung mit Gustave Flaubert in die *Recherche* eingegangen, nicht zuletzt in die Darstellung von medizinischem Wissen, Ärzten und Krankheiten. Flaubert, Sohn eines Chirurgen, hatte in seiner Prosa der Verknappung, des Fortlassens und Skelettierens die Erzählerposition geradezu demonstrativ mit der Aura des klinischen Blicks umgeben, seine Figuren und ihre Welt als Arzt, der selber immun ist, mit dem Stilett seines Stils seziert. Gegen die knappen Bulletins dieser »Chirurgen-Poetik« setzt Proust die ausufernden Konversationskaskaden, in denen halbverdautes medizinisches Wissen mitschwimmt. Immer wieder mobilisiert sein Erzähler die Patientenperspektive gegen die Autorität der Ärzte.

Proust war ein hingebungsvoller Leser der Romane von George Eliot. In *Middlemarch* konnte er studieren, wie sich Theorien erzählen lassen, etwa dort, wo der Mediziner Lydgate, eine der Hauptfiguren des Romans, während seines Studiums in Paris von den Forschungen Xavier Bichats nachhaltig geprägt wird. »Bichats Befunde, gegründet auf seine genaue Untersuchung der Gewebearten, wirkten sich notgedrungen auf medizinische Fragen aus, wie das Einschalten von Gaslicht sich auf eine düstere Straße mit Öllampen auswirken würde, indem sie neue Verbindungen und bisher unbekannte strukturelle Faktoren erhellten, die es beim Erwägen von Krankheitssymptomen und der Wirkung von Medikamenten zu berücksichtigen galt«. Proust hat ganz ähnlich die Modernisierung der Beleuchtung im 19. Jahrhundert als metaphorische Ressource genutzt. Bei ihm tritt das elektrische Licht an die Stelle des Gaslichts.

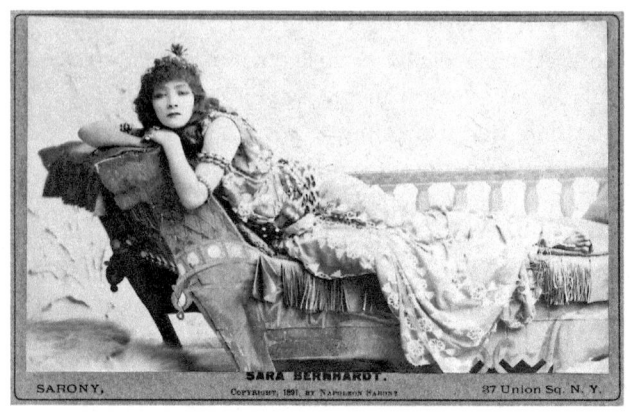

Vielgeliebt, vielbewundert, vielfotografiert und eine der Quellen für die Schauspielerin Berma in Marcel Prousts *Recherche*: Sarah Bernhardt

Im letzten Band der *Recherche* absolviert die alt gewordene Schauspielerin Berma einen ihrer letzten Auftritte, während ihre junge Konkurrentin Rachel gesellschaftliche Triumphe feiert. Die Berma, eine der großen Künstlerfiguren des Romanzyklus, hat schon den jungen Erzähler in ihren Bann gezogen und dem Theater besonderen Glanz verschafft. Nun, am Ende ihrer Laufbahn, kann sie todkrank nur deshalb noch einmal in ihrer Glanzrolle als Phädra auftreten, weil der Arzt ihrer Tochter, in die er insgeheim verliebt ist, einen Gefallen tun will. Es bleibt unklar, ob er im Wissen um ihre unheilbare Krankheit die Leiden der Schauspielerin abkürzen will oder tatsächlich glaubt, die Aufführung werde ihr guttun. Jedenfalls sieht er sich bestätigt, als er sie »auf der Bühne so ungewöhnlich lebendig fand, wie sie im Privatleben todgeweiht wirkte«. An dieser Stelle schaltet sich der Erzähler mit einer Zwischenbemerkung ein, die seiner Theorie der Gewohnheit entspringt und die vagen Vermutungen des anonymen Arztes blamiert. »Tatsächlich erlauben uns unsere Gewohnheiten in einem hohen Maße und erlauben sogar unseren Organen, sich einer Existenz anzupassen, die zunächst nicht möglich scheint. Wer hat nicht schon einen herzkranken alten Meister der Manege alle akrobatischen Tricks ausführen sehen, bei denen man angenommen hätte, daß sein Herz ihnen nicht eine Minute standhalten würde? Ebenso war die Berma von jeher an die Bühne gewöhnt, deren Anforderungen ihre Organe sich so vollkommen angepaßt hatten, daß sie dank der unauffälligen Vorsicht, die sie walten ließ, beim Publikum die Illusion einer guten Gesundheit erwecken konnte, die lediglich durch eine rein nervöse, eingebildete Krankheit gestört wird.«

Der Arzt und das Theaterpublikum verschmelzen zu einer Illusionsgemeinschaft. Die zeitgenössische Neigung, bei Schauspielerinnen Nervosität, Hysterie und Neurasthenie als Berufskrankheiten zu unterstellen, trägt dazu bei, dass auf der Bühne die tödliche Krankheit der Berma hinter der Maske der Neurasthenie verschwindet. Der Erzähler begnügt sich nicht damit, die automatische Assoziation von nervöser und eingebildeter Krankheit stillschweigend zu dementieren. Er lässt seine Leser in einer der markantesten physiognomischen Skizzen des Romans hinter die Bühnenmaske der Berma blicken, als sie in ihre Privaträume zurückgekehrt ist. Sie hat zu einem Fest in ihren Salon geladen, um dort eine Zugabe zu geben, aber es ist niemand gekommen. »Wie eine Saugpumpe« hat die Rezitation der Rachel bei der Fürstin von Guermantes selbst ihre treuesten Gewohnheitsgäste fortgezogen, was umso bitterer ist, weil in diesem Stadium des Romans längst Madame Verdurin den Titel der Fürstin von Guermantes führt. Wie die große Schauspielerin stirbt die Epoche, der sie entstammt. »Der Berma stand, wie das Volk sagt, der Tod ins Antlitz geschrieben. Diesmal sah sie allerdings wie eine Marmorstatue vom Erechtheion aus. Ihre verhärteten Arterien waren schon halb versteinert, man sah wie mit dem Meißel ausgehauene lange Bänder in mineralischer Strenge über ihre Wangen laufen. Die sterbenden Augen standen noch verhältnismäßig lebendig in der damit kontrastierenden furchtbaren Knochenmaske und glänzten schwach wie eine Schlange, die zwischen Felsen schläft.«

Der Tod im Gesicht der Berma dementiert die rasche assoziative Verknüpfung von nervöser und eingebildeter Krankheit. Aber nicht immer sind die Botschaften des Körpers so eindeutig. Davon lebt der Diskurs über Nervosität und Neurasthenie in den Kliniken wie in den Konversationen der Salons. In der großen Binnenerzählung vom Sterben der Großmutter des Erzählers – sie ist neben der Schilderung des physischen Verfalls, dem der Baron Charlus anheimfällt, die eindringlichste Darstellung einer Krankheit zum Tode in der *Recherche* – beschleunigt eine Neurastheniediagnose das Herannahen des Endes. Die Diagnose wird von Doktor du Boulbon formuliert, dem Spezialisten für nervöse Erkrankungen. Der noch junge Erzähler ruft ihn ans Bett der Großmutter, weil er den Ruf hat, »ein großer Arzt, ein außergewöhnlicher Mensch mit einem erfindungsreichen, tiefgründigen Geist« zu sein. Er ist eine fiktive Figur, repräsentiert aber das reale Zentrum der Neuropathologie in Paris, die Salpêtrière. Ausdrücklich erwähnt der Erzähler, dass ihm deren Chef Jean-Martin Charcot vorausgesagt hatte, »er würde beherrschend auf dem Gebiet der Neurologie und der Psychiatrie« sein.

Eben noch hat der Erzähler, der aus dem Abstand von Jahrzehnten auf den Tod seiner Großmutter zurückblickt, die Ärzte als Dolmetscher bezeichnet, die es uns erlauben, mit unserem Körper zu sprechen. Eben noch hat er auf die schädliche Wirkung des Salzes bei Nierenentzündungen hingewiesen, die Fernand Widal erst 1903 entdeckt hatte, und damit ein Wissen ins Spiel gebracht, das den Beteiligten der Szene noch nicht zur Verfügung steht, und damit einen Hinweis auf die Krankheit der Großmutter gegeben. Eben noch hat er mit der ihm eigenen Kunst, Requisiten und Instrumente des Alltags in Akteure des Romans zu verwandeln, das Fieberthermometer als »kleine vernunftlose Sibylle« auftreten und die Auskunft 38,3 Grad geben lassen. Doch kaum ist Doktor du Boulbon eingetreten, scheint die Sprache des Körpers nur noch Unwahrheiten zu verkünden. Den vom Erzähler eingestreuten Schlüsselsatz der Szene, dass »ein großer Teil ihres Wissens den Ärzten von ihren Kranken kommt«, kann er nicht hören. Sein Dialog mit der kranken Großmutter ist eine Kaskade von Dementis ihrer Selbstdiagnose. Sie habe Fieber? Im Moment kaum, und wenn schon, es werden ja auch Tuberkulosekranke mit 39 Grad ins Freie gelassen. Sie hat zu viel Eiweiß? Eine kleine Eiweißkrise hat jeder einmal, chronisch wird sie nur, wenn die Ärzte den Fehler machen, ihren Befund den Patienten mitzuteilen. Mustergültig erläutert Doktor du Boulbon den aktuellen Begriff der eingebildeten Krankheit, der voraussetzt, dass die Einbildungskraft in der Lage ist, reale Symptome nicht vorhandener Krankheiten hervorzubringen. »Auf ein Leiden, das die Ärzte mit Medikamenten heilen (jedenfalls soll so etwas schon vorgekommen sein), erzeugen sie zehn neue bei ganz gesunden Leuten, indem sie ihnen jenen pathogenen Wirkstoff einimpfen, der tausendmal virulenter als alle Mikroben ist, nämlich die Idee der Krankheit. (…) Wenn man ihnen sagt, ein geschlossenes Fenster in ihrem Rücken sei geöffnet, fangen sie schon zu niesen an; wenn man sie glauben macht, es sei Magnesia in ihrer Suppe, bekommen sie Koliken, und wenn man ihnen suggeriert, ihr Kaffee sei stärker als gewöhnlich, tun sie nachts kein Auge zu.«

Doktor du Boulbon agiert, als hätte er die *Hygiène du neurasthénique* von Adrien Proust und Gilbert Ballet gelesen. Darin sind die Wehrlosigkeit gegenüber der »dépression mentale« und die »suggestibilité«, die Empfänglichkeit für Suggestionen, ebenso reiche Quellen der Neurasthenie wie die Überlastung durch das Erwerbsleben. Dadurch wird der Arzt selbst zu einem Heilmittel, wie die Sanatoriumsaufenthalte, Klimaveränderungen, Hydro- und Elektrotherapien. Er macht sich die Beeinflussbarkeit der Patienten zunutze und stellt die pathologischen Energien durch ihre Umpolung in den Dienst der Gesundung. Für diesen Vorgang stellt die *Hygiène du neurasthénique* detaillierte Verhaltensregeln auf. Die erste ist, dass der Arzt mit dem Vertrauen des Patienten zugleich die uneingeschränkte Autorität über ihn gewinnen muss. Die zweite, dass er den oft umständlichen Symptomschilderungen geduldig zuhört und sich hütet, die Betroffenen zu eingebildeten Kranken zu erklären. Die dritte ist, dass er den Patienten darlegt, dass ihren Leiden keine organische Ursache zugrunde liegt und ihnen die Aussicht auf eine baldige Genesung eröffnet, wenn sie sich nur der Autorität des Spezialisten für Psychotherapie anvertrauen.

Um das Vertrauen der Großmutter zu gewinnen, spricht Doktor du Boulbon statt über die Auskünfte des Fieberthermometers über den Roman des Schriftstellers Bergotte, den sie gerade liest. Die Literatur hilft ihm, seine Autorität zu etablieren. Er kann die Botschaften des Körpers ignorieren, weil er wie Bergotte ein Mann des Wortes ist. In Kürze wird er sagen: »Die Symptome, die Sie aufweisen, werden vor meinem Wort zurückweichen.« Zunächst aber muss er sehr viele Worte machen und in seinen langen Monolog eine Anekdote aus einem Sanatorium für Nervenkranke einstreuen, damit die Kranke den ersten Schritt auf dem Weg zur Gesundung durch das Bewusstsein gehen kann, dass sie eine Neurasthenikerin ist. Statt diese Einsicht als bittere Medizin zu verabreichen, umzuckert Doktor du Boulbon seine Diagnose mit einer Theorie der Neurasthenie, die auf die alte Lehre einer Verbindung von Melancholie und Genie zurückgreift. »Sie gehören der großartigen und beklagenswerten Familie an, die das Salz der Erde ist. Alles, was wir an Großem kennen, ist von Nervösen geschaffen. Sie und keine anderen haben Religionen begründet und Meisterwerke hervorgebracht. Niemals wird die Welt genügend wissen, was sie ihnen verdankt, noch vor allem, was sie gelitten haben, um es ihr zu schenken. Wir genießen kunstvolle Musik, schöne Bilder, tausend erlesene Köstlichkeiten, doch wissen wir nicht, was sie ihre Schöpfer an Schlaflosigkeit, an Tränen, an krampfhaftem Lachen, an Nesselfieber, Asthma, Epilepsie gekostet haben, oder an Todesangst, die schlimmer als alles ist und die Sie vielleicht kennen, Madame.« Das Asthma und die Schlaflosigkeit haben zu der Lesart verführt, in diesem Loblied auf die Neurasthenie habe Proust sich selbst und die Entstehung seines Werks gespiegelt. Doch gehört Doktor du Boulbon unverkennbar zu den satirisch gezeichneten Arztfiguren der *Recherche*, zu den Wiedergängern aus der Komödienwelt Molières, der literarischen Stammheimat des Räsonierens über eingebildete Kranke und ihre Symptome. Er parodiert die Neuropathologie, indem er sie als Bagatellisierung des physischen Leidens praktiziert. Die Neurasthenie ruft er als die Schauspielerin unter den Krankheiten auf die Bühne, als Virtuosin des pathologischen Maskenspiels. »Nervenleiden machen die genialsten Pastiches. Es gibt keine Krankheit, die sie nicht zu kopieren verstehen. Sie ahmen täuschend den Blähungszustand der Dyspepsie, die Übelkeit der Schwangerschaft, die Arhythmie des kranken Herzens, das Fieber der Tuberkulose nach. Wie aber sollten sie, da sie sogar den Arzt irrezuführen vermögen, nicht den Kranken täuschen? Ach! glauben Sie nicht, ich nehme Ihre Leiden nicht ernst; ich dürfte mich nicht anheischig machen, Sie davon zu heilen, wenn ich sie nicht verstünde.«

Wäre die Großmutter ohne ihre Neurasthenie noch eine so hingebungsvolle, kongeniale Leserin der Romane Bergottes? Nein, sagt Monsieur du Boulbon. Sie braucht einen Arzt wie ihn selbst, einen Bergotte-Leser, der die Kranke durch Worte von ihren Symptomen befreit, ohne ihr die Zugehörigkeit zur ästhetisch reizvollen Welt der Neurastheniker zu nehmen. Der Monolog, mit dem der designierte Nachfolger des großen Charcot das Vertrauen der Kranken gewinnen will, mündet nicht von ungefähr in das Geständnis, er sei selbst »ein halbgeheilter Kranker«. Auch ich, heißt das, gehöre zum Salz der Erde.

Die Selbstnobilitierung des Arztes entbehrt nicht einer gewissen Ironie. Mancher Leser wird sich daran erinnern, wie Charles Swann im ersten Band der *Recherche* in einem Porträt Tintorettos »das Vordringen der ersten Backenbarthaare in die füllige Wange, dann die gequetschte Nase, den durchdringenden Blick, die verschwollenen Lider des Doktors du Boulbon« wiedererkannt hat.

Niemand stellt die Neurastheniediagnose des Doktor du Boulbon in Frage, weder die Kranke selbst noch der junge Erzähler, noch seine Mutter. Das Dementi übernimmt der mit dem Beginn des ärztlichen Monologs verstummte Körper der Großmutter. Beim Spaziergang an der frischen Luft auf den Champs-Élysées, den Doktor du Boulbon nachdrücklich empfohlen hat, erleidet sie jenen Schlaganfall, durch den ihr Krankenbett zum Sterbebett wird. Als Hauptvorbild für Doktor du Boulbon hat die Proust-Philologie Édouard Brissaud identifiziert. Marcel Proust selbst hat sie dazu animiert. Im September 1920 – der erste Band von *Die Welt der Guermantes*, in dem du Boulbon seinen großen Auftritt hat, war gerade erschienen – schreibt er an Lucien Daudet, der mit der Möglichkeit spielte, die *Recherche* als Schlüsselroman zu lesen: »Wenn Dir das Spaß macht, kann ich weitere Einzelheiten liefern. Schließlich steckt in Boulbon ein wenig (ein ganz klein wenig) die Sorte Arzt à la Brissaud.«

Zur Kompagnie der Ärzte, die ans Sterbebett der Großmutter gerufen werden, gehört der vielbeschäftigte Doktor E., den das Knopfloch für den Orden, den er am Abend beim Empfang des Handelsministers tragen will, sehr viel mehr beunruhigt als der Zustand der Patientin. Während er die Großmutter mit literarischen Scherzen unterhält, teilt er dem Neffen knapp die zutreffende Diagnose mit, sie sei verloren, handele es sich bei ihr doch »um einen Schlaganfall, der auf eine Urämie zurückgeht«, und überantwortet sie seinem Kollegen Doktor Cottard. Als lebender Beweis dafür, dass die moderne Hygiene selbst bei den Ärzten noch nicht Fuß gefasst hat, infiziert der zusätzlich zu Rat gezogene Hals-Nasen-Ohren-»Spezialist X« durch sein nicht desinfiziertes Besteck die gesamte Familie mit einem Katarrh. Ganz am Ende, nach einem vom Erzähler exakt beschriebenen Krankheitsverlauf, hat auf Vermittlung des Herzogs von Guermantes Doktor Dieulafoy seinen Auftritt. Der Chirurg und Pathologe zählt zu den wenigen historischen Ärzten, die in Prousts Roman unter ihrem Klarnamen auftauchen. Georges Dieulafoy gehörte der Generation von Adrien Proust an, im Tagebuch Edmond de Goncourts gibt es einige Anekdoten über ihn. Er starb 1911, zwei Jahre vor Erscheinen des ersten Bandes. Seinen Auftritt verdankt er dem Reiz seines Namens, in dem das Hôtel-Dieu, die wichtigste Klinik in Paris, ebenso mitschwingt wie das Gottvertrauen. Er klingt erfunden, ohne es zu sein.

Dieulafoy hat den Totenschein der Großmutter auszustellen. »Schon sein Name wies auf die Würde hin, mit der er seines Amtes waltete, und wenn die Dienerin ankündigte: ›Monsieur Dieulafoy‹, glaubte man sich in einem Stück von Molière.«

Zu Prousts Ärztekomödie am Sterbebett der Großmutter gehört der Schatten der längst verstorbenen Tante Léonie. Sie ist keine gute Referenz für Mediziner wie du Boulbon. Diagnosen prallen an ihr ab, noch nach ihrem Tod bleibt der Grund ihrer Krankheit unaufgeklärt. Seit sie im ersten Band des Romans am Ufer der Vivonne ins Bild der gefesselten Seerose gebannt wurde, steht sie an der Seite der Unglücklichen in der Hölle Dantes, für die es keine Hoffnung gibt und deren Qualen dem strengen Gesetz der ewigen Wiederkehr des Gleichen folgen. Mit diesem Vergleich hat der Erzähler sie der Zuständigkeit der Ärzte entzogen.

Der Erzähler der *Recherche*, im Bunde mit dem Patientenwissen und der Binnensicht der Krankheiten, hat sehr viel übrig für die nüchterne Sprache der Fieberthermometer oder des Barometermännchens und sehr wenig für Doktor du Boulbons Nobilitierung der Neurasthenie als Symptom von Kunstsinn oder gar sicheres Zeichen der Berufung zum Schaffen von Kunst. Krankheit gleich Leiden, von dieser elementaren Gleichung rückt er nicht ab. In die Diagnosen der Ärzte setzt er ebenso wenig Vertrauen wie in die Versprechungen der Hygieniker. Wie Tante Léonie, die gefesselte Seerose, verwandelt er das Wissen der Ärzte in Literatur. Beim Spaziergang in seiner Kindheit ist der Erzähler auf den von einem Anrainer des Flusses angelegten künstlichen Seerosengarten gestoßen. Nun beschreibt er dessen Farbenspiele in einer Passage, die wie ein Gegenstück in Prosa zu den *Nymphéas* von Claude Monet wirkt. »Hier und da rötete sich erdbeerengleich auf der Oberfläche eine Seerosenblüte mit scharlachrotem Herzen und weißer Umrandung. Dann kamen andere Blüten, dichter beieinander, die bleicher, weniger glatt, körniger, faltiger und vom Zufall in so anmutigen Gewinden angeordnet waren, daß man gelöste Moosrosengirlanden im melancholischen Zerflattern nach einer Fête galante glaubte dahinschwimmen zu sehen.« An die Neurastheniediagnose ist Tante Léonie nicht gefesselt. Sie ist eine Verwandte der Seerosen in diesem künstlichen Garten.

# Die Cholera, der Orient und die Dritte Republik

## Dr. Prousts große Reise an die russisch-persische Grenze

Als Adrien Proust am 26. November 1903 starb, brachte *Le Figaro* auf der ersten Seite einen ausführlichen Nachruf. Darin wurden alle seine Ämter und Ehrungen aufgelistet, die Stationen seiner Karriere nachgezeichnet, seine letzten Stunden geschildert: die Teilnahme an der Kommission zur Bekämpfung der Tuberkulose, die Krankenvisite im Hôtel-Dieu, schließlich die Leitung einer Prüfung an der medizinischen Fakultät, während der ihn der Schlaganfall ereilte, an dem er zwei Tage später starb, ohne noch einmal zu Bewusstsein gekommen zu sein. Der Nachruf stammte von Maurice de Fleury, Arzt und Journalist. Er unterzeichnete ihn mit dem Pseudonym, unter dem er seine medizinischen Kolumnen in der Gazette zu verfassen pflegte: »Horace Bianchon«. Der Name ist geborgt von der bedeutendsten Arztfigur in Balzacs *Comédie humaine*. Im Nachruf klang an, dass sein Autor den Verstorbenen persönlich gekannt hatte. Er schilderte seine Stimme und sein Auftreten, erwähnte die beiden hinterlassenen Söhne. De Fleury hob hervor, der »herausragende Mediziner« sei nach Anfängen auf dem Feld des Nervensystems zum »Schöpfer der internationalen Hygiene« geworden. Auch die Nachrufe im Ausland würdigten vor allem den Teilnehmer an den internationalen Gesundheitskonferenzen.

Öffentliche Trauerfeierlichkeiten für hohe Beamte gehörten zu den säkularen Ritualen der Dritten Republik. Adrien Proust erhielt am Samstag, dem 28. November 1903, ein Begräbnis mit militärischen Ehren, ausgeführt vom fünften Infanterieregiment und seiner Kapelle. *Le Figaro* berichtete ausführlich über die Trauerfeier in der Kirche Saint-Philippe-du-Roule und die Grablegung auf dem Père Lachaise. Im letzten Band der *Recherche* seines Sohnes hat das Begräbnis ein fernes Echo gefunden: »Wenn im Sterbezimmer die Angestellten des Beerdigungsinstituts gerade dabei sind, die Bahre aufzuheben, und der Sohn eines Mannes, der dem Vaterland Dienste erwiesen hat, den letzten vorbeidefilierenden Freunden die Hand reicht, wenn dann plötzlich unter dem Fenster Militärmusik ertönt, empört er sich, da er an einen schlechten Streich glaubt, durch den man seinen Kummer verhöhnt. Doch er, der bis dahin völlig beherrscht geblieben war, kann seine Tränen nicht zurückhalten; denn er hat plötzlich begriffen, daß das, was er hört, die Kapelle eines Regimentes ist, das seinem Beileid Ausdruck zu geben und der sterblichen Hülle des Vaters die letzte Ehre zu erweisen wünscht.«

Der Karriereweg, den die Nachrufe Adrien Proust bescheinigten, beruhte auf seiner frühen Bekanntschaft mit der Infrastruktur der Cholerabekämpfung. Zum ersten Mal hatte die Cholera 1817 ihre angestammten Gebiete in Indien verlassen und war bis nach China und Indonesien vorgedrungen. Die zweite Welle kam um 1830 und erreichte über Russland ganz Westeuropa und Nordamerika, durch das gesamte 19. Jahrhundert trat sie fortan periodisch in Europa auf. Sie war keine Wiedergängerin aus dem Mittelalter wie die Pest, so wie das Coronavirus im Jahr 2019 trat sie als Newcomerin unter den Seuchen auf. Ihr Verlauf ging einher mit heftigem Durchfall, Erbrechen und Bauchkrämpfen, wobei keinerlei Behandlungs- oder gar Heilungsmethoden bekannt waren, häufig führte sie binnen kurzer Zeit zum Tod.

Rasch fand die Seuche Einzug in die Bildmedien und wurde zum Nachrichtenstoff für die Presse. Sie begleitete den Aufstieg der modernen Massenmedien und der experimentellen Medizin, wurde zum Katalysator der Mikrobiologie und Bakteriologie, und als pandemische Bedrohung in einer Epoche des imperialen Kampfes der Nationalstaaten um Kolonien und globalen Einfluss entwickelte sie sich zur internationalen Herausforderung der Administrationen und politischen Akteure. Die Cholera war mit der Dynamik der Globalisierung im 19. Jahrhundert aufs Engste verbunden, sie fand auch deshalb von Indien nach Europa, weil Großbritannien seine Präsenz auf dem indischen Subkontinent ausbaute. Als schwarzer Schatten begleitete sie im gesamten 19. Jahrhundert die rapide Industrialisierung und die Expansion des europäischen Kolonialismus.

Die »Vereinigung des Globus durch Krankheit«, von der Emmanuel Le Roy Ladurie im Blick auf die Frühe Neuzeit gesprochen hat, führte im Zuge der rasch aufeinanderfolgenden Choleraepidemien zur Entstehung einer internationalen Gesundheitsdiplomatie. Sie wurde vor allem von Frankreich vorangetrieben. Als in Paris im Juli 1851 die erste Internationale Sanitätskonferenz eröffnet wurde, an der elf europäische Staaten und das Osmanische Reich teilnahmen, fand nahezu zeitgleich die erste Weltausstellung in London statt. Das war ein Zufall, der aber schon den Zeitgenossen als bedeutsam erschien. In den Eröffnungsansprachen wurde ein neues Zeitalter der industriellen und politischen Kooperation beschworen, doch nachhaltiger als die universalistische Rhetorik prägten die Interessenkonflikte die Konferenzverläufe.

Der junge Adrien Proust hatte sich gegen die Eröffnung einer Privatpraxis entschieden und auf eine Karriere in den Krankenhäusern und an der Universität gesetzt. Er wurde im Hôpital de la Charité, der ersten Station seiner Karriere als Klinikarzt, rasch in der Cholerabekämpfung eingesetzt, als die Seuche 1865 und 1866 in Paris in zwei Schüben ausbrach. Seine Dissertation über »Die verschiedenen Formen der Gehirnerweichung« stellte er während des Abflauens der Seuche im Frühjahr 1866 fertig. In der Charité wurde Antoine Sulpice Fauvel, der oberste Chef der Gesundheitsbehörden des Second Empire, auf ihn aufmerksam. Er schlug Adrien Proust dem Ministerium für Landwirtschaft und Handel vor, als im Sommer 1869 ein Mediziner gesucht wurde, der die Ausbreitungswege der Cholera in Russland und Persien erforschen sollte. Dass Adrien Proust zu diesem Zeitpunkt noch Junggeselle war, mag seine Berufung begünstigt haben. Die Idee zu dieser »Mission sanitaire«, die vom Außenministerium unterstützt wurde, ging auf die dritte Internationale Sanitätskonferenz zurück, die 1866 in Konstantinopel stattfand. Das war ein Zeichen. Anders als ihr Titel suggerierte, waren die internationalen Gesundheitskonferenzen eurozentrisch strukturiert. Der Tagungsort signalisierte, dass die Westeuropäer die Cholera nicht erst auf ihrem Territorium, sondern schon an den Außengrenzen bekämpfen wollten und dafür Staaten wie das Osmanische Reich in die Pflicht nahmen. Unmittelbarer Anlass der Konferenz war, dass 1865 die Cholera erstmals auf dem Seeweg über das Mittelmeer von Ägypten aus nach Frankreich gelangt war.

Antoine Fauvels *Le Choléra, étiologie et prophylaxie* (1868), ein voluminöser Bericht über die Konferenz von Konstantinopel, an der er als französischer Delegierter teilgenommen hatte, dokumentierte das auf einer mehrfarbigen Karte im Anhang. Sein Schützling Adrien Proust verfolgte den Landweg der Cholera und überprüfte, ob aus westeuropäischer Perspektive die bei der Konferenz für das russisch-persische Grenzgebiet beschlossenen Maßnahmen von den zuständigen Regierungen angemessen umgesetzt worden waren.

Der Zusammenhang zwischen Choleraausbreitung und Industrialisierung der Transporttechnologien war schon den Zeitgenossen bewusst. Sechs Jahre bevor Jules Verne den Helden seines Romans *In achtzig Tagen um die Welt* zur Symbolfigur der Beschleunigung machte, hielt das Protokoll der Gesundheitskonferenz von Konstantinopel fest: »Wie der Mensch profitiert die asiatische Cholera von den modernen Entdeckungen, das macht ihre Raubzüge sehr viel einfacher als noch vor fünfzig Jahren, und sie breitet sich nun über große Räume hinweg mit der Geschwindigkeit von Dampfschiffen und Eisenbahnen aus.«

Adrien Proust brach im August 1869 als Abgesandter des Second Empire unter Napoleon III. zu seiner Mission auf. Nicht lange zuvor hatte Frankreich die Pariser Weltausstellung 1867 als Panorama

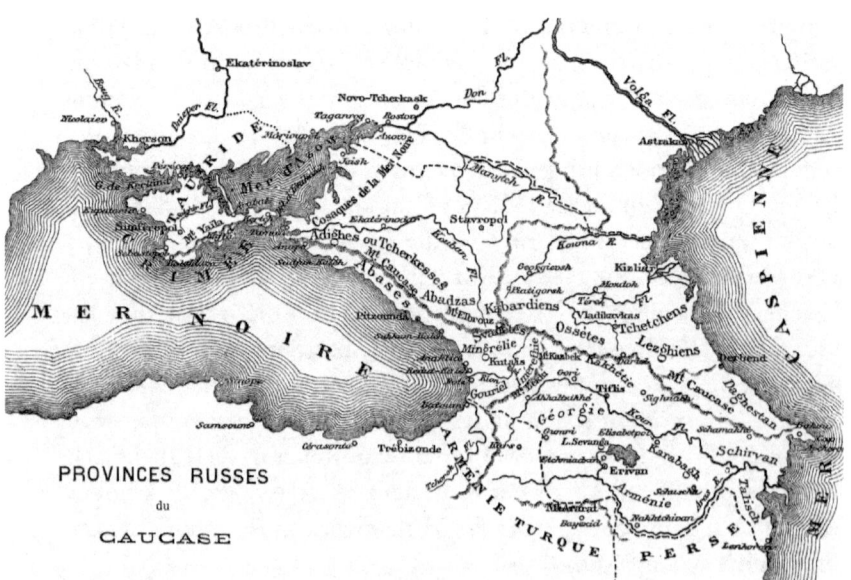

Hier erforschte Adrien Proust die Ausbreitungswege der Cholera zu Lande nach Europa seit 1830/31: das russisch-persische Grenzgebiet

der Zivilisationen inszeniert und zugleich zur Selbstdarstellung der »Hauptstadt des 19. Jahrhunderts« genutzt. Adrien Proust fuhr mit der Eisenbahn über Köln, Berlin, Warschau und Wilna nach Sankt Petersburg. Für die Weiterreise Richtung Süden über Moskau nutzte er das russische Eisenbahnnetz bis Nischni Nowgorod. Die 1500 Kilometer lange Strecke von dort bis nach Astrachan legte er mit dem Dampfschiff auf der Wolga zurück.

Sein *Rapport sur une Mission sanitaire en Russie et en Perse* ist ein Musterbeispiel des amtlichen Reiseprotokolls, weit entfernt von den literarisch ambitionierten großen Reiseberichten der Naturforscher und Entdecker des späten 18. und frühen 19. Jahrhunderts. Kein Wort über die Attraktionen von Sankt Petersburg. Die berühmte Metropole ist nur als Sitz der russischen Regierung von Interesse. Adrien Prousts Blick folgt den Vorgaben der französischen Gesundheitspolitik. Er tastet die Landschaften und Städte auf ihre Gesundheitsrisiken hin ab, erfasst die Verwaltungsstrukturen, das Klima, erkundet die Infrastruktur, inspiziert Quarantänestationen. Astrachan, im Wolgadelta gelegen, ist das Tor zum Kaspischen Meer. Wie jede Hafenstadt findet sie die besondere Aufmerksamkeit des Hygienikers. Er notiert, die alten Quarantänestationen aus Pestzeiten seien verlassen, die neuen über das Projektstadium noch nicht hinausgekommen. Über das Kaspische Meer reist er nach Baku, das zum Generalgouvernement Tiflis gehört.

Adrien Proust folgt dem Grundsatz, dass die internationale Hygiene wie die Cholera selbst grenzüberschreitend agieren muss. Die Epidemie ist für ihn, was das heranrückende feindliche Heer für einen General ist. Er muss ihr den Weg abschneiden, sein Ziel ist die »Verteidigung des Raums«. Dazu bedarf es genauer Kenntnis der Geografie und der Bewegung der Menschen in ihr. Er erwirbt sie sich in der Nahsicht, nimmt auch die Bewegungen der Schmuggler und Nomaden in seine medizinische Kartografie auf. Moderne Verkehrsmittel stehen ihm auf dem Weg nach Teheran nicht zur Verfügung. Er reist nun zu Pferde, sieht Karawanen und grasende Kamele mit den Augen des Hygienikers, nicht der Orientmalerei. Persien ist aus französischer Sicht das entscheidende Durchgangsland der Cholera auf dem Landweg von Indien nach Europa. Wenn es nicht gelingt, die Ausbreitung der Seuche schon in Indien zu verhindern, muss sie spätestens am Südufer des Kaspischen Meeres gestoppt

werden. Über Astrachan war sie 1830/31 zum ersten Mal nach Westeuropa gelangt.

In Teheran tritt Adrien Proust als Repräsentant der »internationalen Hygiene« auf, wird aber von der persischen Administration als
Franzose behandelt und mit der Forderung konfrontiert, sich nicht
in die inneren Angelegenheiten des Landes einzumischen. Doch er
findet einen Verhandlungspartner, der mit der europäischen Medizin
vertraut ist. Der Arzt Joseph Desiré Tholozan, auf Mauritius geboren, hat am Militärkrankenhaus Val-de-Grâce in Paris die Cholera
bekämpft, seit gut zehn Jahren steht er im Dienst des Schahs, für den
er die Stadtsanierung in Teheran vorangetrieben, Wasserleitungen
und Wohngebäude modernisiert und Hygieneregeln für die Fried-
höfe eingeführt hat. Mit dem Außenminister und Tholozan debattiert Adrien Proust über die Cholerabekämpfung, er wird sogar vom
Schah selbst empfangen. Die Teppiche, die er von ihm als Geschenk
erhält, gehen in das Interieur der Wohnung ein, in der Marcel Proust
aufwächst, und begleiten die Familie bei allen Umzügen. Von Tholozan unterstützt, erhält Adrien Proust die schriftliche Zusicherung,
alle Maßnahmen, die Frankreich vorgeschlagen habe, würden ver-
wirklicht. Er zitiert das Schreiben wörtlich und warnt zugleich davor,
es ernst zu nehmen: »Das hieße die Gebräuche der Völker des Orients verkennen.«

Mit einem Teilerfolg kehrt er nach Baku zurück, durchquert die
Kaukasusregion in Richtung Schwarzes Meer, erhält in Tiflis Ein-

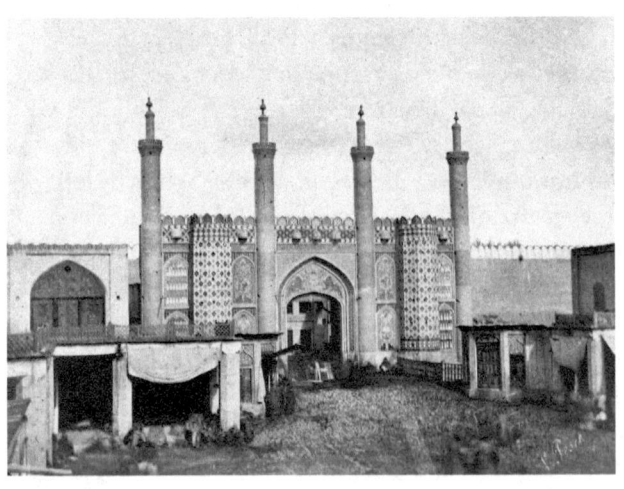

Reiseziel Adrien
Prousts im Jahr 1869,
um mit der persischen
Regierung über
Seuchenprävention zu
beraten: Teheran auf
einer zeitgenössischen
Fotografie

blick in die Krankenakten des kaukasischen Generalgouvernements. Das ist es, wonach er sucht, eine regionale Kasuistik der Cholera. Sie erlaubt ihm die Bestätigung der auf der Konferenz von Konstantinopel formulierten Einsichten. Wer die Ausbreitungswege der Cholera erforscht, stößt auf die schiffbaren Flüsse, die hoch frequentierten Reiserouten zu Lande, auf Menschenmassen in Bewegung. Adrien Prousts Faustformel lautet: »Ihr Vormarsch war und wird umso schneller sein, je schneller die Transport- und Verbindungsmittel waren und in Zukunft sein werden.« In Batumi an der östlichen Schwarzmeerküste schifft er sich nach Istanbul ein und kehrt von dort über Athen, Messina und Neapel nach Frankreich zurück. Die letzte Etappe seiner Reise über das Mittelmeer führte von Livorno nach Marseille, wo die Erinnerungen an die Choleraepidemien der Jahre 1865/66 wie die an den großen Pestausbruch des Jahres 1720 noch lebendig sind.

Gut 14 000 Kilometer hat Adrien Proust auf seiner großen Reise nach Russland und Persien zurückgelegt. Für sein diplomatisches Geschick und seinen Rapport, den das Außenministerium in Kopie an den Großwesir des Osmanischen Reiches in Konstantinopel übermittelt, erhält er im August 1870 den kaiserlichen Orden der Ehrenlegion, unterzeichnet von der Kaiserin Eugénie, der Gattin von Napoleon III. Hinzu kommt die Ernennung zum Stellvertreter des Lehrstuhls für klinische Medizin am Hôpital de la Charité. Am 3. September 1870 beendet Adrien Proust sein Junggesellendasein und heiratet Jeanne Weil, die er zu Beginn des Jahres in ihrem Elternhaus kennengelernt hat. Über ältere Kollegen, Gustave Cabanellas und dessen Bruder, war er mit der Welt der Pariser Geschäftsleute in Berührung gekommen, so traf er auf Lazard Weil, Marcel Prousts »Onkel Louis«, und dessen Bruder Nathé.

Adrien Prousts Familiengründung fällt mit dem Ende des Second Empire zusammen, die Hochzeit findet einen Tag nach der verheerenden Niederlage in Sedan statt. Als sein Sohn im Sommer 1871 geboren wird, sind Paris und seine Vororte von der Belagerung, den Zerstörungen durch den Krieg und die Niederschlagung der Commune gezeichnet. Aber für ihn beginnt nun der große Aufschwung seiner Karriere. Der Rapport über seine große Reise war eine administrative Pflichtübung. Mit seinem *Essai sur l'hygiène internationale*

(1873) hat er seinen ersten großen Auftritt als Medizinschriftsteller. Kaum publiziert, wird er vom Institut de France ausgezeichnet. Herzstück sind die Kapitel über die Bekämpfung des Gelbfiebers, der Pest und der Cholera. Den Abschluss macht eine Karte über die Ausbreitungswege der Cholera zu Wasser und zu Lande. Adrien Proust denkt wie sein Mentor Antoine Fauvel. Solange der Krankheitskeim, die spezifische Ursache der Cholera, noch unbekannt ist, sind die Hygieniker am Zug. Sie sind die Pioniere der Epidemiologie und führen ihren Kampf, indem sie die klinische Beobachtung der Kranken auswerten, Statistiken der Todesfälle und ihrer Verteilung im Raum erstellen. Wenn sie die »moyens de communication« als Risikofaktoren ins Auge fassen, meinen sie die Straßen, Kanäle, Flüsse, die sich immer weiter verzweigenden Eisenbahnnetze. Für Adrien Proust ist Quarantänepolitik vor allem Raum- und Mobilitätskontrolle. Seine Bewerbungsschrift wird angenommen. Im Juli 1874 tritt er zum ersten Mal als französischer Delegierter bei einer internationalen Gesundheitskonferenz auf. Sie fand auf Initiative Österreich-Ungarns in Wien statt, wo im Vorjahr die Choleraepidemie den Beginn der Weltausstellung überschattet hatte. Auf der Konferenz macht Adrien Proust die grundlegende Erfahrung seiner internationalen Karriere: dass die Seuchenprävention der Hygieniker mit geopolitischen und ökonomischen Interessen kollidiert.

## Der Streit um die Ansteckung, die Suezkrisen und die Mekkapilger

Als Forschungsreisender in den russisch-persischen Grenzregionen trägt Adrien Proust seine Beobachtungen im Hinblick auf ein Deutungsraster zusammen, welches das wissenschaftliche Fundament seiner Mission sichern sollte. Nur wenn die Cholera sich als ansteckende Krankheit erwies und in der Lage war, große Entfernungen zu überwinden, erschien die Quarantänepolitik Frankreichs gerechtfertigt. Ebendiese Voraussetzung aber war strittig. Sie bildete den Gegenstand einer der großen medizinischen Kontroversen des 19. Jahrhunderts, die als Streit zwischen »Kontagionisten« und »Antikontagionisten« in die Wissenschaftsgeschichte eingegangen ist. Die

Kontagionisten sahen in der Ansteckung von Mensch zu Mensch den entscheidenden Faktor bei der Ausbreitung von Seuchen. Die Antikontagionisten rückten die jeweiligen lokalen Bedingungen in den Vordergrund, unter denen sich eine Epidemie entwickelt. Beide konnten sich auf lang zurückreichende Traditionen berufen, die Ansteckungstheoretiker auf die Vorschriften zur Isolierung von Leprakranken im Alten Testament, die Antikontagionisten auf das Corpus Hippocraticum, in dem faulige Ausdünstungen, die »Miasmen«, sich über die Luft verbreiten. In den Ansteckungslehren dringen die Krankheitsstoffe von außen in den menschlichen Körper ein. Indem sie die Körpergrenzen überwinden, sind sie in der Lage, mit den Menschen die Grenzen zu überwinden. In der »miasmatischen« Tradition hingegen gehen die Seuchen aus den Räumen hervor, in denen sie auftreten. Sie nähren sich von Ausdünstungen und Verunreinigungen, von organischer Zersetzung und Fäulnis, generell vom Schmutz. Was den Ansteckungstheoretikern die internationale Quarantänepolitik, ist den Antikontagionisten die nationale Hygiene, die Sanierung der Altstädte, die Reinigung von Luft und Wasser durch Kanalisation und Filteranlagen. Eine Stadt, eine Region, ein Land mit hohem Hygienestandard bietet den Krankheitserregern kaum Angriffsflächen.

In Adrien Prousts Schriften begegnen sich die Miasmen, das lokale Milieu und die mobilen Krankheitserreger. In seinem *Essai sur l'hygiène internationale* bezieht er Position als Kontagionist und stellt sich in die Tradition des italienischen Arztes Girolamo Fracastoro, der 1546 in seiner Abhandlung *De contagione* von »ansteckenden Keimen« gesprochen hatte. Das Verhältnis von Krankheitsstoff und lokaler Umgebung fasst er in ein Bild, dem er bis in seine letzten Bücher treu bleiben wird: »Die Ansteckung ist der Funken, die Umgebung (›le milieu‹) nur das Pulverfass, das auf diesen Funken wartet, um zu explodieren.« Dieses Bild rivalisiert mit dem Auslösungsmechanismus, den der deutsche Hygieniker Max von Pettenkofer vorgeschlagen hatte, einer der einflussreichsten Vertreter des Antikontagionismus. In seiner Seuchenformel kann der Cholerakeim x erst im Zusammenwirken mit einem aus den lokalen Bodenverhältnissen hervorgehenden Stoff y zur infektiösen Krankheitsursache z werden. Im Jahr 1874 nahm Pettenkofer wie Adrien Proust an der internationalen Gesundheitskonferenz in Wien teil. Adrien Proust hatte seine große Reise als Leser der Schriften Pettenkofers angetreten. Er war ein Kontagionist, der manche gegnerische Position für die nationale Hygiene gern übernahm. Er integrierte anders als Pettenkofer die von dem englischen Arzt John Snow erbrachten Belege für die Rolle verunreinigten Wassers bei der Ausbreitung der Cholera, war aber in Details zugleich offen für die »Bodentheorie« Pettenkofers. Zeitlebens wird Adrien Proust die Seuchen als primär von außen kommende Invasion abwehren. Immer weiter wird er das Konzept der generalstabsmäßigen Raumüberwachung ausbauen. Scharf unterscheidet er zwischen endemischen, lokal verwurzelten, und epidemischen Seuchen, die sich der Lokalbindung durch weitreichende Ansteckungsketten entziehen. Die »asiatische Cholera«, die er ebenso konsequent – und zu Recht – von den Durchfallerkrankungen der »heimischen Cholera« abgrenzt, soll schon durch ihren Namen als Importprodukt kenntlich sein. Sie ist nach Europa eingeschleppt worden, nie wurde sie von Europa selbst hervorgebracht. Am Beginn seiner internationalen Karriere spielte der Cholerabazillus noch keine Rolle, trotz des Umstands, dass der italienische Arzt Filippo Pacini, ein Pionier der bakteriologischen Mikroskopie, ihn bereits 1854 identifiziert hatte. Pacinis Entdeckung war folgenlos geblieben. Da Adrien Proust aber durch die Schule Louis Pasteurs gegangen ist, die Mikroorganismen als Agenten der Gärung und die Methoden der Hemmung von Fäulnisprozessen durch die Abtötung von Keimen kennt, erwartet er bei der Cholera die baldige Identifizierung des spezifischen Erregers. Seine internationale Mission beginnt am Vorabend des Durchbruchs der Bakteriologie, als die große Kontroverse noch nicht entschieden ist. Dass es darin um mehr als die medizinischen Sachverhalte ging, ist unübersehbar. Von der Fokussierung auf den Boden, das »Milieu«, das verunreinigte Wasser und generell den »Schmutz« war es nur ein Schritt zur Sozialmedizin und Sozialpolitik als moderner Antwort auf die schon seit der Antike bekannte Umweltabhängigkeit von Krankheiten. Konsequenz der Identifizierung erkrankter Individuen als Glieder von Ansteckungsketten wiederum waren Quarantänemaßnahmen, die massives staatliches Handeln und bürokratische Kontrolle verlangten. Der Medizinhistoriker Erwin H. Ackerknecht hat die politische Aufladung der Kontroverse auf eine pointierte Formel gebracht. Die Ansteckungstheorie fand Zuspruch bei autoritären oder konservativen Regimen des 19.

Jahrhunderts, die das Militärwesen und die demografische Entwicklung der Nation gegen drohende Epidemien mit den Instrumenten eines starken Staates verteidigten, auch wenn damit die Einschränkung von Handelsinteressen verbunden war. Den Antikontagionismus sah Ackerknecht im Bunde mit dem politischen Liberalismus, der staatliche Reglementierungen bekämpfte, wie mit dem ökonomischen Liberalismus der Kaufleute und Industriellen, die Quarantänemaßnahmen als Einschränkung der Warenzirkulation und des Personenverkehrs zu verhindern suchten. Die Grauzonen, Überlappungen, pragmatischen Kompromissbildungen mögen in Ackerknechts Szenario allzu sehr zurücktreten. Aber er beschreibt ein Konfliktmuster, das die europäische Seuchenpolitik nachhaltig prägte. Seit der ersten Internationalen Sanitätskonferenz des Jahres 1851 stand Frankreich für die Verzahnung von Ansteckungstheorie und staatlicher Quarantänepolitik, Großbritannien für das Zusammenspiel von Handelsinteressen und Antikontagianismus.

Adrien Proust wusste, dass er bei seiner internationalen Mission in diesem Spannungsfeld agierte. Sein Ziel war die Fortentwicklung der »cordons sanitaires«, die als starre, mechanische Abriegelungsmaßnahmen 1830/31 die Ausbreitung der Cholera in Westeuropa nicht hatten verhindern können, zu elastischen Quarantänemaßnahmen, die auf konkrete lokale Bedrohungsszenarien Rücksicht nehmen und die Telegrafie für effektive Kontrollmechanismen nutzen sollten. Er zeigte, wie Quarantänestationen gebaut werden müssen, welcher Art der Pässe es bedurfte, um den Gesundheitsstatus jeden Schiffes vom Ausgangshafen bis zum Endziel transparent zu machen, erläuterte die Koppelung von Quarantänedauer und Inkubationszeit. Als er im Herbst 1869 vom östlichen Mittelmeer aus die letzte Etappe seiner Heimreise nach Frankreich antrat, waren zahlreiche Schiffe in der entgegengesetzten Richtung unterwegs. Sie brachten Festgäste, darunter die Kaiserin Eugénie auf ihrer Yacht L'Aigle, zur Eröffnung des Suezkanals am 17. November 1869. Gastgeber war das ägyptische Königshaus, aber die Europäer, unter ihnen der Reiseveranstalter Thomas Cook, waren auf der Gästeliste in der Überzahl.

Der Suezkanal ließ das Rote Meer und den Indischen Ozean näher an Europa heranrücken. Der technische Fortschritt, der in den Festreden in einem Atemzug mit dem Zusammenrücken der Völker und der Verschwisterung von Europa und Asien beschworen wurde, potenzierte die Beschleunigungseffekte. Der Kanal, an einer Schnittstelle zwischen Europa, Afrika und Asien erbaut, veränderte die Hintergrundvoraussetzungen der Quarantänepolitik. Als neue Verkehrsverbindung zwischen Mittelmeer und Rotem Meer hatte er Auswirkungen auf das gesamte Raum-Zeit-Gefüge des Weltverkehrs, da die Verkürzung des Seewegs von London nach Bombay um fast die Hälfte mit der noch jungen Dampfschifffahrt und dem Ausbau der großen Eisenbahnverbindungen ins Landesinnere hinein gekoppelt war. Jules Verne ließ 1873 Phileas Fogg bei seiner Weltumrundung im süditalienischen Brindisi das Dampfschiff nach Bombay besteigen. Die Episode, in der sich der übereifrige Polizeiagent Fix an seine Fersen heftet, siedelte er am Suezkanal an.

Aus der Sicht des Hygienikers und Seuchenbekämpfers Adrien Proust waren Beschleunigung, Intensivierung und soziale Ausweitung von Mobilität ein Risiko. Mit der Erforschung der Landwege, auf denen die Cholera sich von Asien nach Europa ausbreitete, hatte er den Grundstein seiner Karriere gelegt. Nun wurde er zum unermüdlichen Anwalt der Verteidigung Europas gegen die Ausbreitung der Cholera auf dem Seeweg vom Indischen Ozean bis in den Mittelmeerraum.

Wie anfällig Frankreich vom Mittelmeer her war, hatte die Pest in Marseille im Jahr 1720 drastisch gezeigt. Auch die Choleraepidemie der Jahre 1865/66 war durch den Schiffsverkehr aus Ägypten nach Frankreich gelangt. Der Suezkanal wird zum perspektivischen Fixpunkt in Adrien Prousts Schriften zur Cholera wie in seinen Auftritten als Delegierter Frankreichs bei den internationalen Gesundheitskonferenzen. Anders als die öffentliche Hygiene im Innern der Dritten Republik stieß das Sanitärregime, das er für den Mittelmeerraum im Auge hatte, auf ernsthaften Widerstand. Die Delegationen jeder Nation bestanden aus Repräsentanten des politischen Apparats und medizinischen Experten der Seuchenbekämpfung. Eine Priorität der wissenschaftlichen Seite gab es schon deshalb nicht, weil deren Uneinigkeit vorausgesetzt werden konnte. Das protokollarische Regelwerk diente der Suspendierung der wissenschaftlichen Debatten, wenn es um den Abgleich der ökonomischen und politischen Interessen der teilnehmenden Nationen ging.

England und Frankreich agierten als Kolonialmächte. Der Suezkanal, ursprünglich von Napoleon III. als französisches Nationalprojekt vorangetrieben, war der britischen Regierung zunächst eher ein Dorn im Auge gewesen, sie hatte sogar die Aufstände der zwangsrekrutierten Arbeiter gegen die risikoreichen Arbeitsbedingungen unterstützt.

Im Zuge der technisch-organisatorischen Verbesserung der Kanaldurchfahrt und der finanziellen Konsolidierung der Trägergesellschaft übernahmen mehr und mehr die Briten die Kontrolle über den Kanal. 1875 erwarb die britische Regierung unter Disraeli die Aktienmehrheit der Compagnie universelle du canal maritime de Suez vom hoch verschuldeten Ägypten, dessen chronisches Haushaltsdefizit fortan der doppelten Kontrolle durch Frankreich und England unterstellt wurde. 1882 nahm Großbritannien einen lokalen Aufstand zum Anlass, Ägypten zu besetzen. Nach wie vor wurde das Land formell vom Osmanischen Reich regiert, faktisch war nun der britische Generalkonsul das Machtzentrum in Ägypten. Die britische Tonne wurde zur Maßeinheit für die Passage des Suezkanals, nahezu achtzig Prozent der Kanalpassagen entfielen auf britische Schiffe. Eine Wiederaufwertung des Mittelmeers innerhalb der globalen Raumordnung war damit nicht verbunden, es blieb Transitraum für den Welthandel des Empire.

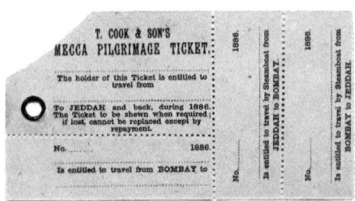

Die Dampfschifffahrt beschleunigte den Pilgerverkehr Richtung Mekka und erhöhte die Pilgerzahlen: Ticket für die Hin- und Rückreise Bombay – Djeddah im Jahr 1886

Wenig später, im Herbst 1883, erschien Adrien Prousts Buch *Le Choléra, étiologie et prophylaxie*. Darin verbinden sich die Plädoyers gegen Ausnahmeregeln für britische Schiffe bei den Quarantänemaßnahmen am Suezkanal mit seinem zweiten großen Thema, der Sicherung Europas gegen die alljährliche muslimische Pilgerfahrt nach Mekka. Sie hatte sich 1865/66 als ein Seuchenrisiko in der Transitzone zwischen Rotem Meer und Mittelmeer erwiesen. Seine Bilder von Mekka, der für Nichtmuslime verbotenen Stadt, bezieht Adrien Proust aus den Berichten der westeuropäischen Reisenden. Der Schweizer Johann Ludwig Burckhardt war 1814 im Auftrag der englischen Association for Promoting the Discovery of the Interior Parts of Africa in Mekka gewesen, als arabischer Pilger gekleidet. Seine zweite Hauptquelle war das Buch *Personal Narrative of a Pilgrimage to El Medinah and Meccah* (1855) des englischen Offiziers und

Orientalisten Richard Francis Burton. Ihm entnimmt er den Nah-
blick auf die religiösen Rituale. Die Rasur und das Anlegen der Pil-
gerkleidung bei der Annäherung an die heilige Stadt setzen den Kopf
schutzlos der Sonne und den Körper der Hitze aus, die Parasiten
werden durch das Verbot begünstigt, sich zu kratzen oder ein Haar
auszureißen. Für jeden noch so kleinen Regelbruch muss ein Schaf
geopfert werden. Millionen Tiere, darunter Kamele und Ochsen, die
während der heiligen Handlungen geschlachtet werden, verwesen
unter freiem Himmel. Die Umrundungen der Kaaba und der Aufstieg auf den Berg Arafat, bei dem viele Gläubige an Durst und Erschöpfung sterben, münden bei der aus Europa, Asien und Afrika zu-
sammengeströmten Menge in einen »Paroxysmus der Exaltation, des
Fanatismus und des Wahns«.

Burton hatte sein zweibändiges Buch als Warnung der Engländer
vor der Politisierung und Radikalisierung armer Pilgermassen aus Indien auf der Reise in die arabische Halbinsel und nach Mekka verfasst.
Seit dem Sepoy-Aufstand hinduistischer und muslimischer Truppen-
verbände gegen die Kolonialherrschaft der britischen East India Company 1857 war die Vermeidung ähnlicher Rebellionen ein vordringli-
ches Ziel der imperialen Politik im Mittelmeerraum. Adrien Proust
war empfänglich für die Warnungen vor der Fusion von religiösem
und politischem Fanatismus. Er stellte den »foyers du choléra« in ihrer

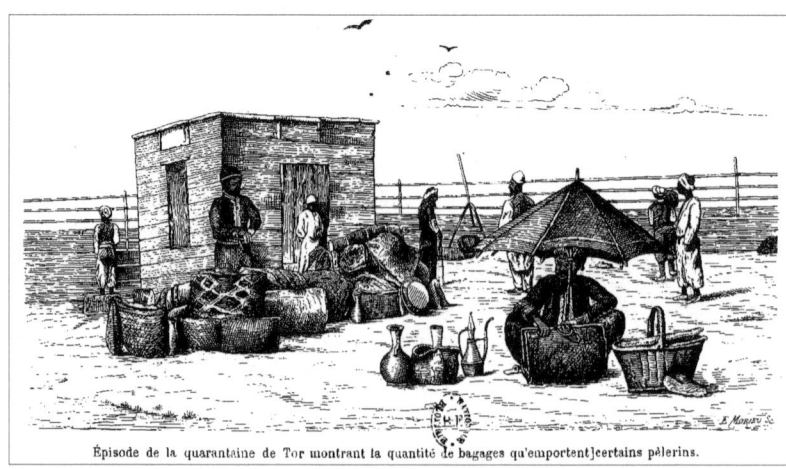

Épisode de la quarantaine de Tor montrant la quantité de bagages qu'emportent certains pèlerins.

Aus den Illustrationen zu Adrien Prousts *La Défense de l'Europe contre le choléra* (1892):
Mekka-Pilger und ihr Reisegepäck

Ursprungsregion in Indien die arabische Halbinsel und die Mekkapilger als »foyer du fanatisme« an die Seite. Der Hafenort Djeddah,
das Tor für die Weiterreise der Pilger nach Mekka und Medina, ist für
ihn zugleich ein europäischer Erinnerungsort. Auf das Massaker an
Christen, das hier im Jahr 1858 stattfand, kommt er mehrfach zurück.
Beim ersten großen Choleraausbruch unter Mekkapilgern waren im
Jahr 1865 etwa 15 000 Todesopfer gezählt worden, rasch war die Seuche
nach Alexandria gelangt, wo ihr 60 000 Ägypter erlagen, über Westeuropa hatte sie sich bis nach New York ausgebreitet. Schon in seinem
*Essai sur l'hygiène* hatte Adrien Proust sein Bild des Ansteckungsge-
schehens auf die Mekkapilger angewandt: »Die Hadsch ist kein ursprünglicher Seuchenherd der asiatischen Cholera. Sie ist eine sehr
günstige Umgebung für die Ausbreitung einer Epidemie. Aber damit
die Explosion stattfinden kann, ist es unabdingbar, dass die Hadsch
den Funken empfängt, der sie auslöst, und dieser Funke stammt aus
Indien.« Indien war in diesem Satz das Schlüsselwort. In seinem Cho-
lerabuch bündelt Adrien Proust durchgängig die wichtigsten Gefah-
renquellen, gegen die er ankämpft. Die erste Gefahr ist eine innereuropäische. Sie heißt Großbritannien und blockiert die notwendige
Einrichtung einer internationalen Gesundheitspolitik auf dem Gebiet
der Seuchenprävention. Die zweite ist außereuropäischer Natur, sie
besteht in der vom technischen Fortschritt begünstigten Beschleunigung der Ausbreitung der indischen Cholera nach Europa auf dem
Seeweg. Die innere und die äußere Bedrohung sind verschwistert, da
Großbritannien sowohl die Ursprungsregion der Cholera in Indien
wie den Suezkanal beherrscht und die angloindische Verwaltung die
immer zahlreicheren indischen Muslime, die auf dem Seeweg nach
Mekka pilgern, nicht hinreichend kontrolliert.

In den Bildmedien des späten 19. Jahrhunderts werden häufig den
Dampfschiffen, die aufgereiht den Suezkanal passieren, die Kamele
einer Karawane gegenübergestellt, die am Ufer durch eine Hügel-
landschaft ziehen. Seit seiner großen Asienreise auf die Wahrnehmung von Verkehrsverhältnissen trainiert, baute Adrien Proust den
Kontrast von Karawane und Dampfschiff in seine Konzepte der Seuchenprävention ein. Den Karawanen, die in langen Zeiträumen ge-
ring besiedelte Regionen, im Idealfall Wüsten durchqueren, stellte
er eine Unbedenklichkeitsbescheinigung aus. Sie begünstigen in seinen Augen Effekte, für die später der Begriff »Herdenimmunität«

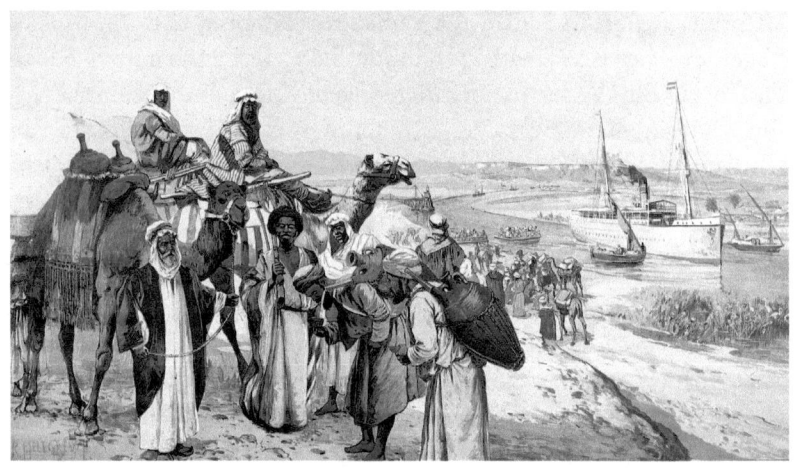

»Navires du désert«, Wüstenschiffe, sind die Kamele auch im Französischen. Sie gehören einer älteren Raum-Zeit-Ordnung an als die Dampfschiffe im Suezkanal

entwickelt wurde. Auch die Eisenbahnlinien, auf denen Mekkapilger durch Ägypten reisen können, sind nicht das Hauptproblem. Das Hauptproblem sind die Schiffe aus Indien mit ihren eng zusammengepferchten Pilgermassen. Ein langer Schiffskatalog ließe sich aus den Choleraschriften Adrien Prousts herausziehen, mit Namen wie Sydney, Archiduchesse Charlotte, Persia, Stella, Said, Northwind, Byzantine, Oronte, Virginia oder England. Die Orts- und Schiffsnamen sind Teil der Choleraerzählung, sie imprägnieren Adrien Prousts Plädoyers für die Ansteckungstheorie und internationale Quarantänemaßnahmen mit Empire.

Der Streit zwischen Kontagionisten und Antikontagionisten wurde seit den frühen 1880er-Jahren im Labor entschieden, zuvor aber über Jahrzehnte auch mit publizistischen Mitteln ausgetragen. Adrien Proust nutzt die Register, die sich dabei herausgebildet hatten. Das eine entstammt der Historiografie. Immer wieder erzählt er die Geschichte der Choleraepidemien seit ihrem ersten Auftreten in Europa und macht dabei die Seuche zu einer figürlichen Heldin, zu einem handelnden Kollektivsubjekt. Die Cholera, im Französischen männlich, erscheint als Weltreisender, der an Boden gewinnt, ankommt, aufbricht, pausiert, gestärkt voranschreitet. Zugleich nutzt Adrien Proust eine Elementarform des medizinischen Erzählens, die Fallgeschichte. Die am 21. Juni 1865 in Alexandria ausgelaufene osmanische

Fregatte Moukbiri-Sourour erreicht mit Cholerainfizierten an Bord sieben Tage später Konstantinopel und löst dort eine Epidemie mit 15 000 Toten aus.

Das Zusammenspiel von Klinik und Kasuistik war Teil seiner Tätigkeit als Arzt in Paris. Im klassischen Format folgt die Krankengeschichte dem individuellen Krankheitsverlauf und trägt ihn in das Verzeichnis der Krankheit ein. Adrien Prousts Choleraerzählungen münden entweder in den Erfolg von Quarantänemaßnahmen oder, wenn sich wieder mal ein britisches Schiff der Kontrolle entzieht, in die Ausbreitung der Cholera. Sie sind Kronzeugen gegen die Erzählungen der Antikontagionisten, in denen das Lazarettpersonal sich nicht an Cholerakranken ansteckt oder eine Stadt von der Seuche verschont bleibt, die in der Nachbarstadt wütet.

»Jeddah« hieß das Pilgerschiff der Singapore Steamship Company, das im Sommer 1880 Aufsehen erregte, weil nach einer Kollision der Kapitän und die europäischen Offiziere von Bord gegangen waren und die Passagiere ihrem Schicksal überlassen hatten. Im Frühjahr 1898 begann Joseph Conrad mit der Arbeit an dem Roman *Lord Jim*, für dessen Pilgerschiff die »Jeddah« Modell gestanden hat. Die von Bord gegangenen Offiziere in ihrem Rettungsboot wissen, dass sie in den Gewässern vor Aden nicht lange auf ein Schiff werden warten müssen, das sie aufnimmt. Sie sind »right in the track of all the Canal traffic«. Sie vertrauen auf die Djeddah-Route Richtung Suezkanal.

Von dem Raffinement, mit dem Joseph Conrad vom Pilgerschiff und Lord Jim mit Blick auf das Ende der Segelschifffahrt und die neue Welt der Dampfschiffe erzählt, ist Adrien Proust weit entfernt. Aber auch er ist ein Erzähler.

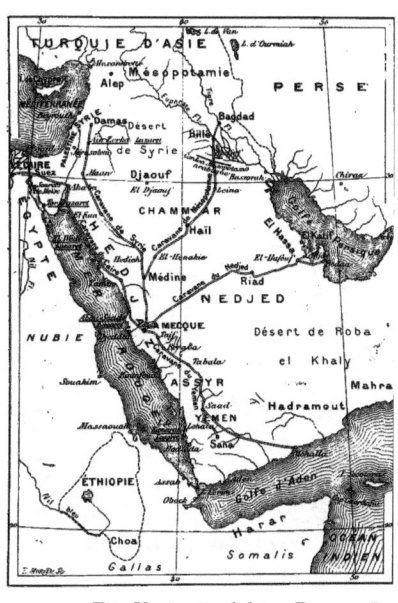

Die Karten in Adrien Prousts *La Défense de l'Europe contre le choléra* zeigen Risikogebiete, hier die Transitzone vom Indischen Ozean ins Mittelmeer

## Adrien Proust, Robert Koch, der Graf von Monte Christo und die Tropen

Für die Ansteckungstheorie war das Jahr 1883, in dem Adrien Prousts Buch über die Cholera erschien, von entscheidender Bedeutung. »Wir kennen noch nicht die reale Ursache dafür, dass die Cholera in Indien endemisch ist«, heißt es im Eingangskapitel. Aber der Ausbruch der Seuche in Ägypten in diesem Jahr eröffnete den Bakteriologen ein Forschungsfeld und führte zur Identifizierung des »agent cholérique«. Eine hoffungsvolle Fußnote widmet Adrien Proust der von Louis Pasteur zusammengestellten französischen Forschergruppe, die nach Ägypten aufbrach. Sie kehrte jedoch nach dem Tod des Mikrobiologen Louis Thuillier, der selbst an der Cholera erkrankt war, erfolglos nach Paris zurück. Die von Robert Koch geleitete deutsche Choleraexpedition hingegen, die im August 1883 nach Ägypten aufbrach, erbrachte schließlich die Identifizierung des Erregers. Zunächst durch die mikroskopische Untersuchung im Verdauungstrakt und Dünndarm von Choleraleichen in Alexandria, wo aber die Seuche schon im Abklingen war. Dann, nach der Weiterreise in die indischen Choleragebiete, durch den Nachweis, dass der Kommabazillus sich immer bei Cholerakranken und ausschließlich bei ihnen auffinden ließ.

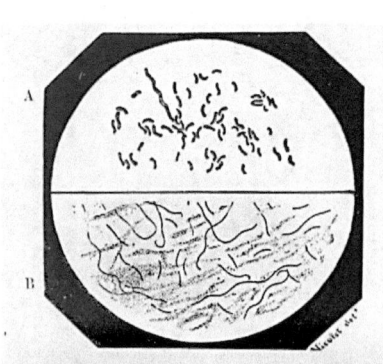

31. — Vitrions cholériques; A, dans les selles; B, dans les cultures.

Mehrfach zeigt Adrien Proust in seinen Schriften den Cholerabazillus. Er lässt das Publikum am Blick durch das Mikroskop teilhaben, hier im *Traité d'hygiène*

Eine schlagartige Entwertung der antikontagionistischen Positionen war mit der Entdeckung der spezifischen Krankheitsursache nicht verbunden. Selbst in Deutschland, wo Koch nach seiner Rückkehr aus Indien triumphal empfangen wurde, traf er unter seinen Kollegen auf beharrliche Opponenten. Noch im Oktober 1892 unternahm Max von Pettenkofer, der seine »Bodentheorie« resolut verteidigte, den berühmten Selbstversuch, bei dem er frische Cholerakulturen trank, ohne ernsthaft zu erkranken, wahrscheinlich, weil er früher bereits einmal infiziert gewesen war. In Großbritannien gab die Regierung ein wissenschaftliches Memorandum in Auftrag, das Kochs Choleratheorie widerlegen sollte. Es erschien 1886 unter dem Titel *The Official Refutation of Dr. Robert Koch's Theory of Cholera and Commas*, beruhte auf der Formel »Hygiene statt Quarantäne«, bestritt die indische Herkunft der Cholera in Ägypten und führte auf Basis umfangreicher meteorologischer Messungen den Ausbruch der Seuche auf ungewöhnliche Wetterbedingungen zurück. Ein Jahr zuvor, von Ende Mai bis Anfang Juni 1885, hatte in Rom die sechste Internationale Sanitätskonferenz stattgefunden. Es war die erste, an der sowohl Robert Koch als auch Adrien Proust für ihre Regierungen teilnahmen. Adrien Proust kannte Kochs Aufsätze »Über die Cholerabakterien« (1884) und »Über die Cholera mit besonderer Rücksicht auf die Commabacillen« (1884). Sie spielten aber, obwohl die Konferenz ausdrücklich der Cholera in Ägypten 1883 gewidmet war, in den Debatten keine Rolle. Der Kommabazillus wird auf keiner der vierhundert großformatigen Seiten des Protokolls auch nur erwähnt. Der italienische Außenminister hatte in seiner Eröffnungsansprache die Erwartung formuliert, die Konferenz werde »rein theoretische Diskussionen« so weit wie möglich vermeiden. In der britischen wie in der italienischen Delegation waren vor allem Antikontagionisten vertreten, die jede kontroverse Diskussion über den Bazillus als spezifische Krankheitsursache und die Übertragbarkeit der Cholera unterbanden. Koch selbst hatte angesichts der Kräfteverhältnisse für eine Ausklammerung der wissenschaftlichen Fragen plädiert, um zumindest praktische Quarantänefragen erörtern zu können. Unter diesen Bedingungen gehörten Adrien Proust und Robert Koch gemeinsam zu der Minderheit, für die durch Kochs Entdeckung des Kommabazillus ein neuer Standard geschaffen worden war.

Einblick in diese Konstellation gibt ein Brief, in dem Robert Koch am 31. Mai 1885 aus dem Hotel Minerva seinem Berliner Mitarbeiter und Kollegen Georg Gaffky den Verlauf der Konferenz schildert. Mit den Franzosen Brouardel und Proust, dem russischen, amerikanischen und einigen anderen Delegierten sei eine Neuordnung des Quarantänesystems »dem jetzigen wissenschaftlichen Standpunkt einigermaßen entsprechend« möglich. »Mit den Engländern

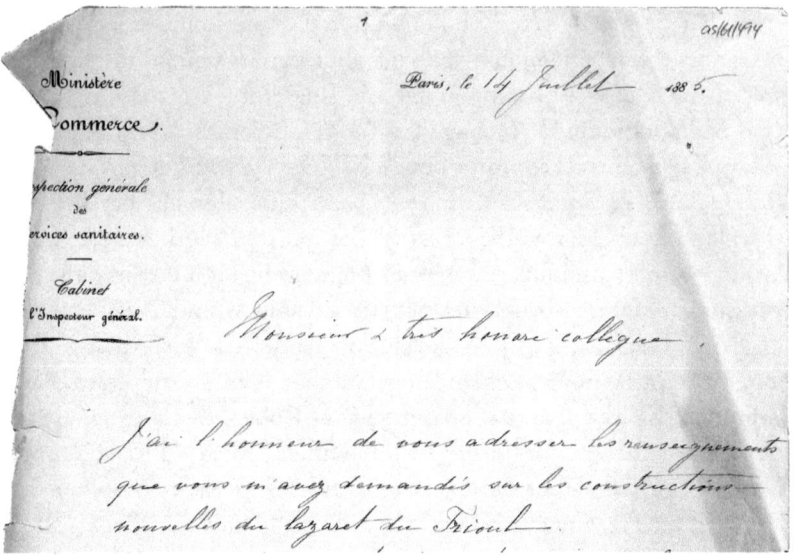

Mit dem amtlichen Briefkopf des Generalinspekteurs der französischen Gesundheitsbehörden: Adrien Prousts Schreiben an Robert Koch vom 14. Juli 1885

ist natürlich gar nichts aufzustellen«. Ausdrücklich fügt Koch hinzu, »daß eine Diskussion mit diesen Leuten über wissenschaftliche prinzipielle Fragen geradezu unmöglich ist«. Mit Adrien Proust hingegen scheint er sich ausgetauscht zu haben. Die kollegiale Verbindung zwischen beiden belegt ein vierseitiger handschriftlicher Brief Prousts an Robert Koch, der sich im Robert Koch-Institut in Berlin befindet. Der Brief ist auf den 14. Juli 1885 datiert und enthält eine detaillierte Beschreibung der Neubauten der Quarantänestation auf der Inselgruppe Frioul vor der Küste Marseilles. In seinem Buch *La Défense de l'Europe contre le choléra* (1892) berichtet Proust, Koch habe ihn nach einem Besuch der Anlage um diese Auskunft gebeten. Die Altstadt, der Hafen und die Quarantäneanlagen in Marseille und vor der Küste zählten zu den wichtigsten Einsatzorten Adrien Prousts im Kampf gegen die Cholera.

Die Gruppe kleiner Felseninseln vor der Küste hatte literarischen Ruhm erworben, als Alexandre Dumas den Helden seines Romans *Der Graf von Monte Christo* seine lange Kerkerhaft in der Festung Château d'If verbringen ließ. Während er, noch im Unklaren über sein künftiges Schicksal, zur Festung verschifft wird, kommt er an der Insel Ratonneau vorbei. Hier, in Sichtweite der Gefängnisinsel, war

in Reaktion auf das aus der Karibik nach Frankreich gelangte Gelbfieber im frühen 19. Jahrhundert das Hôpital Caroline erbaut worden.
Die ab Mitte des Jahrhunderts zusätzlich errichtete Quarantänestation vervollständigte das sanitäre Ensemble. Als im Sommer 1884 in
Toulon die Cholera ausbrach und auch Marseille erreichte, reiste von
Berlin aus Robert Koch – mit dem Einverständnis der französischen
Regierung – in die Krankheitsregion. Seinem sehr ausführlichen Bericht an den Staatssekretär des Innern, der mit Kritik an den lokalen Maßnahmen in Toulon nicht sparte, ist zu entnehmen, dass er
nach Marseille weiterreiste und dort die Quarantänestationen auf
den Inseln Ratonneau und Pomègne besichtigte. Er kündigte an,»die
sehr interessanten und vortrefflichen Anlagen dieser Einrichtungen«
künftig genauer zu beschreiben. Auch Adrien Proust war im Sommer
1884 in Toulon und Marseille im Einsatz, aber bereits im Juni. Es ist
daher unwahrscheinlich, dass sich die beiden bereits damals begegnet
sind. Robert Koch wird auf der internationalen Gesundheitskonferenz in Rom Adrien Proust um Auskünfte über die Stationen Ratonneau gebeten haben, die soeben noch einmal verbessert worden waren. Wenige Wochen nach Beendigung der Konferenz traf der Brief
Prousts mit den Informationen in Berlin ein.

Quarantänestationen sind wie Gefängnisse Orte der Überwachung
und Isolierung und daher auf kleinen Felseninseln gut untergebracht. Die neuen Pavillons ähneln aber in der Beschreibung Adrien
Prousts viel eher einem komfortablen Sanatorium als einem Gefängnis. Es mag Zufall sein, dass er sein Schreiben an Robert Koch am
14. Juli verfasst hat. Doch akzentuiert das Datum des Nationalfeier-
tags den Stolz auf die französische Gesundheitspolitik, der aus seiner
peniblen Auflistung der gesamten Ausstattung der Anlage und der

Der Generalinspekteur fügt am Ende des Briefes seiner Unterschrift die Privatadresse hinzu: 9 Boulevard Malesherbes

Zimmereinrichtungen spricht. Sie erfasst die Telegrafenstation und die Apotheke, das Mobiliar und die Einrichtung bis hinab zu den Seifenhaltern, der Anzahl der Kopfkissen, der Wasserkaraffen. Die nicht geringen Kosten sind exakt beziffert, es mag sein, dass Koch im Namen des Pavillons »Fauvel« den Vorgänger von Adrien Proust erkannt hat, der im Jahr zuvor verstorben war. Für Familien und allein reisende Frauen ist gesorgt, die Passagiere der ersten Klasse genießen einen hotelähnlichen Komfort.

Adrien Prousts Brief, wenige Wochen nach der Konferenz in Rom verfasst, enthält kein persönliches Wort an den »sehr geehrten Kollegen«. Er schreibt unter seinem offiziellen Briefkopf, dem der Generalinspektion des Gesundheitswesens im Handelsministerium, und unterzeichnet ohne Vornamen als »Docteur Proust«. Lediglich der Umstand, dass er seine Privatadresse hinzufügt, mildert den rein amtlichen Charakter des Schreibens. Dennoch ist es bemerkenswert. Nicht zuletzt, weil es mit einem ausdrücklichen Angebot Prousts endet, dem Kollegen weitere Auskünfte über die Anlagen auf Frioul zu erteilen. Seit dem Internationalen Hygienekongress in Genf 1882 waren die Spannungen zwischen Louis Pasteur und Robert Koch eskaliert, die sich an Fragen der mikrobiologischen Methodologie entzündet hatten. Öffentlich wurde der Streit, als Pasteur zeigte, dass sich Krankheitserreger durch Züchtung im Labor abschwächen lassen und für Impfstoffe verwendet werden können, während Koch von der Unveränderbarkeit von Bakterien ausging. In der Presse beider Länder, aber auch von den Protagonisten selbst, wurde die Debatte mit starken nationalistischen Untertönen geführt. Adrien Proust war ein leidenschaftlicher Bewunderer Pasteurs, klammerte aber in seinen Schriften, in denen er sowohl die Arbeiten Pasteurs wie die Forschungen Kochs zu Tuberkulose und Cholera heranzog, deren Kontroverse aus. In die kollegiale Beziehung zu Koch dürfte die Erfahrung der Internationalen Sanitätskonferenz in Rom eingegangen sein. Dort war die gemeinsame Zugehörigkeit zur Opposition gegen die Briten wichtiger als der deutsch-französische Gegensatz. Koch schloss sich ausdrücklich den Vorschlägen der französischen Delegation »gegen die Einschleppung der Cholera aus Indien nach Ägypten und in europäische Hafenorte« an, zumal der Forderung einer Kontrolle der Pilgerschiffe und nach Inspektionen am Suezkanal. Im Mittelmeerraum selbst hätte er weniger strenge Routinen bevorzugt.

Das sachliche Verbindungsglied zwischen Adrien Proust und Robert Koch war die Koppelung von Hygiene und Bakteriologie. Kurz bevor Prousts Brief in Berlin eintraf, hatte Koch sein Amt als Leiter des am 1. Juli 1885 neu gegründeten Hygiene-Instituts der Charité angetreten. Erst dadurch erhielt er einen Lehrstuhl und den Professorentitel und wurde der »sehr geehrte Kollege«, als den Proust ihn anredete. Seine Hauptaufgabe neben der Betreuung des Hygiene-Museums und gutachterlichen Tätigkeiten war der »Unterricht auf allen Gebieten der Hygiene einschließlich der Bakteriologie«. Das Berliner Hygiene-Institut und das zwei Jahre später gegründete Institut Pasteur in Paris waren eingebunden in die deutsch-französische Rivalität in den Wissenschaften, die Adrien Proust in seinen Schriften mit auffälligem Schweigen übergeht. Er war aber wie seine Kollegen in Paris ein genauer Beobachter der Entwicklung in Deutschland. Wie er dem französischen Publikum die Entdeckung der Erreger von Tuberkulose und Cholera durch Koch erläuterte, so vollzog er in seinem letzten Jahrzehnt eine internationale Bewegung mit, von der die Medizin im Fin de Siècle geprägt wurde. In Deutschland und Frankreich wie in Großbritannien begannen in diesem Jahrzehnt der Aufstieg und die Institutionalisierung der Tropenmedizin. Robert Koch, schon bei der Entdeckung des Choleraerregers Forschungsreisender mit Labor, erforschte die Rinderpest und Pest in Südafrika und in Indien, die Malaria in Ostafrika, Java und Neuguinea. Adrien Proust blieb in Europa, aber die Neuauflage seines *Traité d'hygiène* (1903) wurde auch deshalb so umfangreich, weil die außereuropäischen Regionen, ihre Krankheiten und ihr Klima darin so viel Raum einnahmen. Während sein Sohn sich für den auf der Teufelsinsel einsitzenden Hauptmann Dreyfus einsetzt, schreibt Adrien Proust über das Klima und das Gelbfieber in Guyana und auf den Îles de Salut vor dessen Küste, zu denen die Teufelsinsel gehört. Die Tropen (»tropiques«) werden zu einem begrifflichen Fixpunkt, die Akklimatisierung von Europäern in nichteuropäischen Regionen erörtert Adrien Proust weitläufig und mit Sterblichkeitsstatistiken.

Nicht anders als in Deutschland wuchs das französische Interesse an der Tropenmedizin mit der kolonialen Expansion. Wenn er die Ausbreitung der Schlafkrankheit im Senegal betrachtet, schreibt Adrien Proust über ein Land, das Frankreich seit der Julimonarchie kontrolliert und 1895 förmlich zur französischen Kolonie erklärt hatte.

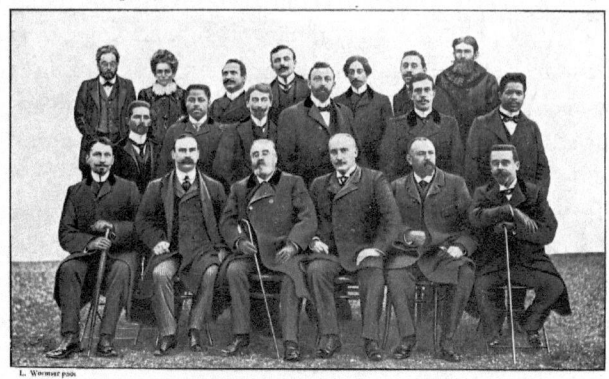

L. Wormser phot.

**Institut de Médecine Coloniale (1re session. 1902)**

Zaguelmann, Mlle Broïdo, Dr R. Lanao, Gachet, Agasse-Laffont, Lévy, Grassot,
Dr O'zoux, Dr Villaire-Carêche, Dr Forest, Dr Amerlinck, Ambard, Dr Gallony,
Franco, Prof. Sambon, Prof. Proust, Prof. R. Blanchard, Dr Würtz, Dr Guiart.

Ausweitung der Hygiene zur Tropenmedizin: Adrien Proust (erste Reihe, dritter von links) 1902 bei der ersten Sitzung des Institut de médecine coloniale

In Deutschland ist Bernhard Nocht von Kochs Hygiene-Institut als Hafenarzt nach Hamburg gegangen und gründet dort das Institut für Schiffs- und Tropenkrankheiten. In Frankreich, wo die Tropenmedizin »Médecine coloniale« heißt, wird 1898 die Fachzeitschrift *Annales d'hygiène et de médecine coloniale* gegründet. Rasch greift Paul Brouardel, nach wie vor Dekan der medizinischen Fakultät, die Forderungen nach einem »Institut de médecine coloniale« in Paris – zusätzlich zu Bordeaux – im Jahr 1901 in einer Denkschrift auf. Eine Lücke in der französischen Ärzteausbildung ist zu schließen. Es gilt, die medizinische Versorgung der Beamten, Kaufleute, Unternehmer, Angestellten und Arbeiter in den Kolonien, aber auch die der einheimischen Bevölkerung sicherzustellen.

Detailliert geschilderte Vorbilder der französischen Initiative sind in Brouardels Denkschrift die tropenmedizinischen Institute der Briten in Liverpool und London, das deutsche Institut in Hamburg und ausdrücklich die Reisen Robert Kochs und seiner Schüler sowie ihre Schriften zur Tropenmedizin. Die organisatorischen und finanziellen Voraussetzungen wurden in kurzer Zeit geschaffen. Als Fakultätsmitglied wurde Adrien Proust einbezogen. Auf der Fotografie, die das erste Zusammentreffen der Mitglieder des Institut de médecine coloniale im Jahr 1902 dokumentiert, sitzt er in der ersten Reihe.

## *Tausendundeine Nacht,* der Kolonialismus und die Senegalesen von Paris

Als Paul Le Gendre, der den Verstorbenen gut gekannt hatte, am 18. Dezember 1903 vor der Société médicale des hôpitaux de Paris die Eloge auf Adrien Proust hielt, hob er die Schlichtheit und Schmucklosigkeit seines Habitus hervor, fügte aber hinzu, dies habe Anflüge von Fantasie nicht ausgeschlossen. Immerhin sei Proust in die Länder von *Tausendundeine Nacht* gereist, und oft habe er ihn sagen hören, wie viel angenehmer es doch sei, bei der Erörterung sanitärer Maßnahmen statt in prosaischer Umgebung um einen Verhandlungstisch im Handelsministerium zu sitzen, auf Kissen aus Seide beim Murmeln der Springbrunnen ausgestreckt in einem Palast in Teheran zu liegen. Es mag sein, dass Adrien Proust in privaten Unterhaltungen mit seinem Kollegen die Sprache des literarischen Orientalismus gepflegt hat. In seinen Schriften ist sie nicht zu finden. Nie schlägt er rhetorische Brücken in die Welt von *Tausendundeiner Nacht,* wenn er über Persien oder Nordafrika berichtet. Der Stil seiner zahllosen Rapporte zu Hygienefragen und zur Seuchenbekämpfung ist mit der Atmosphäre an den grünen Tischen der Ministerien im Paris des Second Empire und der Dritten Republik imprägniert. In seinem Orient gibt es Behörden, Regierungen, Verwaltungsapparate, Telegrafenämter und neu eröffnete Eisenbahnlinien. Und nicht zuletzt gibt es die Kolonialinteressen Frankreichs. Noch vor der Julirevolution des Jahres 1830 hatte die Eroberung Algeriens begonnen, die koloniale Expansion war ein Kontinuitätselement über alle politischen Brüche hinweg, von der Julimonarchie über die 48er-Revolution, das Zweite Kaiserreich und die Niederlage von 1870/71 bis in die Dritte Republik. Als Adrien Prousts Karriere Fahrt aufnahm, war Algerien integraler Bestandteil des französischen Territoriums und das Kolonialsystem nach der Niederschlagung von Aufständen zum Aufbau eines stabilen Verwaltungssystems sowie einer Rechtsordnung übergegangen. Seine medizinische Dissertation widmete Adrien Proust seinem Schwager Jules Amiot, der achtzehn Jahre älter war als er selbst und als junger Mann in den 1840er-Jahren noch in der

Eroberungsphase nach Algerien gegangen war und dort seine Laufbahn als Händler begonnen hatte. Als er 1847 Adrien Prousts ältere Schwester Elisabeth heiratete, hatte der Emir von Algerien nach langen Kämpfen gerade erst den Widerstand gegen die französischen Kolonisatoren aufgegeben. Jules Amiot, der in Illiers das größte Kaufhaus und zahlreiche Immobilien besaß, trug den Beinamen »der Afrikaner«. Er kehrte immer wieder nach Algerien zurück, wo sein Bruder, sein Sohn und seine Tochter bis zu ihrem frühen Tod lebten. Der Freizeitmaler und Gärtner, der seine Lebenswelt mit Reminiszenzen an Algerien ausstattete, ist ein Beispiel für die alltäglichen Beziehungen zwischen den kolonialen Territorien Frankreichs und der französischen Provinz. Erinnerungen an den Garten, den Jules Amiot nach dem Vorbild des Luxusrestaurants Pré Catelan im Bois de Boulogne in Paris anlegte, sind in die Festrede Adrien Prousts zur Vergabe der Schulpreise in Illiers eingegangen. Heute residiert im Haus seiner Schwester und seines Schwagers, des »Afrikaners«, das Musée Marcel Proust.

Zur Herkunftswelt Marcel Prousts gehören die Kinder- und Jugendfreundschaften mit Antoinette und Lucie Faure, den Töchtern von Félix Faure. Sie wohnten wie er mit ihren Eltern im bürgerlichen Wohnviertel in der Nähe des Parc Monceau. Antoinette, wie Marcel Proust 1871 geboren, und die fünf Jahre ältere Lucie Faure tauchen in allen Proust-Biografien auf, weil aus dem Album Antoinettes, dem Mitbringsel einer Englandreise, der erste der berühmten Fragebogen stammte, die der junge Marcel Proust ausgefüllt hat, einen davon Anfang September 1887 während der Exposition maritime internationale in Le Havre. Leicht ließe sich aus der englischen Album-Mode, dem Leben der jungen Mädchen aus Paris und den biografischen Umrissen der Teilnehmer am Fragebogen-Gesellschaftsspiel ein kleiner Roman über die Jeunesse dorée der Belle Époque destillieren, deren Eltern in den Sommermonaten in den Hotels von Le Havre oder am gegenüberliegenden Ufer der Seine-Mündung in Trouville residierten. Der Roman könnte »Im Schatten junger Mädchenblüte« heißen, wäre der Titel nicht schon vergeben.

In der Regel wird der Kolonialismus der Dritten Republik von den ästhetischen Attraktionen überdeckt, denen die Belle Époque ihren Namen verdankt. Blickt man auf die Lebenswelt der Väter von Marcel Proust und Lucie Faure, ist er nicht zu übersehen. Félix Faure,

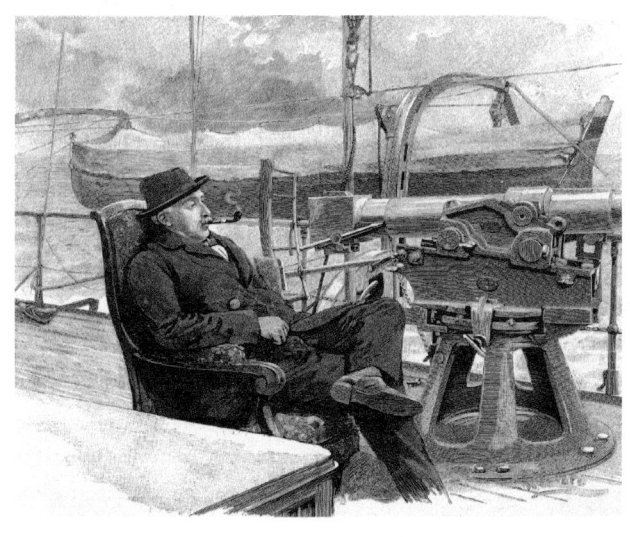

Ein Freund der Familie Proust im Jahr 1896: Félix Faure, 1881 in die Nationalversammlung gewählt, Anwalt einer aktiven französischen Kolonialpolitik

zu Zeiten der Dreyfus-Affäre Präsident der Republik und Adressat des »J'accuse« von Émile Zola, stammte aus Le Havre. Er war ein Aufsteiger aus der Provinz. 1881 zum Abgeordneten des Departements Seine-Inférieure gewählt, wurde er im Folgejahr mit dem neu geschaffenen Posten eines Unterstaatssekretärs für die Handelsbeziehungen der Kolonien betraut, den er über ein Jahrzehnt lang prägte. Kurz nach Amtsantritt verfasste er eine Denkschrift, die mit Blick auf die britische und deutsche Kolonialpolitik die Ausweitung der »zivilisatorischen Macht« Frankreichs und die Stärkung seiner Ökonomie durch die Kolonien projektierte. Er war die Stimme und rechte Hand seines Herrn, des Regierungschefs Jules Ferry. Dieser hatte 1881 den Freibrief, den die europäischen Mächte Frankreich auf der Berliner Konferenz 1878 ausgestellt hatten, genutzt und Tunesien durch eine militärische Intervention zum französischen Protektorat gemacht. Félix Faure gründete 1883 den Conseil supérieur des colonies, eine einflussreiche Schaltstelle der französischen Kolonialexpansion in Nordafrika und Südostasien.

Das Fährschiff, das während der Exposition maritime internationale zwischen Le Havre und Trouville verkehrte, hieß »La Gazelle«. Das war kein Zufall. Schiffe nach exotischen Tieren zu benennen war eine europäische Mode der Zeit. Zur Exposition maritime internationale gehörte eine umfangreiche Kolonialabteilung. Als Félix Faure im Frühjahr 1888 in offizieller Mission nach Algerien und Tunesien aufbrach, ließ er seine ältere Tochter Lucie mitreisen. Ihr literarisches Debut *Une Excursion en Afrique* erschien noch im selben Jahr, es war der Auftakt ihrer jahrzehntelangen Karriere als Schriftstellerin. Die Illustrationen stammten von Georges Clairin, der sich mit Porträts von Sarah Bernhardt und als Spezialist für Orientmalerei in Paris einen Namen gemacht hatte. In seinen schwarzen Tuschzeichnungen zur *Excursion en Afrique* bestimmen mal die Minarette, mal die Telegrafenstangen die Vertikale. Die junge Autorin hat auf ihrer Reise die Bilder der Salonmalerei vor Augen und die Reiseberichte aus dem Orient im Kopf. Als die »Ville de Tunis« nach gut eintägiger Überfahrt von Marseille aus die afrikanische Küste erreicht, sieht sie das »weiße Algier« mit den Augen des Malers und Reiseschriftstellers Eugène Fromentin, der es mit einem Dreieck verglichen hatte. Drei Minister sind an Bord, es gilt eine Statue einzuweihen, eine Schule und eine neue Bahnstation zu eröffnen. Doch die offiziellen Anlässe der Reise tauchen in Lucie Faures Bericht allenfalls am Rande auf, mit »Vive la France!«-Rufen und Schülerinnen, die von Jeanne d'Arc schwärmen. Im Vordergrund stehen die Empfänge und Diners, die Schilderungen der weißen, verschlossenen Häuser, an denen schattenhafte Figuren vorbeigleiten, die bunten Menschenmengen auf den Märkten, die Kleidungen der Araber, Juden, Levantiner. Töchter von Kolonialbeamten arrangieren Treffen mit arabischen Frauen, ausführlich besichtigt die Reisegesellschaft die Ruinen von Karthago bei Tunis und die Moschee in der heiligen Stadt Kairouan. Nach Constantine ins östliche Algerien reist die französische Delegation per Eisenbahn. Als dort heftige Regengüsse einsetzen, scheint es Lucie Faure, »als tauchte mitten in einer Feerie aus Tausendundeiner Nacht plötzlich ein Roman von Dickens auf«. Ein Zentralmotiv der Reiseberichte aus Algerien lässt Lucie Faure nicht aus. Algerien war das Land der Rebellionen. Sie fügt eine Anekdote ein, in der die Drohung eines gewaltsamen Aufstands Gestalt annimmt: »Die Eingeborenen lieben uns nicht, uns, die Christen, die *Roumis*. Fatalisten, die sie sind, fügen sie sich in der Erwartung der Erlösung, die ihnen ein tief verwurzelter Glaube verspricht. Aber wie viele von ihnen denken, was ein Kutscher zu seinem Herrn sagte, dem er gleichwohl treu diente? ›Ich würde dir mit Vergnügen den Kopf abschneiden, wenn es einen Aufstand gäbe‹.«

Das schmale Buch ist den Gattinnen des Ministerpräsidenten Jules Ferry, des Ministers für Bau- und Verkehrswesen Édouard Millaud und des Abgeordneten des algerischen Departements Constantine Gaston Thomson gewidmet. Madame Millaud und Madame Thomson hatten an der Reise teilgenommen. Letztere, eine Enkelin von Adolphe Crémieux, ist mit Madame Proust verwandt. Der Chemiker Marcelin Berthelot, der als Bildungsminister an der algerisch-tunesischen Exkursion teilnahm, ist ein Kollege Adrien Prousts in der Akademie für Medizin. Trägt man das Soziogramm der Familie Proust in einen Atlas ein, dann erstrecken sich ihre sozialen Beziehungen bis nach Algerien.

Im September 1889 berichtet Madame Proust ihrem Sohn Marcel aus dem Thermalbad Salies-de-Béarn in den Pyrenäen von ihren Lektüren, karikiert das internationale Publikum und teilt ihm mit, am Abend erwarte man die Familie Tirman. Die Leitung des Hotels werde die Anwesenheit des Gouverneurs »durch ein Feuerwerk (aus Speisen – und Raketen)« allgemein bekannt machen. Louis Tirman, seit 1881 Generalgouverneur von Algerien, war ein Generationsgefährte von Félix Faure und Adrien Proust. Zu seinen Aufgaben gehörte die Reglementierung der algerischen Mekkapilger. Sie unterstanden wie alle nichtfranzösischen Algerier dem Code d'indigénat, der ihre Rechte, darunter die Freizügigkeit, massiv einschränkte. Adrien Proust war als hoher Beamter im Gesundheitswesen und Spezialist für Seuchenprävention die Schaltstelle zwischen dem Generalgouverneur und der Regierung in Paris. Als Louis Tirman in der Saison 1882 vorschlug, ein Totalverbot der Pilgerfahrten nach Mekka zu erlassen, empfahl Adrien Proust den vorläufigen Verzicht auf die Maßnahme. Er befürchtete Unruhen, zudem widersprach ein Totalverbot seiner elastischen Quarantänekonzeption, die auf das Ausfiltern von Ansteckungsrisiken durch systematische Kontrollen statt auf starre Absperrungen setzte. Louis Tirman verordnete 1890 für alle Reisen nach Mekka die Benutzung französischer Schiffe und verhinderte wenig später den Einstieg des Unternehmens Thomas Cook in das Geschäft mit den algerischen Pilgern. Die Verordnung begünstigte die französischen Reeder, zugleich war sie Seuchenprävention im Sinne Adrien Prousts. Die Registrierung und Überwachung der Pilger und die Kontrolle der sanitären Standards auf den Schiffen wurde durch sie in ausschließlich französische Hände gelegt. Als Adrien Proust im Frühjahr 1883 selbst nach Algerien reiste, war nicht der sich abzeichnende Choleraausbruch in Ägypten der Anlass. Seine

Mission galt einer lokalen Epidemie in den Bergen südöstlich von Algier, die seit etwa zwanzig Jahren die europäischen Ärzte in Nordafrika beschäftigte. Der »Lathyrismus«, vom dauerhaften Verzehr einer bestimmten Erbsenart hervorgerufen, ist ein gutes Beispiel für das Zusammenspiel von kolonialer Verwaltung und Forschungsinteressen in Paris. Die mit Muskelkrämpfen und Lähmungserscheinungen der Beine einhergehende neurologische Krankheit beschäftigte auch Jean-Martin Charcot. Mit Aufsätzen seiner Kollegen im Gepäck und von einem Militärarzt begleitet, reiste Adrien Proust in die Kabylei. Wie stets fasste er seine Untersuchungsergebnisse in einem Rapport an die politische Administration und im Bulletin der medizinischen Akademie in einem langen wissenschaftlichen Aufsatz zusammen und deutete an, dass Missernten und Hunger zum verstärkten Verzehr der schädlichen »Djilben« geführt hatten.

Adrien Proust hatte über fünfzig Patienten untersucht. Er war nicht nur als Mediziner unterwegs, sondern zugleich als Anthropologe, der die Gangart, den Körperbau, die Essgewohnheiten und die Hygienepraxis der Bevölkerung studierte. Zumal wenn es ihm gelang auch Frauen zu untersuchen, oder wenn er arabische Männer auf Symptome der Impotenz ansprach, wurde er zum ethnologischen Feldforscher. Kaum nach Paris zurückgekehrt, leitete er im Mai 1883 im Hôtel Continental das Festbankett der Société d'anthropologie, deren Vorsitzender er in diesem Jahr war. Parallel zu seinem Aufstieg in der internationalen Gesundheitspolitik gewannen in seinen Schriften die Passagen zur Anthropologie und Gattungsgeschichte der Menschheit an Bedeutung. Er hatte teil an der Auffächerung der Wissenschaften vom Menschen, die im späten 19. Jahrhundert eine Fülle neuer akademischer Disziplinen hervorbrachte. Die auf die Aufklärung zurückgehende Taxonomie der Rassen wurde in vielen anthropologischen Schriften parallel zur Expansion des europäischen Kolonialismus mit dem Sendungsbewusstsein der westlichen Zivilisation aufgeladen. Das Orientbild Adrien Prousts hat wenig gemein mit der Salonmalerei in Paris, es entstammt seiner amtlichen Tätigkeit und seiner intensiven Lektüre der zeitgenössischen anthropologischen Literatur.

Die Ergebnisse seiner großen Reise an die russisch-persische Grenze hatte er 1873 in seinem *Essai sur l'hygiène internationale* noch in das überlieferte Tableau eingetragen und Persien wie den »gesam-

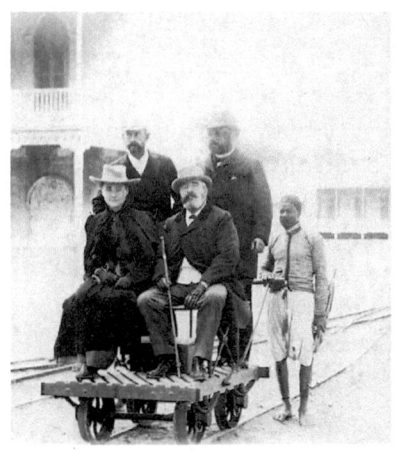

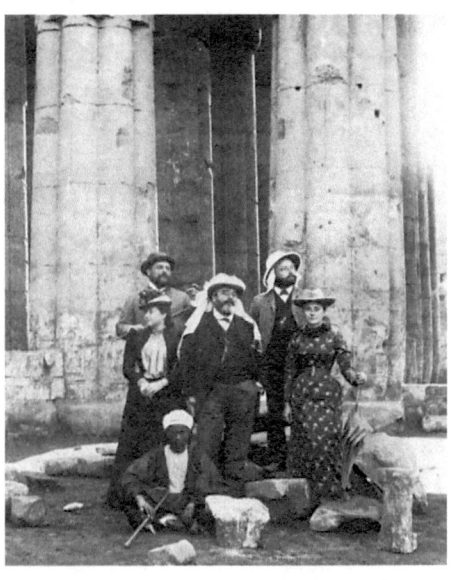

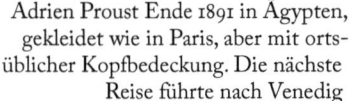
Adrien Proust Ende 1891 in Ägypten,
gekleidet wie in Paris, aber mit orts-
üblicher Kopfbedeckung. Die nächste
Reise führte nach Venedig

ten Orient« als eine Zivilisation der Unveränderlichkeit beschrieben. Montesquieu war dabei sein Stichwortgeber; zum einen durch
die Diagnose, bei den orientalischen Völkern gehe die vom Klima
begünstigte körperliche Erschlaffung mit einem Hang zu geistiger
Schlaffheit einher, zum anderen durch den Grundgedanken, das Leben mancher Völker werde durch das Klima, die Sitten und die Religion stärker geprägt als durch den Geist der Gesetze. Aktuell gewendet heißt das für Adrien Proust: Selbst wenn der französisch gebildete
Arzt Tholozan den Schah dazu bringt, eine Gesundheitsverwaltung
auf der Basis der europäischen Medizin einzurichten, wird er am
Aberglauben und den religiösen Vorurteilen der Mullahs scheitern.
Der einzelne Mensch zählt im Orient nichts, die Unveränderlichkeit
ihrer Zivilisation verurteilt die orientalischen Völker zur Unfähigkeit,
den Bestimmungen des Menschengeschlechts gerecht zu werden.

Für seine Choleraschriften und seine Konzepte der Seuchenprävention hat Adrien Prousts Bild des Orients unmittelbare Konsequenzen. Die globale Politik Großbritanniens ist in seinen Augen
die wichtigste Risikoquelle, der technisch-zivilisatorische Fortschritt,
wenn er nicht hygienisch kontrolliert wird, die zweite. Die dritte Risikoquelle sieht er in der Rückständigkeit der orientalischen Völker.
Nicht etwa deshalb, weil die Seuchen sich zwangsläufig von Osten

nach Westen ausbreiten. Schon anhand der russisch-persischen Grenzregion konnte Adrien Proust zeigen, dass kein Naturgesetz der Cholera diese Richtung vorschreibt. Aber sie setzt sich in diese Richtung in Bewegung, wenn sie dazu eingeladen wird. Entscheidend für die Dimension einer Epidemie ist das die Erreger hemmende oder begünstigende »Milieu«. Das Milieu, das er im Auge hat, sind die Länder des Orients, Persien, die Arabische Halbinsel, Ägypten und Nordafrika, auch das Osmanische Reich, dessen Sanitärverwaltung er für machtlos hält gegen den »mohammedanischen Fatalismus«. Und dieses Milieu des Orients nimmt in den Schriften Adrien Prousts bei der pandemischen Ausbreitung der Seuchen geradezu die Rolle eines Treibhauses ein.

Seit je entwarf Europa im Begriff und in den Bildern des Orients zugleich sich selbst. Im 19. Jahrhundert spiegelte es die Dekadenzdiagnosen, die es sich selber stellte, in Szenarien des orientalischen Müßiggangs. Adrien Prousts Europa hingegen kennt keine Dekadenz. Es ist der Träger des von Wissenschaft und Technik vorangetriebenen Fortschritts, die führende Kraft auf dem Weg der Vervollkommnung des Menschengeschlechts. In den drei Auflagen seines voluminösen *Traité d'hygiène* versieht er die aktuelle Landkarte der Seuchenprävention mit einer historischen Dimension, die bis zu den Ursprüngen der Menschheit reicht. Von der Nilregion, in der er um die sanitäre Kontrolle des Suezkanals ringt, geht es zurück in das alte Ägypten, zu den Phöniziern, Syrern und Assyrern, vom russisch-persischen Grenzgebiet zu den Wanderungen der Völker Zentralasiens. Das anthropologische Fundament, das er für seine internationale Hygiene legt, verbindet Vergangenheit und Gegenwart. Er stützt sich auf die Arbeiten von Paul Broca, der 1859 die Société d'anthropologie begründet hatte. In dem Buchkapitel »Ethnogénie de la France« lässt Adrien Proust die Wurzeln der Bevölkerung in den Regionen des aktuellen Frankreichs Revue passieren, nicht ohne neben den Aquitaniern und Iberern des Südwestens auch die »blonden und rothaarigen« Juden des Nordwestens, im Elsass, zu erwähnen. Hat seine Frau, deren Familie dieser Region entstammt, in die Hygieneschriften ihres Mannes hineingeschaut? Wenn ja, dann konnte sie Passagen über die Juden als Erfinder des Monotheismus lesen, über die hygienische Seite ihrer Speiseregeln, über ihre Wanderungen in Ägypten und Palästina, und darüber dass sie, als die einzige wahrhaft kosmopolitische Rasse, in ihrer Fähigkeit zur Akklimatisierung selbst die arische Rasse übertreffen.

Vor allem konnte sie lesen, die Idee, die Juden seien ein zu Höherem bestimmtes, auserwähltes Volk, sei eine Selbsttäuschung. Adrien Prousts Aufstellung, die jede Rasse in Stamm, Zweige, Äste, Familien, Gruppen und einzelne Exemplare auffächert, ist wie eine Pyramide aufgebaut. Die menschliche Familie besteht nicht aus gleichermaßen vernunftbegabten Individuen, sondern aus hierarchisch angeordneten Rassen. »Es sind die Arier, an die sich Europa direkt anschließt. Ihnen verdankt es seine Sitten, sein Streben, sein Idiom. Von ihnen hat es seine Kühnheit und Geschmeidigkeit, seine kraftvolle Festigkeit und seine Anmut, seine Fruchtbarkeit im Erfinden und seinen durch ein angemessenes Gespür für das Wirkliche gemäßigten Idealismus, die charakteristischen Eigenschaften seines Genius.«

Adrien Proust zitiert mit diesen Sätzen den Linguisten und Mediziner Émile Littré, den Autor des großen Wörterbuchs der französischen Sprache. Der vergleichenden Sprachwissenschaft verdankt er sein Bild der arischen Rasse. Es schließt nicht lediglich Hautfarbe und Physis ein, sondern auch die Sitten, die Kultur und die Sprache. Darwin und seine Vorläufer stehen im Hintergrund, wenn Adrien Proust von der Unveränderlichkeit der Arten Abschied nimmt. Den Konkurrenzkampf um das Leben, die natürliche und die sexuelle Selektion setzt er voraus, statt als »erniedrigende Doktrin« deutet er die Lehre Darwins als Nachweis des Heraustretens der zum Fortschritt befähigten und verpflichteten Menschheit aus dem Tierreich. Als die jüngste, vielversprechendste Disziplin zur Erforschung der globalen Menschheitsgeschichte erscheint ihm die »linguistische Paläontologie«. Ihre Fossilien sind die Worte und ihre Wurzeln. An den Entwicklungen und Wanderungen der Sprachen liest sie die Herkunft und Ausbreitung der Rassen ab. Gegenüber den Knochen haben die Worte den Vorteil, dass sie zugleich über die geistige Konstitution Auskunft geben. Wohl auch deshalb macht Adrien Proust die linguistische Paläontologie zur Königsdisziplin seiner »allgemeinen Anthropologie«. Sie führt ihn weit über Teheran hinaus ins Innere Asiens. Er schließt sich der großen Bewegung an, in der die arischen Sprachen, wie durch seine Gewährsleute Émile Littré und Eugène Burnouf, als Verwandte des Sanskrit und des Zend beschrieben werden. Wie viele seiner Zeitgenossen sucht er mit dem

Instrumentarium der vergleichenden Sprachwissenschaft nach Hierarchien des Geistes.

Ein »privilegiertes Volk«, eine »aufgeklärte Rasse«, so Burnouf, steht am Ursprung der arischen Sprachen. Dieses hellhäutige Volk habe vom Nordiran her kommend den indischen Subkontinent kolonisiert und kulturell geprägt. Adrien Proust greift die These der Ausbreitung der arischen Rasse aus dem asiatischen Raum nach Westen auf. Im Tal des antiken Oxus, des Flusses Amudarja im westlichen Zentralasien, lokalisiert er den Ursprung des arischen Zweigs der weißen Rasse.

Längst kursieren die Theorien und die Untersuchungen zur Differenz zwischen den arischen und den semitischen Sprachen, denen Adrien Proust folgt, nicht mehr nur in Gelehrtenkreisen, sondern in den Zeitschriften des gebildeten Publikums wie der *Revue des deux Mondes*. Der linguistische Begriff der »Flexion« wird zur kulturellen Wasserscheide. Die arischen Sprachen, in denen die Worte konjugiert und dekliniert werden, sind kraft der Flexion in der Lage, »alle Nuancen und Delikatessen des Denkens« in sich aufzunehmen. Die semitischen Sprachen haben mit ihrer geringeren Flexibilität demgegenüber geringere Ausbreitungschancen. Die linguistische Paläontologie konstruiert ein Parallelogramm aus Sprache und Rasse. Die flektierenden Sprachen sind das ideale Instrument für die Entwicklung und Vervollkommnung des menschlichen Geistes, ihre Evolution findet in der Entwicklung der weißen Rasse ihre Krönung.

Adrien Prousts anthropologisch-linguistisches Tableau ratifiziert die koloniale Expansion der Europäer, es hat teil an der rassistischen Grunddrift in weiten Teilen der Anthropologie des 19. Jahrhunderts. Sein Fazit: »Es ist die weiße Rasse und in ihr der arische Zweig, dem die definitive Vorherrschaft zukommt; reicher ausgestattet als die anderen, geht sie siegreich aus dem Kampf um die Existenz hervor.« Doch ist damit der Kampf nicht beendet, er verlagert sich nun in die innereuropäische Rivalität. Erst die Zukunft wird erweisen, ob sich die lateinische, die germanische oder die slawische Familie als die stärkste erweisen wird. Die Völker des Orients sind wie die asiatischen »gelben Rassen« (»races jaunes«) und die »races nègres« Afrikas nicht gleichrangige Kombattanten, sondern Schauplatz dieser Rivalität, auch auf dem Feld der internationalen Hygiene. Zwar gehören Araber, Jemeniten, Tuaregs, Kabylen und Ägypter in Adrien Prousts Rangfolge im Prinzip zum Stamm der weißen Rasse, sind aber als Angehörige des semitischen Zweigs dem arischen untergeordnet. In der Anthropologie des Chefs der Gesundheitsbehörden der Dritten Republik ist wie im »Code d'indigénat«, der in Algerien gilt, das Gleichheitsversprechen der Trikolore suspendiert. Dass ihr Gatte freilich trotz seiner Loyalität zur Armee während der Dreyfus-Affäre kein Antisemit war, wusste Madame Proust aus dem Alltag und seinem Umgang mit ihrer Herkunftsfamilie. Aus der Sicht der Familie Weil war Adrien Proust ein Aufsteiger kleinbürgerlicher Herkunft. In der jüngeren Proust-Forschung ist im Blick auf die Kollegen und sein amtliches Umfeld die These vertreten worden, seine jahrelangen Bemühungen, in die Académie des sciences morales et politiques aufgenommen zu werden, seien nicht zuletzt an dem Umstand gescheitert, dass er mit einer Jüdin verheiratet war.

Nie zitiert Adrien Proust den *Versuch über die Ungleichheit der Menschenrassen* (1853/55) des Grafen Joseph Arthur de Gobineau. Er scheint aber auch die Antwort des aus Haiti stammenden Gelehrten Joseph-Anténor Firmin nicht wahrgenommen zu haben, der in seiner Abhandlung *De l'Égalité des races humaines: anthropologie positive* (1885) unter Berufung auf Alexander von Humboldt die Unterscheidung von höheren und minderwertigen Rassen zurückwies. Als sie erschien, war ihr Autor wie Adrien Proust Mitglied der Société d'anthropologie in Paris.

»Zwischen der Entwicklung der moralischen Vorstellungen und dem wissenschaftlichen Fortschritt bedarf es der Harmonie in einem ausgeglichenen Staat. In der Türkei gibt es sie nicht, man sieht eine Regierung, die, unter dem Druck Europas, vortreffliche Reformen verkündet, Maschinen kauft, Arsenale ausstattet und, wenn es darum geht, die Gesetze anzuwenden, die neuen Erfindungen zu handhaben und einen Schuss abzufeuern, sich einer Hierarchie von Beamten gegenüber findet, in der die Kontrolleure nur daran denken, die Kontrollierten zu erpressen.« So fasst der junge Marcel Proust die Ausführungen über den Zustand des Osmanischen Reichs zusammen, die in der *Voyage en Turquie d'Asie* des Grafen Armand Pierre de Cholet enthalten waren. Der gutachterliche Stil wie der Inhalt hätten seinem Vater bei einem Blick in die Zeitschrift *Littérature et critique* gefallen können, wo die Rezension seines Sohnes im Mai 1892 unter dem Titel »Choses d'orient«, »Orientalisches«, erschien.

Marcel Proust kannte den Autor aus der gemeinsamen Zeit beim 76. Infanterieregiment in Orléans zwei Jahre zuvor. Der Orient hat bei Cholet eine feste Adresse, die asiatische Türkei, aus der er berichtet, umfasste »Armenien, Kurdistan und Mesopotamien«. Cholet schildert das nördliche Vorderasien als Welt, »wo nicht nur die unähnlichsten Rassen Seite an Seite leben, ohne sich zu vermischen, sondern überdies die vielfältigsten Religionen praktiziert werden, ohne zu verschwinden«. Auch Bagdad gehört zu seinen Reisestationen, und so streut er Erzählungen im Stil von *Tausendundeiner Nacht* ein, die ein der Landessprache kundiger mitreisender Offizier in der Bevölkerung aufgelesen hat. »Sie haben den Duft von Blumen«, kommentiert Marcel Proust, »die sehr fern von uns erblüht sind, auf den Lippen von Menschen, die sich von den uns bekannten unterscheiden und deren Denken uns zwar trotzdem verständlich bleibt, aber gleichsam fremd und andersartig wird.« Seine Rezension beginnt mit Zitaten aus Baudelaires Gedicht »Le Voyage«, er lobt das »wollüstige Leben der künstlerischen Einbildungskraft«, aber im Buch de Cholets spielen die Rassen, Religionen und die repressive Herrschaft des Osmanischen Reiches eine größere Rolle als die Poesie und die Anspielungen auf morgenländische Erzählungen.

In Marcel Prousts jugendlicher Lektüre der Romane Pierre Lotis mit ihren Südsee-Liebschaften mag der literarische Exotismus das Faszinosum gewesen sein. Als junger Mann in der Zeit der Jahrhundertwende konnte er Einblick in die Welt des Kolonialismus und in die Rivalität der europäischen Mächte nicht nur durch seinen Vater gewinnen, sondern auch durch weitgereiste Freunde und Bekannte seiner eigenen Generation. Dazu zählte der Vicomte Robert d'Humières, Librettist, Lyriker und Übersetzer von Joseph Conrad und Rudyard Kipling. Kiplings *Dschungelbuch* hat Marcel Proust in seiner Übersetzung gelesen, er ließ sich von ihm bei der Übertragung von John Ruskins *Bible of Amiens* beraten. Als Anwalt der angelsächsischen ästhetischen Moderne und des kulturellen Brückenschlags zwischen England und Frankreich trat d'Humières resolut für eine politische Achse zwischen beiden Nationen ein. Im Sommer 1904 erschien sein Buch *L'Île et l'empire de Grand-Bretagne*, ein essayistischer Reisebericht über einen zweijährigen Aufenthalt in Indien sowie Reisen nach England und Ägypten. Adrien Proust hätte das Buch wenig Vergnügen bereitet. Marcel Proust hob im Blick auf die

Leser der Beilage zur *Gazette des Beaux-Arts*, in der seine Rezension erschien, die kunstkritischen Passagen zu den Pyramiden und Gräbern Ägyptens wie zu den Heiligtümern Indiens hervor. Zugleich aber lobte er d'Humières Interview mit Kipling als »kleines Meisterwerk« und ließ keinen Zweifel daran, der wichtigste Teil des Buches sei das Vorwort. Darin ist von Kunst nur wenig die Rede. Es enthält eine Verteidigung der Engländer gegen die Vorurteile der Franzosen, eine Apologie des britischen Imperialismus im Allgemeinen und der Kolonialregierung in Indien im Besonderen. Nicht zuletzt geht es unter dem Stichwort »Transvaal« um den Zweiten Burenkrieg und die Annexionen der Briten in Südafrika. Sie hatten im französischen Parlament zu Anträgen geführt, den Buren militärisch zu Hilfe zu kommen. Dagegen setzen Kipling und d'Humières ein Plädoyer für die Fusion von Großbritannien und Frankreich als Ordnungsmächten des zivilisatorischen Fortschritts im globalen Maßstab.

Ein Schlüsselwort in d'Humières Buch, das mit einem Vorwort von Kipling rasch ins Englische übersetzt wurde, ist der Begriff »race«. Wenn das Wort fällt, fast immer beim Vergleich von Großbritannien und Frankreich, bleiben die Tableaus der Anthropologie im Hintergrund. Es verbindet sich alltagssprachlich mit dem, was im Deutschen der »Menschenschlag« ist, und nimmt traditionelle Völkerstereotypen in sich auf. »Die angelsächsische Rasse« zeichnet sich vor allem durch Energie aus, sie kann diese Stärke als Seemacht und Motor der Epoche des Fortschritts voll ausspielen. »Die französische Rasse« ist ihr idealer Partner. Denn Frankreich ist als führende Wissenschaftsnation dazu berufen, das Erbe der alten Mythologien und der Religionen anzutreten und für die neue Weltordnung die Begriffe des Guten und Bösen zu entwerfen. Just hier fällt Marcel Proust, noch mit John Ruskin und der *Bible of Amiens* beschäftigt, aber schon auf dem Weg zu seinem großen Roman, d'Humières ins Wort. Die Kunst will er aus dem entworfenen Prospekt herauslösen und zumal der Verpflichtung auf die Wissenschaft entziehen. Denn ihre Aufgabe sei es, »jenes besondere, jenes Individuelle einzufangen, das den Synthesen der Wissenschaft entgleitet«.

Jahre später wird Marcel Proust beim Aufbau seiner Romanwelt aus den Theoriefragmenten, Begriffen und Verzeichnissen der Wissenschaften vom Menschen schöpfen, die im Fin de Siècle und im frühen 20. Jahrhundert kursieren. Die hierarchischen Ordnungsmuster, die in den Schriften seines Vaters, des enzyklopädischen Allesfressers, die Suggestion der Überschau erzeugen, gibt es in seinem Roman nicht. An ihre Stelle tritt eine fragmentierte Enzyklopädie.

Die Abgeschlossenheit der Hindu-Kasten war ein bekanntes Motiv in der Anthropologie des späten 19. Jahrhunderts. Rasch verlor es die Bindung an seinen Herkunftsraum. In den Schriften Adrien Prousts, der die Hindu-Pilger mit nicht geringerem Misstrauen betrachtete als die muslimischen, gibt es Kasten nicht nur in Indien. Auf den Tonga-Inseln werden die Leprakranken in der Quarantäne nach ihrer Kastenzugehörigkeit getrennt, und wenn er die Mamelucken in Ägypten als Kriegerkaste beschreibt, ist er im Einklang mit der Alltagssprache. Die französischen Wörterbücher des 19. Jahrhunderts dokumentieren – wie übrigens auch das *Deutsche Wörterbuch* der Brüder Grimm – die Übertragung des Kastenbegriffs auf die westliche Kultur. Er geht dort eine enge Beziehung zur »Klasse« ein, erhält dabei einen kritischen Akzent und verbindet die Abgeschlossenheit und Exklusivität einer Gesellschaftsklasse mir ihrer Neigung zu Vorurteilen und Anmaßung. »L'esprit de caste«, der Kastengeist, führt zur Verengung der Weltwahrnehmung. In Prousts *Recherche* taucht er schon im ersten Band auf, nicht zufällig dort, wo es um die Unfähigkeit der Familie des Erzählers geht, in Monsieur Swann eines der angesehensten Mitglieder des Jockey-Clubs in Paris zu erkennen: »Daß wir uns über Swanns glänzendes Leben in der mondänen Welt in solcher Unkenntnis befanden, kam natürlich zum Teil von der Zurückhaltung und dem Takt, die in seinem Charakter lagen, aber auch daher, daß sich die bürgerlichen Kreise jener Zeit die ›Gesellschaft‹ ein wenig wie bei den Hindus vorstellten, nämlich aus geschlossenen Kasten bestehend, wo jeder von Geburt an denselben Rang einnimmt wie seine Eltern, aus dem ihn nichts als die Zufälle einer außergewöhnlichen Laufbahn oder einer unerwartet günstigen Heirat ziehen konnten, um ihn in eine höhere Kaste aufsteigen zu lassen. Swann senior war Wechselmakler; der ›junge Swann‹ gehörte also für sein Leben einer Kaste an, in der die Vermögen, wie in einer bestimmten Steuerklasse, nur innerhalb bestimmter Grenzen schwankten. Man wußte, in welchen Kreisen sein Vater verkehrt hatte, man kannte also auch die seinigen, die Personen, mit denen er ›in der Lage war‹ zu verkehren.«

Mit dem Kastengeist ist ein Grundmotiv der *Recherche* angeschlagen, ihre unerbittliche Darstellung und Analyse der Illusionen und

Selbstdeutungen der Aristokratie wie des Bürgertums in allen Schattierungen, aber auch der Köchinnen und Dienstboten, Chauffeure und anderen Dienstleister. Nie geht es, wenn in der *Recherche* von »Kasten« die Rede ist, um Indien, immer um Frankreich, etwa, wenn die Mutter des Erzählers bei der Rückkehr von der gemeinsamen Venedig-Reise ihr Urteil über eine Eheschließung im Bekanntenkreis am »Kastensystem von Combray« orientiert. Oder wenn der aristokratische Freund des Erzählers, der Marquis de Saint-Loup, durch sein Verhalten und gelegentlich auch durch seine Meinungen zu dementieren sucht, dass er der Erbe einer »unwissenden, egoistischen Kaste« ist.

Der Erzähler referiert die gesellschaftlichen Urteile seiner Mutter und Großmutter, ohne sie zu teilen. Er gehört der jüngeren Generation an, wie de Saint-Loup. Wenn er seinen Eltern bescheinigt, sie seien »treue Anhänger der Soziologie von Combray«, ist der spöttische Unterton nicht zu überhören. Sie sind im Kastensystem gefangen, er selbst nicht mehr. Seine eigene Soziologie stellt den Kastengeist als anachronistisches Phänomen dar.

Mächtig ist er dennoch. De Saint-Loup verkörpert die Einsicht, dass, wer gegen den Geist seiner Kaste rebelliert, ihr nicht dadurch schon entkommt. Der Erzähler selbst macht hiervon keine Ausnahme. Seine eigene Herkunft passt er in eine Standarderzählung des 19. Jahrhunderts – die vom Aussterben einer Rasse – ein, wenn er beklagt, dass »die Rasse von Combray, jene Rasse der so absolut makellose Wesen wie meine Großmutter und meine Mutter entstammten, nun fast erloschen scheint«. Die Klage zeigt, dass es für die Erzählerstimme Rassen zwar auch im Weltmaßstab, vor allem aber im Nahbereich gibt. Fast verschmilzt die »Rasse« mit der eigenen Familie. Es steckt ein Element der Selbstnobilitierung darin, wenn der Erzähler als Abkömmling der »Rasse von Combray« spricht. Er wendet damit die aristokratische Formel »être de noble race« auf das gehobene Bürgertum an, dem er entstammt.

Die Allgegenwart des Rassebegriffs in der französischen Gesellschaft des späten 19. Jahrhunderts diente nicht lediglich der Positionierung Frankreichs in einer Phase der Vernetzung der Kontinente, des expansiven Kolonialismus und der geopolitischen Rivalität. Der Begriff »Rasse« diente zugleich der inneren Selbstvergewisserung Frankreichs im Zeitalter der Erosion sozialer Hierarchien.

Rückblicke auf den normannischen Adel setzten in der Dritten Republik antiegalitäre Energien frei, die Frage nach der Zukunft der Aristokratie im bürgerlichen Zeitalter war ein politisch brisantes Dauerthema. Vor diesem Hintergrund ist die obsessive Befassung der *Recherche* mit aristokratischen Genealogien, in denen nur noch die gleichbleibenden Namen die Deklassierung ihrer Träger kaschieren, nicht Ausdruck von Snobismus oder müßigem Dandytum, sondern ein Zeichen von Prousts Modernität. Zu Unrecht glaubt Gilberte, die Tochter Swanns und Jugendfreundin des Erzählers, durch die Eheschließung mit dem Marquis de Saint-Loup hafte der Name Guermantes an ihr »wie ein goldkäferfarbenes Email«. Doch Namen haften nicht, sie gleiten: »denn der Wert eines Adelstitels steigt wie ein Börsenpapier, wenn er gefragt ist, und sinkt, sobald er angeboten wird«.

Die bedeutendste Erschütterung des gesellschaftlichen Gefüges der *Recherche*, der Dreyfus-Prozess, verdichtet den soziologischen Impuls, mit dem der Roman sein Personal in das Dreieck aus Kaste, Klasse und Rasse einträgt. Eine seiner traurigsten Erzählungen ist die vom assimilierten Juden Charles Swann, der als kosmopolitischer Kunstkenner und hoch angesehenes Mitglied der besten Gesellschaft

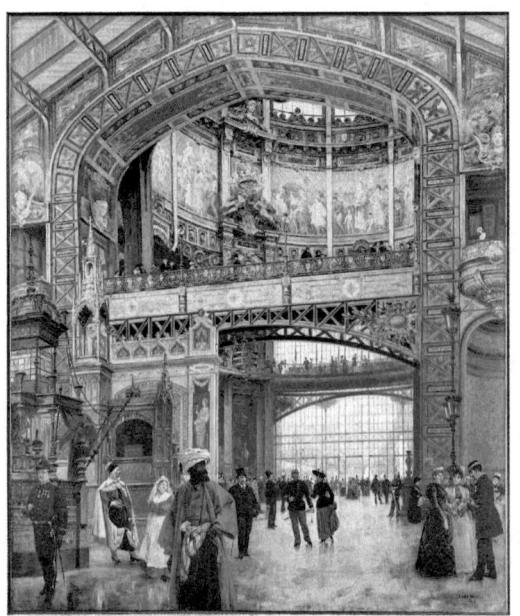

in den Roman eintritt und am Ende die Einsicht der Erzählerstimme beglaubigt, die Drehung, in die das gesellschaftliche Kaleidoskop durch die Dreyfus-Affäre versetzt wurde, werde die Juden »auf den letzten Platz der sozialen Stufenleiter hinunterbefördern«. Swanns jüdische Herkunft wird durch den im Zuge der Dreyfus-Affäre auflo-

Die Weltausstellung 1889 in Paris, Schaufenster der neuesten Errungenschaften in Technik und Industrie, huldigt in ihren Dekorationen dem Orientalismus

dernden Antisemitismus mehr und mehr zum Makel, während er selbst diese Herkunft zugleich mehr und mehr akzeptiert, bis am Ende in seiner von der tödlichen Krankheit gezeichneten Physiognomie die jüdischen Züge hervorzutreten scheinen, welche die Antisemiten schon immer als für ihn charakteristisch wahrgenommen haben wollen.

Zur Soziologie des Erzählers gehört die Einsicht, dass jede Rasse ihre Kasten hat. Er demonstriert sie an dem Assimilationsdruck, dem der junge Bloch unterliegt, auch er ein Generationsgefährte, die jüdische Kontrastfigur zum Aristokraten de Saint-Loup, der wie dieser seiner Kaste zu entkommen sucht. Der Erzähler unterhält zu ihm eine widersprüchliche, zwischen Loyalität und Verachtung changierende Freundschaft:»Bloch war unerzogen, neuropathisch, ein Snob und außerdem fühlte er, da er einer wenig angesehenen Familie entstammte, als lebe er auf dem Meeresgrund, über sich den unermeßlichen Druck, mit dem nicht nur die Christen der Oberfläche auf ihm lasteten, sondern auch die stufenweise übereinandergelagerten höheren jüdischen Kasten, von denen jede die unmittelbar unter ihr stehende mit Geringschätzung behandelte.«

Zu den Stereotypen des schon vor der Dreyfus-Affäre virulenten Antisemitismus gehörte die Festlegung der Juden auf ihre orientalische Herkunft, auf »Jerusalem«. Mit dieser Festlegung wurde die Legitimität ihrer Zugehörigkeit zur französischen Nation bestritten. Seit der Französischen Revolution waren die Juden in Frankreich rechtlich gleichgestellte Staatsbürger, seit dem 1870 von Adolphe Crémieux, dem Großonkel Jeanne Weils, durchgesetzten »Décret Crémieux« auch die algerischen Juden. Der junge Bloch ist unter den jüdischen Figuren der *Recherche* diejenige, um die sich das Netz aus Rasse, Kaste und Klasse am engsten zusammenzieht. Das zeigt sich nicht zuletzt darin, dass er sowohl Stimme wie Opfer des grassierenden Antisemitismus ist.

Eines Tages hören der Erzähler und de Saint-Loup am Strand von Balbec aus einem mit Tuch bespannten Badehäuschen eine Stimme »Verwünschungen gegen die Judeninvasion ausstoßen, von der Balbec heimgesucht sei«. Es ist die Stimme des jungen Bloch. Aus dem Zelt herausgetreten, mokiert er sich mit Blick auf die jüdischen Badegäste, zu denen viele seiner Familienangehörigen zählen, über den »Talmischick solcher Karawansereien«. Er spricht die Sprache des

Salonantisemitismus, in der Hoffnung, dadurch salonfähig zu werden. Die Erzählerstimme wiederum macht kenntlich, in welche Gesellschaft der junge Bloch Eingang zu finden hofft. Sie notiert die abschätzigen Blicke, die das französische Publikum des Seebads – vom Clan des Gerichtspräsidenten über das wohlhabende Bürgertum und Kleinbürgertum »bis hinab zu gewissen einfachen Getreidehändlern aus Paris« – auf die Familie des jungen Bloch und ihr Umfeld wirft. Und fügt ihrerseits hinzu: »Die Männer aber erinnerten ungeachtet des Glanzes ihrer Smokings und ihrer Lackschuhe durch ihren übertrieben ausgeprägten Typus an die sogenannten ›einfühlsamen‹ Versuche, bei denen gewisse Maler, wenn sie Szenen aus dem Evangelium oder aus Tausendundeiner Nacht zu illustrieren haben, in dem Gedanken an das Land, in dem die Handlung sich zuträgt, dem heiligen Petrus oder Ali Baba das Gesicht des größten ›Bakkaratfanatikers‹ von Balbec geben.« Wie so oft bei Proust ist hier in einem scheinbar kunstkritischen *Aperçu* eine soziologische Diagnose verborgen. Es geht hier immer noch um den »unendlichen Druck«, der auf dem jungen Bloch und seiner Welt lastet. Er führt dazu, dass die um Anerkennung Ringenden just den Bildern ähnlich werden, die über sie kursieren.

Der Orientalismus in der Malerei ist die Hintergrundkulisse sowohl bei den antisemitischen Tiraden des jungen Bloch am Strand von Balbec wie bei seinen Auftritten in den Salons der guten Gesellschaft in Paris. Seine obsessive Neigung, jede Plauderei und jede Sottise mit Zitaten aus dem Reservoir der griechischen Antike zu würzen, ist mehr als eine studentische Marotte. Sie ist ein Abwehrzauber gegen die Verbindung von Antisemitismus und Orientalismus, eine Demonstration seiner Zugehörigkeit zu Rom und Athen, nicht zu Jerusalem. Diese Distanzierung vom Orient wird ihm freilich nicht abgenommen, weder vom Publikum in den Salons noch vom Erzähler, der in seinem Bericht über den Auftritt des jungen Bloch im Salon von Madame de Villeparisis aufzeigt, wie Rassen- und die Klassenzugehörigkeit ineinandergreifen. Der junge Bloch landet im untersten Rang der orientalisierenden Tiervergleiche, in der Sphäre der Hyänen. Es ist die Erzählerstimme selbst, die ihn aus der Perspektive der guten Gesellschaft dorthin befördert:

»Rumänen, Ägypter und Türken mögen die Juden verabscheuen. Doch in einem französischen Salon sind die Unterschiede zwischen den Völkern nicht derart ausgeprägt, und ein Israelit, der dort seinen Einzug hält, als käme er aus der tiefsten Wüste, mit hyänenhaft gekrümmtem Leib, schräggestelltem Kopf und unter unaufhörlichen ›Salaams‹, befriedigt vollkommen den Geschmack am Orientalischen. Dazu ist es freilich notwendig, daß dieser Jude nicht zur ›Gesellschaft‹ gehört, sonst sieht er leicht aus wie ein Lord, und sein Benehmen ist derart französisiert, daß eine widerspenstig wie Kapuzinerkresse nach den unerwartetsten Richtungen herausspringende Nase eher an Mascarille erinnert als an Salomon. Da aber Bloch nicht durch die schmeidigende Gymnastik des ›Faubourg‹ hindurchgegangen noch durch Kreuzung mit England oder Spanien geadelt worden war, blieb er für einen Freund exotischer Eindrücke ebenso merkwürdig und reizvoll anzuschauen – ungeachtet seiner europäischen Kleidung – wie ein Jude von Decamps.«

Der Bilderwelt von Alexandre-Gabriel Decamps und anderer Orientmaler wird der junge Bloch nie entkommen, so wenig wie dem herabwürdigenden Tiervergleich. Als er, alt geworden, im letzten Band des Romanzyklus dem Erzähler bei der großen Soiree nach Jahren wiederbegegnet, resümiert dieser:»Bloch war mit den Bewegungen einer Hyäne eingetreten. Er kommt jetzt in Salons, in die er vor zwanzig Jahren niemals eingedrungen wäre, dachte ich bei mir.«

Nichts bleibt in der *Recherche* auf Dauer stabil im Dreieck von Kaste, Klasse und Rasse.

In dieses Dreieck hat Proust als eine»Rasse, auf der ein Fluch liegt und die in Lüge und Meineid leben muß«, am Beginn des Bandes *Sodom und Gomorrha* auch die Homosexuellen eingefügt. Er hat auf diese Weise eine Parallele zwischen Judentum und Homosexualität, Antisemitismus und Homophobie etabliert und im unmittelbaren Zusammenhang mit der Dreyfus-Affäre den Prozess und die Verurteilung Oscar Wildes erwähnt, freilich ohne dessen Namen zu nennen. Wie die Juden sind die Homosexuellen»versammelt mit ihresgleichen durch das Scherbengericht, das über sie verhängt wird, durch die Schmach, in die sie hinabgesunken, gezeichnet am Ende nach einer Verfolgung, die der der Juden gleicht, mit den physischen und psychischen Merkmalen einer Rasse«. Vom Baron de Charlus, unverkennbar ein Radikalist des sozialen Kastengeistes, über den (verheirateten) Marquis de Saint-Loup bis zum Violinisten Morel, dem ehemaligen Westenmacher Jupien, aus dem der Chef eines Männerbordells wird, und einer Fülle weiterer Figuren hat Proust diese Parallelität samt ihren Techniken der Camouflage, Selbstverleugnung und Selbstbehauptung zu einem Zentralmotiv der *Recherche* gemacht.

Während der Dreyfus-Affäre demonstriert ein hochrangiges Mitglied der französischen Aristokratie, der Herzog von Guermantes, die Entleerung der Formel »être de noble race« durch die rein genealogische Selbstbehauptung. Die Zuwahl des Marquis de Saint-Loup zum Jockey-Club ist durch seine Parteinahme für den jüdischen Hauptmann Dreyfus gefährdet. Der Herzog von Guermantes, eine der gröbsten Figuren der gesamten *Recherche* und nicht von ungefähr eine Inkarnation des Kastengeistes, kann die Aufregung im Club verstehen: »Sie wissen, daß ich persönlich keine Rassenvorurteile habe, ich finde, das paßt nicht in unsere Zeit, und ich habe den Ehrgeiz, mit meiner Zeit zu gehen, aber schließlich, den Teufel auch! Wenn man Marquis de Saint-Loup heißt, ist man eben kein Dreyfus-Anhänger, was soll ich da noch sagen!«

Ähnlich wie das Wissen, dass jede Rasse ihre Kasten hat, gehört zur Soziologie der Erzählerstimme die Einsicht: »Die Klassen des Geistes nehmen keine Rücksicht auf die Geburt.« Dieses Gesetz macht sich auch bei dem Herzog von Guermantes geltend. Es bewirkt, »daß man sich wie die Menschen seiner eigenen geistigen Klasse ausdrückt und nicht wie die der Kaste, der man entspringt«. Darum muss der Herzog »mit seiner Ausdrucksweise dem untersten Kleinbürgertum seinen Tribut zollen«. Mit seiner Vulgarität wie mit seiner Behauptung, wer Marquis de Saint-Loup heiße, könne nicht Dreyfusard sein, steht er für die Unzuverlässigkeit der Namen. Die Namen unterliegen der Erosion der Zeit, sie sind aber zugleich als Ortsnamen entscheidend am Aufbau der Topografie des Romans beteiligt. Der Name Guermantes bezeichnet nicht nur ein altes Adelsgeschlecht, sondern auch eine Gegend nahe Combray sowie das Hôtel de Guermantes, in dem sich das aristokratische Flair des Pariser Viertels Faubourg Saint-Germain verdichtet.

Alter Adel und Grundbesitz gehören zusammen. Doch das soziologische Element ist nur eines von vielen, die sich bei Proust an Namen und Ortsnamen anlagern. Die Ortsnamen wie die Namen überhaupt ziehen in der *Recherche* wie Magneten frei schweifende Zeichen aus verschiedenen Sphären an. Immer wieder praktiziert der Erzähler dieses Verfahren der Mythologisierung durch Assoziationsanreicherung. Zugleich wahrt er die Verbindung der Namen zur empirischen Welt. Wie die Namen der realen Pariser Ärzte Charcot und Dieulafoy das medizinische Milieu der *Recherche* mit einem fiktiven Echtheitssiegel versehen, so imprägnieren die Ortsnamen Parma, Venedig, Florenz die Welt der erträumten Reiseziele des Erzählers mit der Illusion der Erreichbarkeit.

In den Namen »Parma« lässt Proust zunächst die Kunstwerke der italienischen Stadt und das Aroma von Stendhals Roman *Die Kartause von Parma* einfließen. Erst wenn die Einbildungskraft des Erzählers von dieser Mischung durchtränkt ist, wechselt er vom Register der Ortsnamen zu den Personennamen und umgibt die Prinzessin von Parma mit all den Erwartungen, die der Ortsname geweckt hat. Sie erfüllt sie so wenig wie die Rue de Parme im Quartier de l'Europe in Paris, die statt der Kartause, in der Stendhals Held stirbt, »dem Wartesaal der Gare Saint-Lazare« gleicht. Kaum eine andere Figur der Aristokratie wird in der *Recherche* so drastisch entmythologisiert wie die Prinzessin von Parma. Die Liebenswürdigkeit und Wohltätigkeit, für die sie berühmt ist, erweist sich als Maske eines standesbewussten Hochmuts, dessen ökonomisches Fundament nicht mehr der Grundbesitz ist, sondern das klug angelegte Aktienkapital. Es ist reizvoll, sich Julien Sorel, den Helden in Stendhals Roman *Rot und Schwarz*, einen Kenner der Heuchelei in allen ihren Schattierungen, als Leser der von der Erzählerstimme imaginierten Predigt des »evangelischen Snobismus« vorzustellen, mit dem die Prinzessin von Jugend auf so lange geimpft wurde, bis er ihr zur zweiten Natur wurde:

»Gott hat in seiner Güte dafür gesorgt, daß du fast alle Aktien des Suezkanals und dreimal so viele Royal Dutch wie Edmond de Rothschild hast; dein Stammbaum in direkter Linie ist von den Genealogen seit dem Jahr 63 der christlichen Zeitrechnung belegt; zwei Kaiserinnen sind deine Schwägerinnen. Daher darfst du beim Sprechen nicht an so große Privilegien erinnern, obwohl sie fraglos vorhanden sind (denn man kann nichts ändern am Alter der Familie, und Erdöl wird immer gebraucht), es ist aber überflüssig, extra darauf hinzuweisen, daß du besser geboren bist als sonst irgend jemand und daß deine Geldanlagen erstklassig sind, da ja alle Welt es weiß. Sei hilfreich den Unglücklichen. Laß denen, die tiefer als dich zu stellen die himmlische Güte dir die Gnade erwiesen hat, zukommen, was du ihnen zuteil werden lassen kannst, ohne deinem Rang etwas zu vergeben, das heißt geldliche Beihilfe und selbst Krankenpflege, aber natürlich nie eine Einladung zu deinen Abendgesellschaften, was ihnen gar nicht gut täte, wohl aber durch Verminderung deines Prestiges deinen Wohltaten etwas von ihrer Wirkung benähme.‹«

Die Prinzessin von Parma ist nicht die einzige Figur der *Recherche*, die vom Suezkanal profitiert. Als es dem jungen Bloch gelungen ist, Beziehungen zum Marquis de Saint-Loup aufzunehmen, macht er bei seinem Vater vor allem durch die Mitteilung Eindruck, dass Saint-Loup senior als Präsident der Suezkanal-Gesellschaft wirkte. Es charakterisiert die besseren Kreise des Fin de Siècle in Prousts Roman, dass sie über die Börse mit Suez verbunden sind. Auch der Erzähler ist Aktienbesitzer. »Suez« ist aus Börsenperspektive mindestens so sehr ein Aktientitel wie ein Ortsname. Doch ist der Ortsname der Pariser Salongesellschaft durchaus vertraut. Für den modernen Tourismus besteht das Frankreich der Dritten Republik nicht nur aus Frankreich. Die Reiserouten seiner Hautevolee sind international orientiert und schließen Abstecher nach Nordafrika ein. Die Vergnügungsreise auf einer Jacht, an der Odette de Crécy zum Leidwesen von Charles Swann teilnimmt, führt Monsieur und Madame Verdurin in Begleitung der Getreuen ihres Salon nach Algier und Tunis, von dort nach Italien und Griechenland und über Konstantinopel bis nach Kleinasien. Die koloniale Welt gehört zum Raum der *Recherche*, nicht als Schauplatz, wohl aber als Element der fragmentierten Enzyklopädie, die im Roman enthalten ist. Auch hier wird die Wünschelrute fündig, mit der Proust Ähnlichkeiten aufspürt. Die Köchin Françoise, Virtuosin exquisiter Speisen und exquisiter Grausamkeit zugleich, verkörpert das alte, innere Frankreich, »la France profonde«. Die Zeitungen liest sie nicht, ist aber an vormoderne Nachrichtennetze angeschlossen, die sich auch im modernen Paris bewähren. Von Unannehmlichkeiten, die der Familie drohen, weiß sie schon lange vor den Betroffenen. »So erhalten wilde Völkerschaften gewisse Nachrichten schon Tage, bevor die Post sie der europäischen Kolonie überbringt, und zwar nicht durch Telepathie, sondern auf dem Weg von Feuerzeichen, die sie von Hügel zu Hügel übermitteln«.

Das Grundmuster dieser Verschränkung von heimischer Küche und Kolonialwelt gilt auch für den Orientalismus in der *Recherche*. Er ist nicht Eskapismus, sondern dient wie in den *Lettres persanes* von

Montesquieu der reflexiven Durchdringung der französischen Gesellschaft.

Wie tief die Erzählerstimme der *Recherche* im literarischen Modell von *Tausendundeiner Nacht* wurzelt, hat die Proust-Philologie an einer Fülle von Beispielen nachgezeichnet. Sie hat in der Eröffnungspassage des ersten Bandes, welche um das Einschlafen, das Aufwachen und die Schlaflosigkeit kreist, das orientalische Märchen vom erwachten Schläfer aufgespürt und auf die labyrinthische Struktur des Erzählens und die Einschachtelungen verwiesen, die Prousts Roman mit der Geschichtensammlung aus dem Orient verbinden. Sie hat die von der »mémoire involontaire« ausgelösten plötzlichen Wechsel von Ort und Zeit bei Proust mit den fliegenden Teppichen und mächtigen Geistern verglichen, von denen die Figuren der orientalischen Märchen von hier nach dort versetzt werden. Am Ende der immer wieder abgebrochenen Annäherung des Erzählers an das Schreiben, an der Schwelle seiner Selbstverwandlung zum Schriftsteller, wird Scheherazade eines seiner Vorbilder neben den Memoiren des Herzogs von Saint-Simon. Zwar will er sich nicht anmaßen, etwas Ebenbürtiges zu schaffen, und doch kann er sich nur »mit Grauen ein Werk vorstellen, das von ihnen verschieden war«. Nicht zuletzt lässt sich Marcel Proust selbst, der in seinem mit Kork ausgeschlagenen, gegen den Lärm der Außenwelt abgedichteten Arbeitszimmer in den Nächten schrieb, an die Seite von Scheherazade stellen. Schiebt sein Schreiben mit zunehmender Krankheit nicht wie ihr Erzählen den Tod hinaus?

Der aus der Lektüre von *Tausendundeiner Nacht* aufsteigende Orient der *Recherche* hat zwei Gesichter. Das eine entstammt der Übersetzung von Antoine Galland, der seine Vorlage an den Geschmack des frühen 18. Jahrhunderts anpasste. Gallands Fassung liegt der Kindheitslektüre des Erzählers zugrunde, sie ist mit den Phantasmagorien der Laterna magica in seinem Schlafzimmer im Bunde. Hier ähneln die Figuren aus dem Orient den Bildern auf den Kuchentellern, an denen sich Tante Léonie nicht sattsehen kann. Das zweite Gesicht entstammt der aktuellen Übersetzung von Joseph-Charles Mardrus, die zwischen 1899 und 1904 erschien. In einer bemerkenswerten Szene des Bandes *Sodom und Gomorrha* kommen beide zur Sprache. Der Erzähler, inzwischen erwachsen geworden, hat gegenüber der Mutter den Wunsch geäußert, durch eine neuerliche Lektüre von *Tausendundeiner Nacht* die Erinnerungen an Combray und die Teller von Tante Léonie aufzufrischen. Daraufhin überrascht sie ihn zum Geburtstag mit einem doppelten Büchergeschenk, das beide Ausgaben enthält. Es ist eine beiläufige Szene mit weitreichenden Konsequenzen. Die Mutter hat in die Mardrus-Übersetzung hineingeblättert und sieht sich »durch die Immoralität des Gegenstandes und die Unverblümtheit des Ausdrucks in ihren Gefühlen verletzt«. Doch den Sohn reizt gerade, was die Mutter verletzt und die Großmutter und Tante Léonie empört hätte. Er erzählt von Sodom und Gomorrha, zu seiner Version von *Tausendundeiner Nacht* gehört der in der Ausgabe von Mardrus enthaltene Abu Nuwas, der Begleiter des Kalifen von Bagdad, der über die Großstadt schreibt und seine Liebesgedichte an Männer adressiert.

Die neue Übersetzung signalisiert eine Zäsur in der orientalischen Schicht der *Recherche*, sie entspricht dem Entschwinden der Kindheit und dem Aussterben der »Rasse von Combray«. Wie alle Metamorphosen des westeuropäischen Orientalismus ist sie nicht ein Reflex von Entwicklungen im Orient, sondern der Geschmacksgeschichte in Europa selbst, die in Prousts *Recherche* eine ihrer bedeutendsten Echokammern hat. Darum lohnt ein genauerer Blick auf diese Neuübersetzung und ihren Autor.

Joseph-Charles Mardrus entstammte einer Familie mit Ursprüngen in der mingrelischen Minderheit Georgiens, die im Gefolge der russischen Annexion des Kaukasus nach Ägypten emigriert war. Er war 1868 in Kairo geboren, in arabischsprachiger Umgebung aufgewachsen und bei den Jesuiten in Beirut zur Schule gegangen. Als junger Mann übersiedelte er nach Frankreich, studierte Medizin und etablierte sich als Arzt und Literat. Gern brachte er bei der Vermarktung seiner Übersetzung seine Herkunft ins Spiel. *Le Figaro* brachte unmittelbar nach Erscheinen des ersten Bandes auf der Titelseite der Ausgabe vom 17. Juni 1899 einen enthusiastischen Artikel über das auf sechzehn Quartbände angelegte Unternehmen und seinen Autor. Verfasst hatte ihn der Herausgeber der Literaturbeilage persönlich unter dem Titel »Alf Lailah oua Lailah«. Émile Berr ließ aus dem arabischen Originaltitel erst im zweiten Absatz seines Artikels das altbekannte *Livre des Mille et une Nuits* hervortreten. Jetzt endlich erhalte das französische Publikum die wortgetreue und vollständige Fassung eines Buches, das es längst zu kennen glaubte. Erst jetzt werde aus einem Buch für Kinder ein großes Lesevergnügen für Erwachsene, erst jetzt gewinne es die unschuldig-naive, überbordende Sinnlichkeit zurück, die Antoine Galland ihm durch Auslassungen, Verdünnungen und Verstümmelungen genommen habe.

Berr stellte nicht nur das Buch vor, sondern auch Joseph-Charles Mardrus, der die Übersetzung in seiner Zeit als Sanitärmediziner bei einer französischen Schifffahrtsgesellschaft in Marseille in Angriff genommen hatte. Das Autorenporträt beruhte auf einem brieflichen Austausch zwischen dem Pariser Journalisten und dem Mediziner. Die »reinrassige Ägypterin«, die Mardrus dem *Figaro*-Redakteur als seine Kinderfrau vorgestellt hatte, bürgte für sein Arabisch. Er wurde zur Synthese aus orientalischer und französischer Kultur, ein geborener Muslim, in Mekka ebenso zu Hause wie auf den Boulevards von Paris. Vor allem aber porträtierte Émile Berr Mardrus als Gelehrten und Philologen, aus dem der Orient selber spricht.

Die Mutter des Erzählers in Prousts *Recherche* nimmt an der neuen Übersetzung nicht nur wegen ihrer Immoralität Anstoß, sondern auch, weil sie ihr die vertrauten Namen der Figuren entzieht und sogar den vertrauten Titel. Aus *Les Mille et une Nuits* (»Tausendundeine Nacht«) war bei Mardrus *Les Mille Nuits et une Nuit* (»Tausend Nächte und eine Nacht«) geworden, mit dem neuen Titel unterstrich er markant und programmatisch den Anspruch seiner Übersetzung, wortwörtlich dem Original zu folgen. Die Orientalistik war weniger leichtgläubig als Émile Berr. Sie meldete schon früh Bedenken an und ließ im 20. Jahrhundert wenig übrig von seinen Prätentionen. Sie bezweifelte, dass seine Muttersprache Arabisch war und wies ihm nach, dass er weder, wie behauptet, der 1835 in einer Vorstadt von Kairo gedruckten und als besonders authentisch geltenden »Bulaq«-Edition treu geblieben war noch gar dem Originalmanuskript, das er zusätzlich konsultiert haben wollte. Dieses Manuskript gab es nicht, viele der erotischen Erzählungen, die Émile Berr als Freilegung der schamhaft überdeckten erotischen Dimension erschienen, hatte er selbst hinzugefügt.

Der Tusch in *Le Figaro* begleitete Mardrus' Übersiedlung von Marseille nach Paris. Die Pseudophilologie samt ihrer Authentizitätssuggestion war dort extrem erfolgreich. Mit der ästhetischen Avantgarde und den Literatenzirkeln stand Mardrus schon länger in Kontakt. Das gesamte Unternehmen hatte er dem 1898 verstorbenen Stéphane

Mallarmé gewidmet, seinem Mentor, der ihn zu der Übersetzung ermuntert hatte. Formell beauftragt, vorfinanziert und verlegt wurde sie von den Herausgebern der Zeitschrift *Revue blanche*, bei der Marcel Proust einige Jahre zuvor Mitarbeiter gewesen war. Das Presseecho war ungewöhnlich groß, in den Tageszeitungen erschienen Artikel und Werbeanzeigen, in der *Revue blanche* lange Aufsätze. Einer stammte von dem jungen André Gide, der mit Mardrus und seiner Frau, der Dichterin und Bildhauerin Lucie Mardrus-Delarue, befreundet war. In »*Les Mille Nuits et une Nuit* du Dr. Mardrus« entfaltete Gide das Hauptargument der Mardrus-Bewunderer. Die Verpflichtung auf den »bon goût« in Gallands Übersetzung führe dazu, dass man in ihr mehr über die höfische Gesellschaft in der Zeit von Louis XV. erfahre als über die Welt des Kalifen Harun al-Raschid. Demgegenüber gebe Mardrus erstmals im Französischen die Gedankenwelt des Volkes wieder, aus der die orientalischen Märchen hervorgegangen seien.

In Gides Tagebuch wird das ästhetische Milieu der *Revue blanche* lebendig, in dem Joseph-Charles Mardrus über die Anerkennung seiner neuen Titelschöpfung und der Umbenennung der Figuren wacht. Die Spezialliteratur zu Proust gibt Einblick in die Orientalismusmode um 1900. Die Neuübersetzung von Mardrus steht an der Seite des Aufblühens der »Ballets Russes« unter Sergej Diaghilew, die in *Sodom und Gomorrha* die Pariser Salons vibrieren lassen, bei den privaten Festen in orientalischen Kostümen verschwimmen die Geschlechtergrenzen, und hinter der Fürstin Jurbeletschew, die in *Sodom und Gomorrha* als geheimnisvolle Fee der Truppe um Diaghilew auftaucht, verbirgt sich die in Petersburg geborene Misia Sert, die zeitweilig mit Thadée Nathanson verheiratet war, einem der Gründer und Geldgeber der *Revue blanche*.

Der Erzähler der *Recherche* lässt sich die Mardrus-Übersetzung schenken und schildert das ästhetische Milieu, dem sie entstammt, aber er ignoriert ihr Begehren nach dem ursprünglichen Glanz, den philologisch drapierten Anspruch, den »wahren« Orient zu repräsentieren. Das Buch, das der Mutter missfällt, hat seinen identifizierbaren Ursprung in der Pariser Vorkriegsgesellschaft. Weder von Combray und der Kindheitslektüre her noch als Effekt der Orientalismusmoden um 1900 lässt sich indes der Weg des Erzählers zu Scheherazade verstehen. Seine entscheidende Abzweigung nimmt er erst, wenn er nicht mehr durch die Welt der Bücher und ästhetischen Moden führt, sondern durch die Straßen von Paris. Das geschieht im letzten Band der *Recherche*. Die »orientalische« Dimension des Romans war im Band *Guermantes* ein Element im aufschäumenden Antisemitismus, der im Zuge der Dreyfus-Affäre die Gesellschaft spaltete. Im abschließenden Teil, der *Wiedergefundenen Zeit*, verbindet sie sich mit dem zweiten historischen Großereignis, das in den Roman Eingang gefunden hat, mit dem Ersten Weltkrieg. Die große Katastrophe, »La Grande Guerre«, ist kein Appendix zur Schilderung der Vorkriegszeit. Der Krieg hat die Grundstruktur der *Recherche* geprägt und ist als ihr Erfahrungshintergrund auch dort anwesend, wo von ihm nicht die Rede ist. Nur von seinem Stoff her ist Marcel Proust ein Autor der Belle Époque, die Abfassung des weitaus größten Teils seines Romanzyklus vollzieht sich während des Krieges und in der Nachkriegszeit. Lediglich der erste Band ist vor 1914 erschienen, und selbst dieser wird wegen der nichtlinearen inneren Chronologie der *Recherche* von der Erfahrung des Krieges überschattet. Proust, der sich seine Dienstuntauglichkeit bescheinigen ließ, wusste von Söhnen aus dem Bekanntenkreis, die gefallen oder schwer verwundet worden waren. Sein Bruder Robert diente als Militärarzt an der Front. Marcel Proust las aufmerksam die Kriegsberichte und porträtierte mit Daumier'scher Schärfe Madame Verdurin, während sie mit der einen Hand ihr Croissant in den Milchkaffee taucht und mit der anderen die Zeitung mit dem Bericht über den Untergang der Lusitania umblättert: »Wie grauenhaft! Das ist ja fürchterlicher als die entsetzlichsten Tragödien.‹ Doch der Tod all dieser Ertrunkener mußte ihr wohl doch auf ein Milliardstel seiner Größe reduziert erscheinen, denn während sie mit vollem Munde diese trostlosen Überlegungen anstellte, war der Ausdruck, der auf ihrem Gesicht lag und wahrscheinlich durch den Wohlgeschmack des Gebäcks hervorgerufen wurde, das ihr so unschätzbare Dienste bei ihrer Migräne leistete, eher der eines sanften Behagens.« Dass Proust in diesem letzten Band Combray aus der Nähe von Chartres, der Herkunftswelt des Vaters, in die Nähe des Frontgeschehens zwischen Laon und Reims verlegt, ist der äußere Ausdruck für den Einbruch des Weltkriegs in den Roman. Der Kirchturm von Saint-Hilaire wird die Verwandlung der Kindheitslandschaft in einen Kriegsschauplatz nicht überleben. Der Erzähler erfährt in einem Brief seiner Jugendfreundin Gilberte, welche Bedeutung die Ortsnamen der Kindheit – »Combray«, »Tansonville«, »Méséglise« – angenommen haben: »Die Schlacht bei Méséglise hat mehr als acht Monate gewährt, die Deutschen haben dort mehr als sechshunderttausend Mann verloren, sie haben Méséglise zerstört, aber nicht eingenommen. Der kleine Pfad, den Sie so sehr liebten und den wir immer den Weißdornpfad nannten – Sie behaupteten damals, in Ihrer Kindheit hätten Sie sich dort in mich verliebt, während ich Ihnen doch wahrhaftig versichern kann, daß ich in Sie verliebt gewesen bin –, hat eine Bedeutung erlangt, die ich gar nicht in Worte fassen kann. Das riesige Kornfeld, an das er stößt, ist die berühmte Kote 307, deren Namen Sie immer wieder in den Frontberichten finden konnten. Die Franzosen haben die kleine Brücke über die Vivonne gesprengt, die, wie Sie sagten, Sie nicht ganz so sehr in Ihre Kindheit zurückgeführt hat, wie Sie es sich wünschten, doch die Deutschen haben andere geschlagen; eineinhalb Jahre hatten sie die eine Hälfte von Combray besetzt, und die Franzosen die andere.«

Der Krieg tritt nicht von außen in die Welt der *Recherche* hinein. Er ist mit dem dicht geknüpften Strang militärstrategischer Diskussionen schon früh anwesend. In den langen Diskussionen, die Robert de Saint-Loup und der Erzähler im friedlichen Garnisonstädtchen Doncières führen, werden die napoleonischen Schlachten und der Krieg von 1870/71 in einer Weise rekapituliert, dass der illusionäre Charakter der Expertisen Saint-Loups mehr und mehr hervortritt.

Nie wird im letzten Band der *Recherche* die Front selbst zum Schauplatz, doch ständig ist von ihr die Rede, und in den Kommentaren der Erzählerstimme wie in den Tiraden des Baron de Charlus über die nationalistischen Brandartikel der Zeitungen zeigt sich, dass in Proust ein Kritiker der Phrase steckt, der es mit Karl Kraus aufnehmen kann.

Aus einem kaum umrissenen Niemandsland kommend, durchstreift der Erzähler Paris im August 1914 und ein zweites Mal im Jahr 1916. Die Jahre vor Kriegsbeginn und die ersten Kriegsjahre hat er in einem Sanatorium verbracht, unter einem Hygieneregime, das ihm »Isolation« verordnete und ihn von der Welt absonderte. Anfang 1916 musste er es verlassen, weil das Pflegepersonal ausgegangen war, nicht etwa, weil er geheilt gewesen wäre. Die großen, leeren Zeiträume zwischen Jahrhundertwende und Kriegsausbruch, die hinter ihm liegen, ähneln der von Proust bewunderten großen Auslassung, mit der

Flaubert in seiner *Éducation sentimentale* nach der Schilderung der 1848er-Revolution zwischen dem letzten Satz des einen und dem ersten des folgenden Kapitels Jahre vergehen lässt, in denen aus seinem jungen Helden ein alternder Mann wird:»Er reiste. Er durchlebte die Melancholie der Dampfschiffe, das fröstelnde Erwachen unterm Zelt, den Rausch von Landschaften und Ruinen, die Bitternis zerrissener Sympathie. Er kehrte zurück.«

Offenkundig hat Flauberts Frédéric Moreau eine Orientreise unternommen, wie sein Autor. Für Prousts Erzähler wird der Erste Weltkrieg zum fliegenden Teppich, der ihn in den Orient trägt. Aber dieser Orient ist das Paris der Kriegsjahre, wo alle Zerfallsprozesse der Gesellschaft, auch die der Aristokratie, ins Extrem getrieben werden, wo alle individuellen Pathologien das höchste Krankheitsstadium erreichen. Die Metamorphose von Paris in eine Stadt aus *Tausendundeiner Nacht* beginnt, als dem Erzähler Frauen begegnen, die nach der neuesten patriotischen Mode gekleidet sind. Sie tragen zylinderartige Turbane, dazu »dunkle, sehr kriegsmäßige ägyptische Tuniken über sehr kurzen Röcken« und »hohe Gamaschen, die an diejenigen unserer lieben Frontkämpfer gemahnten«. Die Moden sind bei Proust Geschichtszeichen. Das gilt auch für diese orientalisierende Kriegsmode. Sie zitiert, wie der Erzähler hervorzuheben nicht vergisst, die ägyptischen Motive in der Mode des Directoire nach dem erfolgreichen Ägyptenfeldzug Napoleons im Jahr 1798. Im aktuellen Paris des Kriegsjahres 1916 sind die Orientbilder nicht an die Moden der Salons gebunden. In der Stadt müssen wegen der Luftangriffe allabendlich die Lichter gelöscht werden, über den Restaurants, in denen Fronturlauber wie der Marquis Saint-Loup dinieren, liegt ein Halbdunkel, das nicht mehr an die Laterna magica von Combray erinnert, sondern an die Zuschauersäle in den Kinos, in denen modernere Lichtspiele geboten werden.

Nur selten sind in einem Privathaus oder einer Hoteletage die Fensterläden nicht geschlossen, wenn aber doch, dann erscheint es, als habe man etwa in der Frau, die plötzlich in dem »goldenen Halbdunkel« auftaucht, »eine reine Lichtprojektion, eine Erscheinung ohne Konsistenz vor Augen«. In diesem Halbdunkel, dessen Licht- und Schatteneffekte mit dem frühen Stummfilm verknüpft sind, glaubt der Erzähler »den geheimnisvollen, schleierverhüllten Zauber einer Vision aus dem Orient« zu erkennen. Das klingt, als entstamme dieser Orient seiner Einbildungskraft. Er ist aber keine Phantasmagorie, keine Feier der Imagination, kein Zeichen der Ablösung des Romans von aller historisch-politischen Geschichtsschreibung. Er ist datierbar wie ein Zeitungsartikel, tritt dem Erzähler leibhaftig gegenüber, als er aus dem Labyrinth der Nebenstraßen und Gassen wieder auf die Boulevards zurückkehrt.

»Hier erneuerte sich der Eindruck von orientalischem Leben, den ich kurz zuvor bereits gehabt hatte. Andererseits war das wiedererwachte Paris der Directoirezeit nun durch das von 1815 ersetzt. Wie im Jahre 1815 ergab sich das Bild verschiedenartigster Uniformen alliierter Truppen; unter ihnen reichte der Anblick von Afrikanern in roten Pluderhosen und Hindus in weißen Turbanen aus, damit für mich aus diesem Paris, in dem ich spazierenging, eine exotische Phantasiestadt wurde, in einem Orient gelegen, der authentisch war in allem, was die Kostüme und die Farben betraf, gleichzeitig aber eigenwillig und traumhaft, was seine Inszenierung betraf, so wie Carpaccio aus der Stadt, in der er lebte, ein Jerusalem oder ein Konstantinopel machte, indem er eine Menge versammelte, die kaum farbenprächtiger war als die Menge hier.«

Die Orientalisierung von Paris schreitet im Rhythmus der französischen Geschichte voran. Die außereuropäischen Soldaten ersetzen dabei die europäischen Truppen der Koalition gegen Napoleon. Seit der Eroberung Algeriens hatte Frankreich Verbände in Afrika rekrutiert und schon im Krimkrieg 1865 eingesetzt. Im Ersten Weltkrieg stammten die afrikanischen Soldaten in der französischen Armee aus Algerien, Tunesien und Marokko, aber auch aus dem Senegal und aus Mali. Mit den nach einem Stamm in der Kabylei benannten Zuaven-Regimentern betritt der Baron de Charlus die Boulevard-Szene. Er wird sie mit ausufernden Monologen für lange Zeit bestimmen, als von seiner schweren Krankheit gezeichneter Begleiter des Erzählers durch das nächtliche Paris. Er ist der auffälligste der »Söhne Sodoms« im Roman, seine aristokratische Genealogie reicht weit in die Epoche vor den modernen Nationalstaaten zurück. Nicht nur in seiner Deutschenfreundlichkeit und seinen Sottisen über den aktuellen französischen Nationalfuror lässt er jeden Patriotismus vermissen, sondern auch in seinen sexuellen Präferenzen. Er genießt den Kosmopolitismus der Uniformen, der Paris in eine Hafenstadt verwandelt. Wie den Zuaven ist er den Engländern und Marokkanern besonders gewogen.

Aufgrund seiner klassischen Bildung sieht der Baron die Stadt durch die von den deutschen Zeppelinen ausgehende Bedrohung in die Lage von Pompeji und Herculaneum kurz vor der Zerstörung versetzt. Er führt die Antike im Mund, ist aber die Schlüsselfigur der Orientalisierung von Paris. Kurz bevor er sich vom Erzähler verabschiedet, glaubt dieser in der nächtlichen Seine einen Widerschein des Bosporus zu erkennen, und ihm scheint »der wie eine Messingmünze schmale und krummgebogene Mond den Pariser Himmel unter das orientalische Zeichen des Halbmonds zu stellen«. Wenn der Erzähler im Halbmond ein Symbol der Waffenhilfe sehen will, »die unsere muselmanischen Brüder den Armeen Frankreichs leisteten«, kann dies nicht auf den Ersten Weltkrieg gemünzt sein, sondern allenfalls auf den Krimkrieg, als weitere historische Reminiszenz nach der Ägyptenmode des Directoire und der Uniformvielfalt der napoleonischen Kriege. In der Gegenwart heftet sich der Blick des Baron de Charlus an einen Senegalesen und führt zu einem letzten, ebenso anachronistischen wie illusionären Aufblühen der Orientbilder des 19. Jahrhunderts:

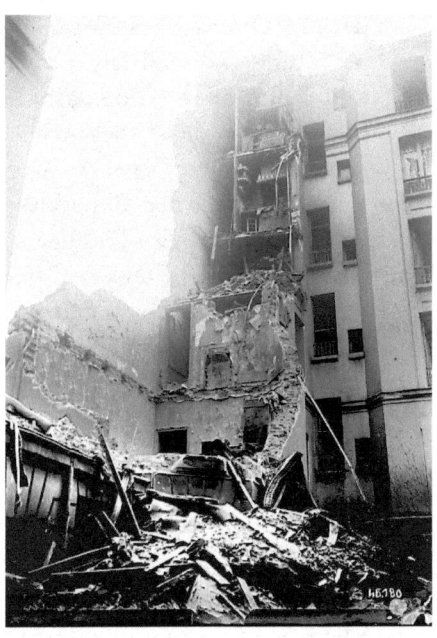

Die dunkle Passage, die der Erzähler der *Recherche* auf dem Weg zum Roman durchqueren muss: Paris nach den Luftangriffen im Kriegsjahr 1916

»›Ist hierin nicht der ganze Orient eines Decamps, eines Fromentin, eines Ingres, eines Delacroix enthalten?‹ sagte er zu mir, immer noch durch den Anblick des vorbeigehenden Senegalesen wie gebannt. ›Sie wissen ja, ich persönlich interessiere mich für die Dinge und die Geschöpfe immer nur als Maler oder als Philosoph. Im übrigen bin ich zu alt. Aber wie schade, daß nicht einer von uns beiden, um das Bild zu vervollständigen, eine Odaliske ist.‹

Weder der Orient Decamps' noch der Delacroix' suchte nun meine Einbildungskraft heim, als der Baron mich verlassen hatte, sondern der alte Orient jenes *Tausendundeiner Nacht*, das ich so sehr geliebt hatte, und während ich mich mehr und mehr in dem Netz dieser dunklen Straßen verlor, dachte ich an den Kalifen Harun al Raschid, wie er sich in den entlegensten Stadtvierteln Bagdads auf die Suche nach Abenteuern begab.«

Der Versuch, den Senegalesen seiner prosaischen Zugehörigkeit zum Regiment der »Tirailleurs sénégalais« zu entwinden und in die traditionellen Muster der Orientmalerei mit ihren Odalisken einzutragen, scheitert. Der Erzähler nimmt nach dem Abschied von den Bildern des 19. Jahrhunderts seine Wanderung durch das aktuelle, kriegsgezeichnete Paris wieder auf. Wegen des Personalmangels, der nicht nur in den Sanatorien herrscht, werden die Droschken auf den Boulevards von »Levantinern oder Negern« gelenkt. In dem Männerbordell, das er zufällig entdeckt, wird sich ein Erzählmuster aus *Tausendundeiner Nacht* erfüllen. Hier trifft er auf einen »orientalischen Chauffeur« und auf Kunden, deren kosmopolitische Wünsche (»alle Waffengattungen und Alliierte jeglicher Nationalität«) der Chef des Etablissements zu erfüllen sucht. Es ist Jupien, der alte Vertraute des Baron de Charlus. Zu ihm kommen Abgeordnete rivalisierender Parteien, Aristokraten, Bürger, ein Priester im schwarzen Ornat. Stets drohen ihnen Razzien der Polizei. Darum werden sie nur mit Vornamen angeredet.

Wie jeder Voyeur Komplize dessen ist, was er sieht, nimmt der Erzähler an den Ritualen teil, bei denen der Baron sich quälen und erniedrigen lässt. Sie gehen als Stoff in ihn ein. Er absolviert Lehrjahre der Autorschaft und verirrt sich, wie es den Figuren in *Tausendundeiner Nacht* so oft geschieht, in eine andere Erzählung als die eigentlich erwartete. Nachdem Charlus das Haus verlassen hat, bekennt er dem Chef des Etablissement: »Wie der Kalif aus *Tausendundeiner Nacht* hatte ich geglaubt, im rechten Augenblick einem Mann zu Hilfe zu kommen, der geschlagen wurde; statt dessen aber sah ich, wie sich vor meinen Augen eine andere Erzählung aus *Tausendundeiner Nacht* abspielte, jene nämlich, in der eine in eine Hündin verwandelte Frau sich freiwillig schlagen läßt, um ihre einstige Gestalt wiederzuerlangen.«

Im Titel von Prousts Ruskin-Übersetzung *Sesam und Lilien*, die 1906 erschien, taucht das Zauberwort der orientalischen Märchen auf. Es ist Jupien bei dem Besuch der beiden Freunde auf ebendiesem Buch, das der Erzähler dem Baron de Charlus geschenkt und so in seinen Roman hineinzitiert hat, ins Auge gefallen. Jupien versteht die Anspielung auf *Tausendundeine Nacht* als einen Code und teilt seinem Besucher das Zeichen mit, an dem er erkennen kann, ob die Dienste in seinem Haus gerade angeboten werden, »sollte es eines Abends Ihre Neugier reizen, wenn auch nicht gerade vierzig, so doch etwa zehn Räuber zu treffen«. Es ist ein visuelles Zeichen, das spaltbreit geöffnete Fenster, hinter dem trotz Verdunkelungsverordnung Licht brennt: »Das ist mein persönliches ›Sesam‹.« Das Zeichen markiert einen exterritorialen Ort, der dem Gesetz des Krieges nicht unterliegt, es verwandelt das alte Zauberwort in eine moderne Geschäftsidee. Der Untergang der Titanic hatte die Vorkriegsgesellschaft der Belle Époque erschüttert, hier gibt es sie noch. »Die bombenkündenden Sirenen störten Jupiens Kunden nicht mehr, als ein Eisberg es getan hätte.«

Indem der Erzähler Paris in eine orientalische Stadt verwandelt, verwandelt er zugleich die Erzählungen aus *Tausendundeine Nacht* in Kriegserzählungen. Proust spielt nicht, wie Joseph-Charles Mardrus, mit der Suggestion des »wahren« Orients. Er weiß, dass es dafür im modernen Roman keinen Ort gibt. Statt Variationen auf ein altes Modell zu schreiben, folgt er Robert Louis Stevenson, der in seinen *New Arabian Nights* London als modernes, eigenständiges Bagdad dem alten Bagdad gegenübergestellt hatte. Es gibt keine unmittelbare Nachfolge von *Tausendundeine Nacht*: »man kann – wie es Elstir mit Chardin erging –, was man liebt, nur wiederschaffen, indem man ihm entsagt«. Am Ende der *Recherche* werden die Bilder des alten Orient nicht mehr von der *mémorie involontaire* hervorgerufen, sondern von den Tageszeitungen, in denen die Ortsnamen aus *Tausendundeiner Nacht* als aktuelle Kriegsschauplätze auftauchen. Noch lange Jahre nach dem Ende des Ersten Weltkriegs erinnert sich der Erzähler an Kut-el-Amara, wo im Dezember 1915 der englische General Townshend von türkischen Truppen eingeschlossen wurde und im April 1916 der Versuch des Generals Gorringe scheiterte, den Belagerungsring aufzubrechen. »Wegen der Bücher, die ich in Balbec nicht weit von Robert entfernt gelesen hatte«, ist der Erzähler heftig berührt davon, »in der Nähe von Bagdad jenen Namen von Bassorah auftauchen zu sehen, von dem in *Tausendundeiner Nacht* so oft die Rede ist, jenen Ort, den jedesmal, nachdem er Bagdad verlassen hat oder bevor er dahin zurückkehrt, um sich ein- oder auszuschiffen, lange vor General Townshend und General Gorringe zu Zeiten der Kalifen Sindbad der Seefahrer aufsucht«. Der Orient der *Wiedergefundenen Zeit* verbindet das Paris des Jahres 1916 dadurch mit dem alten Hafen von Bagdad, dass dieser für die englischen Generäle in Mesopotamien strategische Bedeutung gewinnt. Damit ist das Ende des Orientalismus in der *Recherche* erreicht.

# Alle Wege führen nach Venedig

## Adrien Prousts diplomatischer Erfolg, die Pest des Jahres 1897 und die Ratten

Eine undatierte Fotografie zeigt Adrien Proust auf dem Markusplatz in Venedig beim Taubenfüttern. Sein schwarzer Mantel ist geöffnet, die Uhrkette sichtbar. Auf dem linken und rechten Arm sitzt je eine Taube, zu seinen Füßen trippeln mehr als ein Dutzend, auch neben seinem Hut flattert es, zu schnell für die Kamera des Fotografen, der die Standardszene arrangiert haben mag. Er wirkt wie ein Zauberer, der während der Vorführung ins Publikum blickt.

Die Internationale Sanitätskonferenz in Venedig im Januar 1892, die auf Initiative der österreichisch-ungarischen Regierung stattfand, war ein markanter Höhepunkt in Adrien Prousts Karriere. Er reiste unmittelbar nach seiner jüngsten Choleramission an, die ihn Ende 1891 nach Ägypten geführt hatte. Wieder fand eine Konferenz wegen einer aktuellen Choleraepidemie statt. Ihr einziger Verhandlungsgegenstand war sein Spezialgebiet, die Regelung der Schiffspassagen durch den Suezkanal. Außer ihm selbst gehörten der Diplomat Camille Barrère, sein Pariser Kollege Paul Brouardel und der französische Sanitärmediziner in Alexandria, Catelan, der ihn bei seiner Reise in Ägypten und bei der Inspektion der aktuellen Situation am Suezkanal begleitet hatte, zur französischen Delegation. Seit ihrem Beginn 1851 hatten die Konferenzen nie mit einem greifbaren Ergebnis geendet. Am 30. Januar 1892 wurde in Venedig zum ersten Mal ein Abschlussdokument unterzeichnet, das nach der Konferenz von allen Teilnehmerstaaten ratifiziert wurde, auch von Großbritannien. Es beruhte auf dem Kompromissvorschlag, den Adrien Proust gegen die ursprünglich von Österreich-Ungarn und Großbritannien eingebrachte Beschlussvorlage ausgearbeitet und im Namen der französischen Delegation vorgetragen hatte. Die Grundidee bestand in der Internationalisierung der sanitären Überwachung der Suez-Passage bei gleichzeitiger Einführung eines Klassifikationssystems

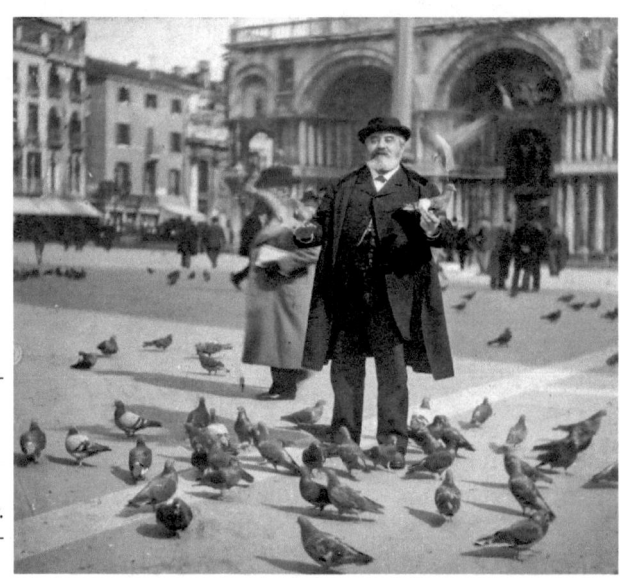

Die Gesundheitskonferenz in Venedig 1892 war der Höhepunkt in der internationalen Karriere Adrien Prousts als Seuchenbekämpfer. Die Fotografie ist undatiert

der Schiffe, das die freie Fahrt der in der Regel übergroßen infektionsfreien Mehrheit durch effektive Ausfilterung der »verdächtigen« und »infizierten« Schiffe sichern sollte. Die Verfeinerung und Beschleunigung der Überwachung von Bewegungen im Raum zahlte sich aus. Adrien Prousts Plan war von der Ost-West-Passage her gedacht. An der alten Idee, Europa vor dem Choleraimport aus Indien in Ägypten zu schützen, hatte sich nichts geändert. Sein Plan sah die Einrichtung einer Sanitärstation an den Mosesquellen vor. Die neuen Entwicklungen in der Medizin und die Modernisierung der Infrastruktur in der Seefahrt spielten ihm in die Hände. Die Mediziner, die er als Kontrollinstanz vorsah, sollten über bakteriologische und epidemiologische Kenntnisse verfügen und Verdachtsfälle durch möglichst rasche Identifizierung des Kommabazillus markieren. Da durch die Elektrifizierung des Suezkanals die Nachtdurchfahrten bei künstlichem Licht zugenommen hatten, sollten die Inspekteure Tag und Nacht im Einsatz sein. Schiffe, die Verdachtsfälle an Bord hatten, sollten nur dann frei passieren dürfen, wenn sich auf ihnen Desinfektionsmaschinen und ein Arzt befanden und sie zudem mit den angesteuerten Häfen in Kontakt standen. Für die Kontrolle der Schiffsbewegungen vor und nach der Passage sah Adrien Proust die Telegrafie vor. Er dachte wie die Konferenz in Venedig insgesamt im Prinzip schon in Zeit-Raum-Koordinaten, die noch im 21. Jahrhundert gelten und dafür sorgen, dass Seuchen die Länder, die sie bedrohen, als Nachricht schon erreichen, ehe sie real eintreffen. Ein österreichischer Delegierter fasste diese Konstellation in die Formel, das Telegramm sei »eine präventive Maßnahme im weiten Sinn des Wortes«.

Zurückgekehrt nach Paris, eröffnete Adrien Proust seinen langen Bericht über die Konferenz in Venedig vor der Académie des sciences morales et politiques mit einer pathetischen Beschwörung der internationalen Gesundheitspolitik als Instrument des Weltfriedens und des Zusammenwachsens der Völker. Die Konferenz hatte in einer Zusatznote die Entdeckung des Cholerabazillus ausdrücklich gewürdigt, und Adrien Proust wusste, dass der Aufstieg der Bakteriologie zur Stärkung seiner Position beitrug. Aber einen tragfähigen internationalen wissenschaftlichen Konsens gab es immer noch nicht. Weder in seinem Bericht vor der Akademie noch in seinem neuen Buch *La Défense de l'Europe contre le choléra*, das in seinem aktuellen Vorwort die Ergebnisse von Venedig aufnahm, stellte er den Kommabazillus als definitive Zäsur ins Zentrum. Er blieb der Modernisierer der Quarantänepolitik, der Erforscher der Ausbreitungswege und Kontrolleur der Bewegungen der Menschen im Raum. Seine Schiffskataloge schwollen an, in den Namen der Schiffe spiegelt sich die Vernetzung des alten Europa mit fernen Kontinenten, die ihm Sorgen macht. »Palinurus«, der Steuermann der Aeneis, und »Telemach«, der Sohn des Odysseus, treffen auf »Sydney«, »Malacca« und »Crocodil«. In seiner Beschlussvorlage für die Konferenz in Venedig ordnet er die Schiffe der Mekkapilger generell in die Kategorie »verdächtig« ein.

Blieben die neuen Erkenntnisse über die Bazillen in *La Défense de l'Europe contre le choléra* noch außen vor, spielt die historische Dimension darin eine umso größere Rolle. Adrien Proust schildert die Seuchengeschichte als Geschichte des Fortschritts ihrer Bekämpfung nicht allein im Horizont der Medizin: »Die Geschichte der Krankheiten der Völker kann nicht von der allgemeinen Zivilisationsgeschichte getrennt werden.« Adrien Proust hat Verbündete in der Vergangenheit, auf die er sich berufen kann. Zu diesen gehört die alte, in der napoleonischen Ära untergegangene Republik Venedig. In ihr findet er das europäische Modell für die Abwehr der aus dem Orient kommenden Seuchen. In dem Maß, in dem Venedig zu einer

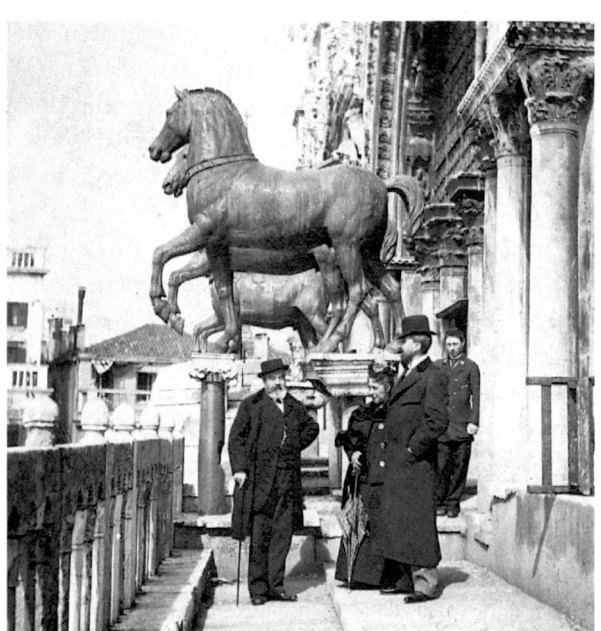

Adrien Proust (links, mit Stock) auf dem Balkon von San Marco. Das historische Venedig sah er wegen der frühen Einrichtung eines Lazaretts als Bündnispartner

Großmacht wurde, die über eine weiträumig agierende Flotte aus zivilen und militärischen Schiffen verfügte, wurde es anfällig für den Import der Pest aus der Levante. Aus der Not heraus gründete Venedig im Zuge der großen Pest des 14. Jahrhunderts eine Gesundheitsbehörde und ein Lazarett, das auf einer kleinen Insel in der Lagune angesiedelt wurde. In Adrien Prousts Hommage an den Tagungsort der Internationalen Sanitätskonferenz markiert das von Montesquieu und Voltaire gelobte Lazarett in Venedig den Beginn der Tradition, in die er sich selber stellt.

Als sein Buch im Juni 1892 erschien, war Paris von einer Choleraepidemie betroffen, die nicht auf dem Seeweg, sondern auf dem alten Landweg nach Europa gelangt war. Telegramme aus Russland hatten vor ihr gewarnt. Hierfür war Adrien Proust seit seiner großen Reise Spezialist. *Le Figaro*, den zahlreiche besorgte Anfragen seines bürgerlichen Publikums erreicht hatten, schickte seinen medizinischen Kolumnisten Meurice de Fleury nach Auteuil, wo sich Adrien Proust wie üblich in den Sommermonaten aufhielt und sein Sohn gerade dem Maler Jacques-Émile Blanche Porträt saß. Der Professor und oberste Seuchenbekämpfer erläuterte seinem künftigen Nachrufer die aktuelle Situation und die Grundthesen seines neuen Buches.

Die russische Regierung hatte die Ausbreitung der Cholera entlang der Handelswege an der Wolga nicht verhindern können. Die große Jahresmesse in Nischni Nowgorod zog ihre asiatischen Besucher mit Macht an, weil auf ihr traditionell die Schulden aus dem Vorjahr bezahlt wurden. Nicht nur große Handelsnationen wie Großbritannien stellten ihre ökonomischen Abläufe über die Präventionsmaßnahmen. Auf der Karte von Südrussland und dem Kaspischen Meer, die Adrien Proust vor seinem Besucher entfaltete, hätte man seine große Reise einzeichnen können. De Fleury fügte sie für das Publikum von *Le Figaro* in vereinfachter Form in seinen Artikel ein, der Ende Juli erschien. Er konnte der Leserschaft eher beruhigende Nachrichten überbringen. Der Chef der Gesundheitsbehörden verwies auf das Lazarett in Marseille und die dortigen Sanitätskontrollen, auf die sofort einsetzenden Passagierkontrollen und Desinfektionsmaßnahmen auf den grenzüberschreitenden Bahnlinien, auf den hohen Standard der Präventionsmaßnahmen bei den deutschen Nachbarn. Die Schwachstellen der Verteidigung befanden sich im östlichen Europa, in Galizien, wo russische Truppen an der Grenze lagen, und in den Tausenden Juden, die aus Russland nach Westeuropa flüchteten. Die Bakteriologie brachte Adrien Proust in seiner Expertise an entscheidender Stelle ins Spiel. Auch wenn die Cholera Paris erreichen sollte, so die Überzeugung des Epidemiologen, werde sie das Ausmaß früherer Seuchen nicht erreichen. Die französische Bevölkerung sei durch diese Vorgänger gewissermaßen »geimpft«. Die Bösartigkeit des Bazillus, so die Faustformel, wird mit jedem neuen Auftauchen geschwächt. Adrien Proust wäre aber nicht Chef der öffentlichen Hygiene der Dritten Republik, wenn er nicht zugleich anmahnen würde, dass die Regierung bei jedem Auftauchen der Cholera dazu aufgerufen sei, die überproportionalen Opferzahlen unter den Bewohnern der ärmsten Viertel und der verunreinigtsten Häuser zu senken.

Mit dem Artikel von Maurice de Fleury erreichte Adrien Proust die Zeitungsleser im gebildeten Bürgertum. Gleich zweimal fasste er in den kommenden Jahren die Grundzüge seiner wissenschaftlichen Publikationen für die *Revue des deux Mondes* zusammen. In dieser Zeitschrift begegneten sich Politik und Kunst, Ökonomie und Anthropologie, Philosophie und Medizin, Militärstrategie und Pädagogik, Statistik und Lyrik. Hier schreibt Adrien Proust in einer Zeitschrift, die auch sein Sohn liest. Er gewinnt ein neues Publikum und neue Kontexte. Seiner Abhandlung »Épidémies anciennes et Épidémies modernes. Les nouvelles Routes des grandes Épidémies« im Jahrgang 1893 folgen »Orphische Hymnen« von Charles Lecontes de Lisle, ein Aufsatz über aktuelle Kanalprojekte in aller Welt und ein Reisebericht über Zentralasien. Die Fortsetzung »Le Pèlerinage de la Mecque et la propagation des épidémies« im Jahrgang 1895 steht zwischen einer Studie von Lucien Lévy-Bruhl über die Krise der Metaphysik und einem Überblick über das Eisenbahnnetz der Vereinigten Staaten. Im Jahrgang 1893 der *Revue des deux Mondes* findet sich ein Essay von Gabriel Tarde, einem der soziologischen Gewährsmänner seines Sohnes, über Massen und Sekten. Kürzlich wurden in der Bibliothek Tardes, der 1900 auf den Lehrstuhl für Philosophie am Collège de France berufen wurde, drei mit handschriftlichen Widmungen versehene Bücher von Adrien Proust entdeckt. In seinem Essay »Foules et sectes au point de vue criminel« zitiert Tarde aus dem *Kapital* von Karl Marx die Passagen über die industrielle Reservearmee aus Wanderarbeitern und Vagabunden in England, der die »Gangmeister« als moderne Rattenfänger die Landjugend zuführen. »Die Schwängerung dreizehn- und vierzehnjähriger Mädchen durch ihre männlichen Altersgenossen ist häufig. Die offnen Dörfer, welche das Kontingent des Gangs stellen, werden Sodoms und Gomorrhas und liefern doppelt so viele uneheliche Geburten als der Rest des Königreichs.« »Sodom und Gomorrha«, das später zum Titel des vierten Teils der *Recherche* werden sollte, war bei Marx und vielen seiner Zeitgenossen eine Formel der Zeitkritik. Tarde hat in seinem Essay auch die Unruhen im Blick, die bei der ersten Choleraepidemie 1832 in Paris von den Gerüchten provoziert wurden, die Epidemie gehe aus der Vergiftung von Lebensmitteln, Brunnenwasser und Getränken hervor. Adrien Prousts Hygienepolitik wiederum betrachtet nicht lediglich die Pilgermassen Richtung Mekka mit Sorge. Wie Tarde hat er zugleich den nationalen Binnenraum im Auge, etwa die Vagabunden, die zur Ausbreitung der aktuellen Typhusepidemie in Frankreich entscheidend beitragen. Ihnen widmet er eine eindringliche Passage seines Aufsatzes in der *Revue des deux Mondes*. Sie handelt von Nachtasylen, in denen die Landstreicher und Wanderarbeiter sich untereinander infizieren, sowie von Krankenhäusern, in denen sie die Ärzte und das Pflegepersonal anstecken, und endet mit dem Aufruf zu Hygienemaßnahmen in ihren Unterkünften. Er lässt die Passage mit einer pointierten Anekdote enden: »Über die Tür einer seiner Unterkünfte hatte ein Vagabund geschrieben: HOTEL FIN-DE-SIÈCLE.«

Die Pest, schrieb Adrien Proust 1893 in der *Revue des deux Mondes*, habe Europa und ihre angestammten Gebiete in Ägypten verlassen. Er stand nicht allein mit dieser Verabschiedung der großen Seuche der Antike und des Mittelalters. Wenige Jahre später, von Mitte Februar bis Mitte März 1897, fand erneut eine Internationale Sanitätskonferenz in Venedig statt. Wieder ging es um den Schutz Europas vor einer in Indien aufgetretenen Epidemie. Wieder war England rechenschaftspflichtig, weil sich die Seuche von Bombay nach Nordwestindien ausgebreitet hatte. Wieder wurden die indischen Mekkapilger als Risiko diskutiert, und wieder ließ Adrien Proust seiner Konferenzteilnahme noch im selben Jahr ein Buch über ihren Gegenstand folgen. Doch diesmal war nicht die Cholera der Anlass, sondern die Pest.

Als sie in China 1894 wieder aufgetreten war, hatten die Europäer sie weniger als unmittelbare Bedrohung für sich selbst wahrgenommen denn als Chance, ihren Erreger zu erforschen. Die Meldungen über das Seuchengeschehen nahmen in den Pariser Zeitungen weniger Platz ein als die Berichte über die Entdeckung des Pesterregers durch Alexandre Yersin, der im Auftrag des Institut Pasteur nach Hongkong gereist war. Yersin, der aus der Schweiz stammte,

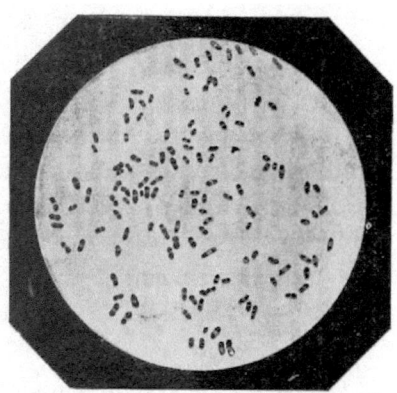

Fig. 30. — Bacilles de la peste en culture sur gélose.

Wie der Cholerabazillus ein Kronzeuge für die Ansteckungstheorie: der 1894 entdeckte Pestbazillus in Adrien Prousts *Traité d'hygiène*

war seit knapp einem Jahrzehnt in Paris und hatte zusammen mit Émile Roux die Diphtherie erforscht.

Alle Präventionsmaßnahmen, die Adrien Proust in *La Défense de l'Europe contre la peste et la conférence de Venise de 1897* vorschlägt, sind Übertragungen seiner Suez-Interventionen auf die aktuelle Seuche. Sein Misstrauen gegen Großbritannien ist wach wie eh und je. Aber eine Hintergrundvoraussetzung hat sich geändert. Er kann davon ausgehen, dass Yersins Entdeckung, anders als noch Robert Kochs Identifizierung des Kommabazillus, in der Wissenschaft so gut wie unbestritten ist, und verbucht sie als Erfolg Frankreichs und der Pasteur-Schule. Die Mikrobiologie ist nun eine feste Bündnispartnerin bei der Seuchenprävention, der Ansteckungsstreit beginnt zu verblassen. In seinem Überblick über die Bakteriologie der Pest referiert Proust Yersins Entdeckung und ihre Konsequenzen. Dass Yersin mit seinem Serum 1897 in China noch wenig Erfolg hat, kann er noch nicht wissen. Aber er weiß, dass für den Hygieniker und Epidemiologen auch nach der Identifizierung des Erregers einer Seuche noch viel zu tun bleibt. Wie gewohnt bettet er die Ausbreitungswege der aktuellen Epidemie in die Geschichte der Seuche ein. So kommt das alte Europa ins Spiel, mit einer markanten Änderung gegenüber seinen früheren Büchern. Schon in seinem Aufsatz in der *Revue des deux Mondes* hatte er die Pest in Marseille des Jahres 1720 und die damaligen Quarantänemaßnahmen durch lange Auszüge aus dem Tagebuch eines Zeitgenossen dargestellt und war damit, ohne es zu wissen, Daniel Defoes Methode in *Die Pest zu London* gefolgt. Dieses Journal, eine Reaktion auf die ersten Berichte über den Ausbruch der Pest in Marseille, stellte dem englischen Publikum 1721 die Pest des Jahres 1665 in London aus der Sicht eines (fiktiven) Zeitgenossen vor Augen, um es auf die Präventionsmaßnahmen der Regierung einzustellen.

Nun, in seinem Pestbuch, greift Adrien Proust zum ersten Mal die in der Salpêtrière von Charcot und seinen Mitarbeitern entwickelte Strategie auf, die bildende Kunst als Zeugin der Medizingeschichte in Anspruch zu nehmen. Das Vorgehen passt zu seiner Formel, man dürfe die Geschichte der Krankheiten nicht von der Geschichte der Zivilisation trennen. 1892 hatte er Venedig für die Erfindung des Lazaretts gerühmt, nun fügt er dem Lazarett die Kirche San Rocco und die Akademie der schönen Künste hinzu. In den Bildern des heiligen Rochus, des Schutzpatrons der Pestkranken, findet er »die ersten ikonografischen Spuren der Pest«. Er erzählt die Legende des Heiligen, der die Kranken kurierte und dann selbst der Seuche zum Opfer fiel, aber die Bilder sind für ihn keine Ikonen, er sieht in ihnen exakte Darstellungen eines von der Pest gezeichneten Kranken. Die Gestalt des heiligen Rochus von Carlo Crivelli aus dem 15. Jahrhundert wirkt abgezehrt, in seinem Gesicht zeigen sich die erlittenen Qualen, seine Augen sind fiebrig, und die Beule an seinem Oberschenkel, auf die er mit dem Finger zeigt, ist »der spezifische Tumor«. Auf Bartolomeo Montagnas Bild eines Christus zwischen dem heiligen Sebastian und dem heiligen Rochus interessiert Adrien Proust vor allem der lange, von einem Schnitt durch die erweiterten Blutgefäße erzeugte Blutstreifen am Bein des Rochus. Er gehört zur »pathologischen Wahrheit«, die er in den Gemälden zu entdecken sucht.

Ob er in Venedig, wie sein Sohn, lange vor Bildern in Kirchen und Museen gestanden hat, ist fraglich. Er schreibt über Kunst weniger aus der sinnlichen Anschauung heraus als im Rückgriff auf die Publikationen seiner Kollegen. Im Vorwort zu ihrem Buch *Les difformes et les malades dans l'art* hatten Jean-Martin Charcot und sein Kollege Paul Richer mitgeteilt, die Entdeckung der Ähnlichkeit zwischen einem Fratzengesicht an der Außenfassade der Kirche Santa Maria Formosa und den verzerrten Zügen der Patienten in der Salpêtrière während einer Venedig-Reise habe sie zu ihrer Untersuchung veranlasst. Sie hatten aber nicht nur Karikaturen in ihr Museum der verzerrten Natur aufgenommen, sondern auch den Darstellungen der Pestkranken ein ganzes Kapitel gewidmet. Die Be-

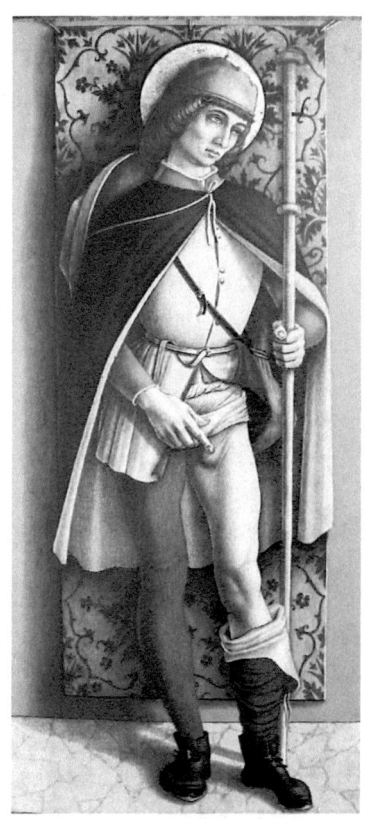

Die Kunstgeschichte Venedigs liest Adrien Proust als Quelle der Medizingeschichte: Carlo Crivellis von der Pest gezeichneter heiliger Rochus

schreibungen aus diesem Kapitel ergänzte Adrien Proust durch die Bilder von Crivelli und Montagna, die darin nicht vorkamen. Vor allem orientierte er sich an dem Aufsatz »La Peste dans l'art« von Henry Meige, einem der Bilderspezialisten im Umkreis von Charcot, der gerade in *La Nature* erschienen war. Magazine wie dieses dienten der Popularisierung der Wissenschaften quer durch die Disziplinen, sie integrierten Bild und Text und gehörten zu den Kapillarsystemen, in denen im 19. Jahrhundert das neu produzierte Wissen längst zirkulierte, ehe es in die Konversationslexika einging. Adrien Proust kannte die Druckvorlagen für die Kunstabbildungen in seinem voluminösen Buch dem Aufsatz von Henry Meige entnehmen, weil *La Nature* im selben Verlag erschien. Darunter findet sich auch die Holzstatue eines heiligen Rochus, der sein Gewand zurückschlägt und den Blick auf seine Wundmale freigibt. Proust bringt aber auch seine eigenen Quellen ein, sie speisen sich aus seinen amtlichen Missionen. Immer wieder war er in Marseille, wegen des Hafens und der Sanierung der Altstadt. So kommen die Bilder in sein Buch, die aus der Sammlung von Pestbildern in Marseille stammen, darunter der heilige Rochus, der, aus daniederliegenden Seuchenopfern aufsteigend, die Madonna um Hilfe anfleht. Die Verbindungen von Adrien Proust nach Marseille sind so gut, dass er sogar die Ankaufspreise für dieses und andere Gemälde nennen kann. Er ist aber ein Novize in der Kunstschriftstellerei. Statt Philippe Tanneurs Gemälde *Die Pest auf der Justice* zu beschreiben, erzählt er lieber die »pathologische Geschichte« des Schiffes auf seiner Fahrt von Konstantinopel nach Frankreich.

Die Bilder der Pest sind, nicht nur wegen der großen Epidemie des Jahres 1720 in Marseille, mit der Geschichte Frankreichs eng verwoben. Zum imaginären Seuchenmuseum Adrien Prousts gehört wie für Charcot und Paul Richer das Gemälde *Bonaparte besucht die Pestkranken von Jaffa* (1804) von Antoine-Jean Gros. Es zeigt eine Szene während des Ägyptenfeldzugs. Adrien Proust legt wie seine Kollegen in der Salpêtrière großen Wert darauf, dass der vor Napoleon stehende pestkranke Soldat der französischen Armee seinen Arm nicht etwa zum militärischen Gruß erhebt, sondern damit der Feldherr seine Finger in die Achselhöhle legen kann. Die Ärzte der Dritten Republik waren stolz darauf, die Krankheiten und zumal die Seuchen durch den Fortschritt der Wissenschaften zu entzaubern. Für den Napoleon-Mythos galt das nicht. Adrien Proust hob eher anerkennend hervor, dass die Geste des Generals an die mittelalterlichen Könige Frankreichs erinnere, die in der Lage waren, durch Berührung die Skrofulösen zu heilen.

Vor allem zwei Bilder stellt Adrien Proust seinem Publikum nachdrücklich vor Augen: Pierre Mignards *Pest von Epirus* und *Die Pest von Aschdod* von Nicolas Poussin. Wie seine Kollegen in der Salpêtrière sieht er in Mignards Gemälde im Vordergrund den Heroismus seines eigenen Berufsstands gewürdigt. Ein Arzt will gerade die Pestbeule einer Kranken unter der Achselhöhle öffnen, da entfällt ihm seine Lanzette und er sinkt selbst als Märtyrer der Heilkunst sterbend zurück. In Poussins Gemälde sieht Adrien Proust Pestkranke

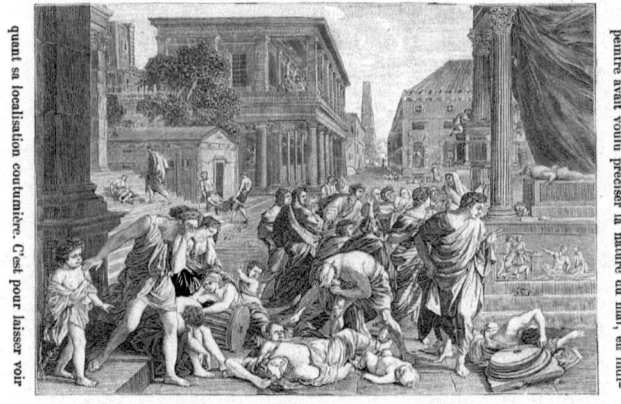

Auf die Ratten achtete Adrien Proust in Poussins *Die Pest von Aschdod*. Dass er das Bild seitenverkehrt wiedergab, mag ihm entgangen sein

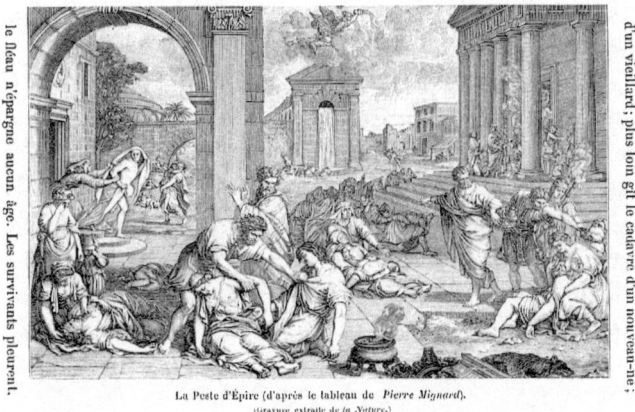

Das Wüten der Ansteckung und der Heroismus der Medizin: Pierre Mignards *Pest von Epirus* in Adrien Prousts *La Défense de l'Europe contre la peste*

dargestellt, die wissen, dass die Seuche, der sie erliegen, sich durch Ansteckung verbreitet. Und er hebt ein Detail hervor, das die Darstellung mit der Gegenwart verbindet: die Ratten. Schon als er zu Beginn seines Buches die aktuelle Epidemie in China beschrieb, war von ihnen die Rede: »In Kanton wie in Hongkong ging dem Auftreten der Krankheit der Tod der Ratten voraus.« Alexandre Yersin hatte in seinen Experimenten nahegelegt, dass dies kein Zufall war. In den Rattenkadavern fand er denselben Bazillus wie bei den Menschen.

171

Die Befunde zur Tier-Mensch-Übertragung bei Yersin liest Adrien Proust mit besonderer Aufmerksamkeit. Das Rattensterben stellt er seinem Publikum als Vorboten der Pest vor Augen. Eindringlich beschreibt er, wie sie ihre Löcher verlassen, langsam auf dem Boden hin und her kriechen, von krampfartigen Zuckungen befallen werden, bis schließlich ihre großen Beulen aufplatzen und sie verenden. Immer wieder fasst er das Massensterben in Zahlen. Die Intensität der Passagen zu den Ratten in Adrien Prousts Pestbuch entstammt nicht nur den Experimenten Yersins, sondern auch seiner über Jahrzehnte trainierten Aufmerksamkeit für die Seefahrt als Infrastruktur der Ausbreitung von Seuchen. Ratten und Schiffe unterhalten seit jeher sehr gute Beziehungen. Die Pest von 1894 blieb nicht auf China beschränkt, von der Hafenstadt Hongkong aus verbreitete sie sich international. Eines seiner letzten Bücher wird Adrien Proust 1902 den verschiedenen Methoden der Vernichtung von Ratten auf Schiffen widmen und dabei kein Detail der verwendeten Apparaturen, Gifte und Gase auslassen.

Die algerische Stadt Oran ist eine Hafenstadt. Als Albert Camus Oran zum Schauplatz seines Romans *Die Pest* machte, las er während der Arbeit am Manuskript Adrien Prousts *La Défense de l'Europe contre la peste*. Es ist nicht weit von diesem Buch zum berühmten Satz, in dem Camus eine epidemiologische Einsicht in ein suggestives Bild übersetzt: »Am Morgen des 16. April trat Doktor Bernard Rieux aus seiner Praxis und stolperte mitten auf dem Treppenabsatz über eine tote Ratte.«


## Der Canal Grande, die inneren Bleikammern und die Phrasen von Monsieur Norpois

Während er sich auf der Piazza San Marco fotografieren lässt, blickt Adrien Proust in die Kamera. Er zeigt sich der Welt. Auf der einzigen überlieferten Fotografie, die seinen Sohn in Venedig zeigt, kann man Marcel Proust nicht ansehen, ob er weiß, dass er fotografiert wird. Er ist im Profil erfasst und wendet der Kamera den Rücken zu, während er im dunklen Mantel, eine Melone auf dem Kopf, auf einer schmalen Veranda an der Einmündung eines Rio in den Canal Grande sitzt.

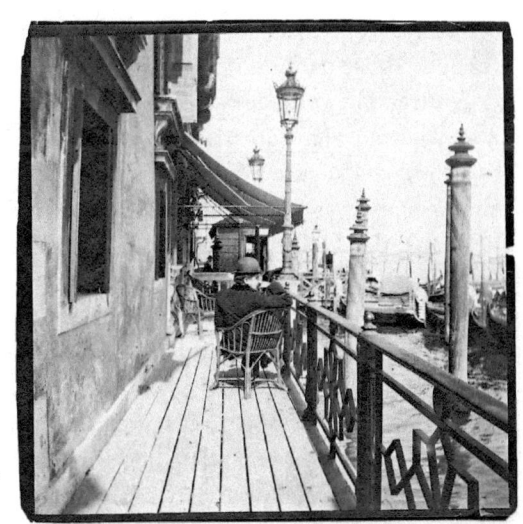

Wohin geht der Blick? Und wo ist Madame Proust? Marcel Proust im Frühjahr 1900 in Venedig, aufgenommen von einem unbekannten Fotografen

Den Arm hat er auf die Rücklehne eines Korbstuhls gestützt, in dem er sich für längere Zeit niedergelassen zu haben scheint. Seine Hand ist ans Gesicht geführt, wie es manche Menschen beim Grübeln tun, sein Blick geht über die schmiedeeiserne Brüstung der Veranda hinweg, vorbei an den Gondeln und Schiffsmasten im Hintergrund. Er fixiert irgendetwas außerhalb des Blickfelds der Kamera.

Seine eigene Reise nach Venedig hat Marcel Proust im Frühjahr 1900 gemeinsam mit seiner Mutter unternommen, als er mit der Übersetzung von John Ruskins *Bible of Amiens* beschäftigt war. Ein englisches Original des Buches, in dem Amiens als »Venedig des Nordens« fungiert, hatte er im Gepäck, seine Mutter gehörte zum Kreis der Helfer bei der Übersetzung. Das Hôtel de l'Europe, in dem die beiden abstiegen, in einem Palazzo mit gotischer Fassade untergebracht, lag am Canal Grande unweit von San Marco. Es sollte die weiteste Reise in seinem Leben bleiben, anders als sein Vater reiste er nicht oft, und wenn, dann blieb er im europäischen Nahbereich. Der Aufenthalt in Venedig war nicht Teil einer regelrechten Italienreise, die über Florenz und Rom bis nach Neapel und womöglich Sizilien hätte führen müssen.

Kein Ortsname außerhalb Frankreichs fällt in Prousts *Recherche* häufiger als der Venedigs. In der inneren Topografie des Romanzyklus ist die Stadt ein Fixpunkt. Dazu trägt bei, dass der Erzähler schon als Kenner Venedigs auftritt, lange bevor er die immer wieder aufgeschobene Reise dahin unternimmt, ganz wie sein Autor in Begleitung der Mutter. Er weiß, dass diejenigen irren, die wie er selbst schon in jungen Jahren von San Marco eigentlich keine Überraschung mehr erwarten, weil sie die Form der Kuppeln schon von den Fotografien kennen. Pariser Stadtansichten erinnern ihn an Motive in Venedig. Die Robe, die Doktor Cottard als Professor trägt, vergleicht er mit dem Amtskleid eines Dogen von Venedig.

Bei seiner Ankunft in Venedig überblendet der Erzähler den Blick in Richtung San Marco mit dem Blick auf den Kirchturm von Saint-Hilaire in Combray, findet am Hotelfenster stehend die hölzernen Simse und gewinkelten Eisenstäbe, die er aus dem Haus von Tante Léonie kennt, und vergleicht die Gondeln, mit denen elegante Damen – fast alle Ausländerinnen – an einem Palazzo des Canal Grande anlegen, mit den Equipagen, die vor dem Palais der Guermantes vorfahren. Ruskin-Leser ist dieser Reisende nicht nur, wenn er sich auf sein Hotelzimmer zurückzieht. Er folgt Ruskins *Stones of Venice* und *St. Marks Rest*, wenn er durch Venedig geht oder eine Gondel besteigt. Vor allem den Blick aufs Detail ahmt er nach. An einer Tür erkennt er den Kopf eines bärtigen Gottes, er achtet auf die Laubornamente und das Maßwerk gotischer Fenster, und als er sich mit der Gondel dem Hotel annähert, scheint ihm die Mutter, die am Fenster auf ihn wartet, in einen »noch halb arabischen« Spitzbogen eingerahmt. Über die byzantinische und arabische Schicht der Architektur gelangt der Reisende in den Umschlaghafen von *Tausendundeiner Nacht*, den Venedig für ihn immer schon verkörperte. In Paris war er im Palast am Quai Conti zu Gast, in den die Verdurins ihren Salon verlegt haben. Edmond de Goncourt wird im Pastiche seines Tagebuchs im letzten Band der *Recherche* berichten, wie stolz die Verdurins darauf sind, dass hier früher der Sitz des venezianischen Gesandten gewesen sei und ihr Rauchzimmer ein Saal wie »in *Tausendundeiner Nacht*«.

Während die Mutter im Bereich von San Marco verbleibt und gelegentlich mit der Gondel ausfährt, unternimmt der Sohn Abendspaziergänge durch das Labyrinth der kleinen Calli und entdeckt dort architektonische Kostbarkeiten »wie jene Paläste orientalischer Märchen, zu denen eine Person des Nachts geleitet wird, damit sie, vor Morgengrauen nach Hause zurückgeführt, die magische Stätte nicht wiederfindet und schließlich glaubt, sie habe sie nur im Traum betreten«.

Demonstrativ setzt der Erzähler das Venedig John Ruskins und den Umschlaghafen Richtung Orient in Szene. Es mag sein, dass er an die ästhetische Kulisse glaubt, die er errichtet. Aber während er die Hauptstadt des Schönen erkundet, ist er zugleich ein Rekonvaleszent, der seiner Krankheit noch nicht ganz entkommen ist. Zu seiner Venedig-Reise bricht er endlich auf, nachdem seine Geliebte Albertine ihn verlassen und er wenig später die Nachricht von ihrem Tod erhalten hat. Wie lang genau ihre Flucht und ihr Tod zurückliegen, bleibt vage, verlässlich ferngerückt sind sie nicht. Wie Charles Swann war er der Pathologie der Eifersucht verfallen. Er hat noch nach ihrem Tod Nachforschungen über das geheime Leben Albertines anstellen lassen, auf den Spuren des Verdachts, sie habe ihm ihre lesbischen Liebschaften durch Lügengespinste verborgen. In Venedig spürt er,»daß die Albertine von ehemals trotz allem, für mich unsichtbar, in meinem tiefsten Grund wie in den Bleikammern eines inneren Venedig eingeschlossen lag, in einem Gefängnis, dessen festsitzende Pforten sich manchmal durch ein inneres Ereignis verschoben, um mir ein Tor zu dieser Vergangenheit zu öffnen«.

In der europäischen Literaturgeschichte sind die Bleikammern in Venedig mit dem Bericht Casanovas über seine geglückte Flucht aus diesem Gefängnis in den oberen Trakten des Dogenpalastes verbunden. In Prousts Venedig gibt es keinen Casanova, die Bleikammern befinden sich hier nicht unter dem Dach, sondern in einem tiefen Verlies, in dem Albertine wie unter einer Grabplatte ruht. Von kleineren und größeren Verschiebungen dieser Grabplatte, die sich über der Eingemauerten rasch wieder schließt, ist der Venedig-Aufenthalt durchsetzt, etwa wenn der Erzähler bei der Besichtigung der Scuola di San Giorgio degli Schiavoni an die beiden Ringe erinnert wird, von denen er nie in Erfahrung hat bringen können, »wessen Geschenk an Albertine sie gewesen waren«.

Für die Anwesenheit Albertines im Venedig-Reisenden wie für ihre Unfähigkeit, den Bleikammern mehr als nur sporadisch zu entkommen, hat der Erzähler eine Erklärung. Sie wurzelt in der Theorie der unablässigen Metamorphose des Ich, mit der er die Geschichte seiner Liebe zu Albertine und seiner Leiden als Eifersüchtiger von Beginn an begleitet hat. In dieser Theorie verbinden sich die bis auf Ovid zurückreichenden Vorstellungen der Verwandlung mit den neuesten Lehren der Immunologie und Mikrobiologie. Wie Adrien Proust in seinen letzten Lebensjahren hat Marcel Proust die Forschungen des Mitarbeiters am Pasteur-Institut, Élie Metchnikoff, zur Immunität zur Kenntnis genommen, darunter die Abhandlung *L'immunité dans les maladies infectieuses* (1901). Das neue Ich, das gegen die Erinnerungen an Albertine eine gewisse Immunität ausbildet, vergleicht er mit dem physischen Ich, das der ständigen Zellerneuerung in seinem organischen Gewebe unterliegt. Dem Gedächtnis – oder besser dem Vergessen – schreibt er in der Venedig-Episode im Blick auf seine scheinbar unheilbare Eifersucht gar Selbstheilungskräfte zu, die über die der physischen Zellerneuerung hinausgehen, »da das Denken über eine Fähigkeit der Erneuerung oder vielmehr eine Unfähigkeit zur Bewahrung verfügt, die den Geweben nicht eigen ist. Nach Ablauf der gleichen Zeit, in der ein Krebskranker bereits gestorben wäre, ist ein Witwer, ein untröstlicher Vater statt dessen meist geheilt. Ich war es.«

Man muss kein Immunologe oder Psychologe sein, um in dieser Heilungstheorie das Forcierte zu erkennen. Die günstige Selbstdiagnose wird denn auch wenig später durch die Betrachtung eines Gemäldes von Carpaccio in der Akademie der schönen Künste erschüttert: »Ich sah zum erstenmal das Bild, das den Patriarchen von Grado darstellt, wie er einen Besessenen heilt.« Der Maler hat die Szene im Venedig des 15. Jahrhunderts angesiedelt, nah der zu dieser Zeit

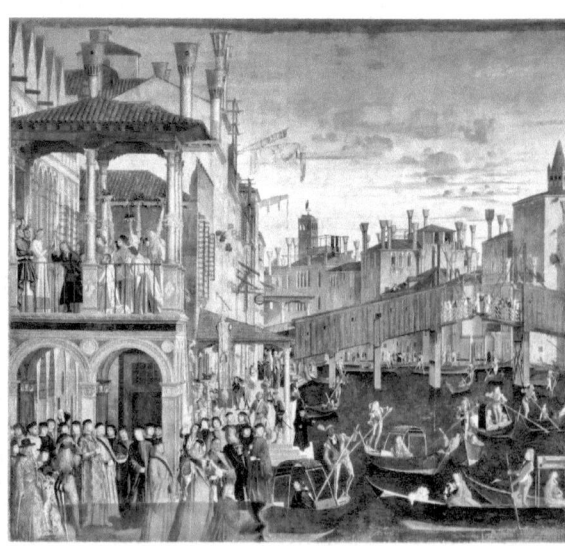

Dieses Gemälde der Heilung eines Besessenen weckt im Roman die Erinnerung an die tote Albertine: Carpaccios *Das Wunder der Kreuzreliquie auf der Rialtobrücke*

noch hölzernen Rialtobrücke, aber der Blick des Erzählers entdeckt vor allem den Vorschein seiner eigenen Gegenwart. Die hohen Kamine vor dem rotvioletten Himmel erinnern ihn an die Stadtveduten Whistlers, die jungen Männer auf den Gondeln mit ihren rosafarbenen Röcken und federgeschmückten Kappen an die Figuren aus *Josephs Legende* von Harry Graf Kessler, Hugo von Hofmannsthal und Richard Strauss, die den alttestamentlichen Stoff im Venedig der Renaissance angesiedelt hatten. Vor allem aber entdeckt er auf dem Rücken eines der jungen Männer aus der aristokratischen Calza-Brüderschaft im Vordergrund das Modell des Fortuny-Mantels, den Albertine kurz vor ihrer Flucht bei einer gemeinsamen Fahrt nach Versailles im offenen Wagen getragen hatte. Der venezianische Maler und Modemacher Mariano Fortuny y Madrazo taucht nicht zum ersten Mal in der *Recherche* auf. Im Band *Guermantes* hat der Maler Elstir, ebenfalls von Carpaccio ausgehend, in Gegenwart Albertines einen kleinen Vortrag über die Kleider und Stoffe Fortunys und den Vorzug der aktuellen Mode gegenüber ihren historischen Vorbildern in der venezianischen Malerei extemporiert. Fast verschwindet der Rekonvaleszent im Erzähler in dem breit ausgezogenen ästhetischen Vergleich zwischen der Renaissance-Welt Carpaccios und Veroneses und dem mondänen Leben in Paris. Doch gibt er seine Anwesenheit zu erkennen, indem er »plötzlich am Herzen etwas verspürte wie einen leichten Stich« und von einem »bald wieder von mir weichenden Gefühl von Verlangen und Wehmut« heimgesucht wird. Nicht an die einzelnen Szenen, in denen sich die verschlossenen Türen der inneren Bleikammern öffnen, sondern an ihr serielles Auftreten lagert Proust das pathologische Element der »Albertine«-Erzählung an. Die Entdeckung des Fortuny-Mantels in einem Detail des Carpaccio-Gemäldes gehört zu diesen Minimalverrückungen. So sehr steht der Erzähler in seiner Beschreibung des Gemäldes im Banne dieses Details, dass er die zentrale Szene, die Heilung des Besessenen durch die Reliquie des heiligen Kreuzes, vollkommen übergeht. Das fällt auf, da er selbst vor noch nicht allzu langer Zeit ein »Besessener« seiner Eifersucht war und sich nun geheilt glaubt.

Angesichts der inneren Bleikammern in den ästhetischen Kulissen Venedigs betrachtet man mit einem gewissen Misstrauen die berühmte »mémoire involontaire«, die im letzten Band des Roman-zyklus die Schilderung der Matinee im neuen Palais Guermantes eröffnet. Zerstreut, mutlos und voller Zweifel an seiner Befähigung zur Schriftstellerei, durchströmt den Erzähler ein Glücksgefühl, als er im Hof des Palais auf schlecht behaute Pflastersteine tritt. Auf der Suche nach der Herkunft dieses Gefühls stößt er auf die »Empfindung, wie ich sie einst auf zwei ungleichen Bodenplatten im Baptisterium von San Marco gehabt hatte«. Er stellt diesen Auslöser einer Kaskade unwillkürlicher Erinnerungen an die Seite der in Tee getauchten Madeleine am Beginn des Romans. Doch sind hier wie so oft die Reflexionen des Erzählers nicht das letzte Wort des Romans. Die nahezu aufdringliche Inszenierung der »Stones of Venice« als Quelle der Beseligung kassiert die Ambivalenz der Venedig-Episode. Ihre euphorisierende Kraft passt zu der Szene, in welcher der Erzähler beim gemeinsamen Besuch im Baptisterium in seiner Mutter eine Gestalt aus Carpaccios *Zyklus der heiligen Ursula* wiederzuerkennen glaubt, nicht aber zu den Bleikammern seines inneren Venedig und zu der brüsken Desillusionierung, die ihn kurz vor der Abfahrt beim Gang zum Arsenalbecken ergreift. Die Steine von Venedig werden in dieser Szene, in der ein anonymer Sänger das Lied »O sole mio« zum Besten gibt, zu lügnerischen Fiktionen. Die Palazzi verwandeln sich in Anhäufungen gewöhnlichen Marmors, die Rialtobrücke verliert ihren schönen Schwung, das Wasser seinen schönen Schein, der es Malern wie William Turner als Gegenstand ihrer Kunst empfahl. Die »lügenhafte Schönheit der Maske« hatte der deutsche Philosoph und Soziologe Georg Simmel in einem Zeitschriftenaufsatz von 1907 Venedig attestiert und die Stadt als ein »entseeltes Bühnenbild« beschrieben, das seine Bewohner zwingt, fortwährend als Schauspieler zu agieren. Überraschend nah kommt Prousts Venedig beim Gang zum Arsenal diesem Befund. Die Rialtobrücke wird im Rückblick »fremd wie ein Schauspieler, von dem wir trotz seiner blonden Perücke und schwarzen Kleidung wissen, daß er wesensmäßig dennoch nicht Hamlet ist«. Und das Arsenalbecken ruft aus der Kindheit ein Schreckensbild hervor, ein Gegenbild zur innigen Begegnung von Mutter und Sohn im Baptisterium. Das dunkle Becken erfüllt den Erzähler »in seiner Belanglosigkeit und Fremdheit mit jener Mischung aus Abscheu und Grauen, die ich zum erstenmal verspürt hatte, als ich, noch ein Kind, meine Mutter zu den Bains Deligny begleitete und mich in der phantastischen Landschaft eines düsteren Bassins, über dem es weder Himmel noch Sonne gab und bei dessen

Anblick, wie es von engen Zellen umrahmt dalag, man gleichwohl das Gefühl hatte, es stehe mit von Menschenleibern bedeckten unsichtbaren Tiefen in Verbindung, gefragt hatte, ob diese den Sterblichen durch Holzbaracken verborgenen und damit von der Straße her unkenntlichen Tiefen nicht der Zugang zum Eismeer seien, das hier unter Einschluß der Pole beginne, ja ob dieser enge Raum nicht selbst der freie Teil des äußersten Polarmeers sei«.

Das innere Venedig als Kerker und Schrecken bleibt gegenüber dem Baptisterium, den Ornamenten der Architektur und den Bilderwelten Veroneses und Carpaccios im Hintergrund. Die Obsessionen des Erzählers verlassen seine Innenwelt auch deshalb nicht, weil Proust der im 19. Jahrhundert breit ausgefächerten Dekadenzmythologie Venedigs keinen Tribut zollt. Das faulige Wasser, die drückende Luft, die Ausdünstungen der Lagune gibt es in seiner Venedig-Episode nicht. Ein »Strom von Meeresluft«, der ihn an die Kühle von Combray erinnert, empfängt den Reisenden in seinem Hotelzimmer, ein meergrüner Sonnenstrahl übersprüht die Marmorfliesen. Die Gondeln tanzen, statt an Sarg- und Todesbildern angekettet zu werden, »das gesellschaftlich bedingte Kommen und Gehen«, in dessen Dienst sie stehen, hat den »Zauber eines Museumsbesuchs und einer Bootsfahrt« zugleich. Die Rückfälle in eine nahezu überwundene Liebeskrankheit, die dem Erzähler drohen, sind Teil eines inneren Geschehens, in dem die Nachwirkungen der Infektion und die fortschreitende Immunisierung miteinander rivalisieren. Diskret unterlegt Proust die Metamorphosen des Ich mit dem mikrobiologischen Modell der Zellerneuerung. Er bleibt dabei strikt im Horizont des Individuellen, an der Seuchengeschichte Venedigs, an Pest und Cholera geht er vorbei.

Thomas Mann hat für seine Novelle *Tod in Venedig* (1912) Lexikonartikel zur allgemeinen Geschichte der Cholera konsultiert, die Statistiken und Zeitungsberichte sowie amtliche Dokumente zur Choleraepidemie in Italien und Venedig 1911. Auch die auf der Internationalen Sanitätskonferenz 1892 beschlossenen Quarantänemaßnahmen hat er zur Kenntnis genommen. In der europäischen Literatur des frühen 20. Jahrhunderts bildet seine Novelle das Gegenstück zur Venedig-Episode in Prousts *Recherche*. Was er über die Ausbreitungswege der Cholera von Indien zu Lande und zur See notiert (»Gefahr aus dem Schiffsverkehr jetzt sehr im Vordergrund«), könnte Adrien Proust unterschreiben. Thomas Mann kennt die Vibrionen und Bazillen, die als Erreger der Cholera erkannt sind, er weiß, dass die »Tenazität« das Überlebenkönnen von Mikroorganismen unter ungünstigen Bedingungen meint. Aber seine Novelle lebt literarisch vom vormodernen Bündnis Venedigs mit den Krankheiten. Schon lange bevor die Stadt desinfiziert wird und »Schwaden starken Karbolgeruchs« durch die Kanäle ziehen, ist die Luft faulig, wird bei der Ankunft des Helden die Gondel von einer finsteren Charon-Figur geführt. Zu Gustav von Aschenbachs Krankheit zum Tode mögen die unsichtbaren Mikroorganismen, darunter der Kommabazillus, beitragen, aber ihr literarisches Profil erhalten sie durch das späte Aufblühen einer Miasmentheorie, die ihre alte Bildkraft auch im Zeitalter der Bakteriologie nicht aufgeben mag: »Eine widerliche Schwüle lag in den Gassen; die Luft war so dick, daß die Gerüche, die aus Wohnungen, Läden, Garküchen quollen, Öldunst, Wolken von Parfum und viele andere Schwaden standen, ohne sich zu zerstreuen. Zigarettenrauch hing an seinem Orte und entwich nur langsam. Das Menschengeschiebe in der Enge belästigte den Spaziergänger, statt ihn zu unterhalten. Je länger er ging, desto quälender bemächtigte sich seiner der abscheuliche Zustand, den die Seeluft zusammen mit dem Scirocco hervorbringen kann, und der zugleich Erregung und Erschlaffung ist. Peinlicher Schweiß brach ihm aus. Die Augen versagten den Dienst, die Brust war beklommen, er fieberte, das Blut pochte im Kopf. Er floh aus den drangvollen Geschäftsgassen über Brücken in die Gänge der Armen. Dort belästigten ihn Bettler, und die üblen Ausdünstungen der Kanäle verleideten das Atmen.«

Der Held in Thomas Manns Novelle merkt bei der Annäherung seines Schiffes an den Landeplatz vor San Marco angesichts der Stadtvedute, die vor ihm liegt, mit Genugtuung an, »daß zu Lande, auf dem Bahnhof in Venedig anlangen, einen Palast durch die Hintertür betreten heiße«. Der Erzähler der *Recherche* erreicht wie sein Autor Venedig mit der Eisenbahn. Der Bahnhof ist die Verbindung der ehemaligen »Königin der Adria« mit der Gegenwart. Dass zu dieser Gegenwart die Fremdenführer von Venedig und ihre von der Vergangenheit lebende Stadt gehörten, hat der italienische Futurismus energisch bestritten. Wie der Mondschein und die Museen verfiel Venedig mehr noch als Florenz der Polemik gegen den Kult des Vergangenen, den »passatismo«. Filippo Tommaso Marinetti hatte im

April 1910 ein eigenes Manifest »Contro Venezia passatista« publiziert und die Bewohner der »größten Kloake des Passatismus« aufgerufen, durch den Aufbau eines industriellen und militärischen Venedigs zur alten Größe zurückzufinden. Die »stinkenden Kanäle« wollte Marinetti mit dem Schutt der abgerissenen Paläste füllen, die Gondeln verbrennen, die hinfälligen Kurven der alten Architektur durch die Geometrie metallener Brücken ersetzen, das Mondlicht durch umfassende Elektrifizierung vertreiben.

Die Dekadenzmythologie Venedigs und der Frontalangriff der Futuristen auf die Hauptstadt des »Passatismo« waren Geschwister. Proust wahrte zu beiden Distanz. Sein Venedig ist lebendige Gegenwart, die auf einer großen Tradition aufruht. Es ist noch ästhetisch produktiv, wie die Fortuny-Mode zeigt. Sie kopiert nicht lediglich Modelle aus den Bildern Carpaccios, sondern verjüngt sie, wie der Maler Elstir anmerkt, um sie den Interieurs und dem Schnitt der modernen Vergnügungsjachten anzupassen. Prousts Venedig ist keine exterritoriale Insel, es ist eine Stadt mit Anschluss an das europäische Eisenbahnnetz, an Telegrafie und Post, es hat an der Gegenwart in ihrer intensivsten Verdichtung durch die aktuelle Tagespresse teil. Zweimal trägt das Postwesen zur Entriegelung der inneren Bleikammern des Erzählers bei. Einmal erhält er eine Depesche, die durch einen Irrtum des Angestellten im Telegrafenbüro, der erst nach der Abreise aus Venedig aufgeklärt wird, von der totgeglaubten Albertine unterschrieben zu sein scheint. Und ein anderes Mal erhält der Erzähler einen Brief von seinem Börsenmakler in Paris, der mit den ruinösen Spekulationen in Zusammenhang steht, die er getätigt hatte, um Albertine beschenken zu können. Ein Satz des Börsenmaklers lässt »wie ein Sesam-öffne-dich die Türen des Verlieses sich in ihren Angeln drehen«. Der Brief gibt aber zugleich Einblicke in das Aktiendepot des Erzählers, das auch deshalb bedrohlich geschmolzen ist, weil die Empfehlungen eines Kenners, denen er gefolgt ist, sämtlich getrogen haben. Dieser Kenner ist Monsieur de Norpois, der alte Diplomat, den der Erzähler schon von Kindheit an kennt, weil er im Hause der Eltern verkehrte. Er taucht nicht nur im Brief des Börsenmaklers auf, sondern auch in einem der Hotels am Canal Grande, das der Erzähler und seine Mutter eines Abends aufsuchen, weil es für seine gute Küche berühmt ist. Monsieur de Norpois speist dort mit seiner alten Geliebten, Madame de Villeparisis. Die Schilderung

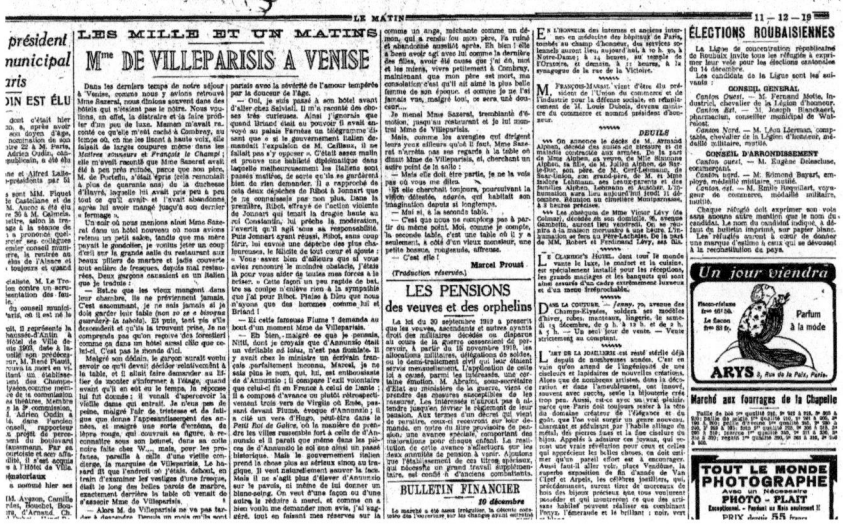

Charmanter Zufall: Die Tageszeitung *Le Matin* bringt einen Vorabdruck von Marcel Prousts Venedig-Kapitel in der Rubrik »Tausendundein Morgen«

dieses Abendessens macht einen nicht geringen Teil der Venedig-Episode aus. Wer sie zugunsten von Carpaccio, Veronese und Fortuny überliest, nimmt Prousts Venedig eine wichtige Dimension und sich selbst ein großes Lesevergnügen. Denn Monsieur de Norpois ist wie stets so auch hier der Zerrspiegel, durch den die politische Aktualität als Teil des modernen Lebens in die *Recherche* eingeht. Wo er ist, da sind die Zeitungen und Finanznachrichten nicht fern. Wenn er auftaucht, wird Venedig Teil des noch jungen Nationalstaats Italien und zum Schauplatz diplomatischer Manöver. Doch sein Auftritt steht auf philologisch schwankendem Grund. Er ist Teil des Gewirrs von Varianten, Entwürfen, Überarbeitungen und Teilabdrucken, das in der Albertine-Erzählung wie in der Venedig-Episode, auf die sie zuläuft, zusammengeführt wird und erheblich zum fragmentarischen Charakter der *Recherche* beiträgt.

Eine Variante der Abendessensszene mit Monsieur Norpois und Madame de Villeparisis erschien am 11. Dezember 1919 in der Zeitung *Le Matin* am Vorabend der Verleihung des Goncourt-Preises an Marcel Proust. Die Redaktion hatte – man muss annehmen, in Absprache mit dem Autor – für eine auffällige Aufmachung gesorgt. Auf der Titelseite brachte sie die Preismeldung mit einem kurzen Kommentar zu dem ausgezeichneten Werk, dem Band *Im Schatten junger Mädchenblüte*, und auf der zweiten Seite unter dem Titel »Mme de Villeparisis à Venise« einen Vorabdruck aus den Manuskripten des Autors. Das Arrangement hatte einen inneren Zusammenhang. Zu Beginn von *Im Schatten junger Mädchenblüte* wird Monsieur Norpois vorgestellt, im Vorabdruck der Venedig-Episode tritt er als Begleiter von Madame Villeparisis auf, der zu kaschieren sucht, dass sie seit Jahren seine Geliebte ist. Prousts Text erschien in der Rubrik »Les mille et un Matins« (»Tausendundein Morgen«), in der die Zeitung im Spiel mit ihrem eigenen Namen zusätzlich zum Fortsetzungsroman auf derselben Seite kurze Erzählungen abdruckte. Der Titel der Rubrik hatte mit den Inhalten der abgedruckten Stücke nichts zu tun, er signalisierte lediglich das serielle Erscheinen, passte aber in diesem Fall überraschend gut. Madame Villeparisis und der Marquis de Norpois gehören nicht zur Tausendundeine Nacht-Seite von Venedig. Sie stehen für die Nachrichten, die Geschäfte, die Interessen des Tages. Über Madame Villeparisis erfahren die Leser, dass sie in ihrer Jugend den Vater von Madame Sazerat, einer Bekannten der Familie des Erzählers aus Combray, ruiniert hat. Monsieur Norpois gibt Kostproben seiner diplomatischen Expertisen. In anderen Versionen hat ihn Proust über die Marokkokrise des Jahres 1905 räsonieren lassen, hier füllt er aktuelles Material in die Konversation des Diplomaten ein, den Konflikt um Fiume zwischen Italien und dem Königreich Jugoslawien nach dem Ersten Weltkrieg. Seit September 1919 hatte der italienische Dichter Gabriele D'Annunzio zusammen mit Freischärlern die kroatische Hafenstadt an der Adria spektakulär besetzt, um dort im Folgejahr einen Freistaat auszurufen.

Keine Figur der *Recherche* hat Proust mit hingebungsvollerer Verachtung gezeichnet als den Marquis de Norpois, doch dabei zugleich im Stil eine Art diplomatischer Reserve gewahrt. Die politischen Prognosen des Diplomaten gehen ebenso in die Irre wie seine Aktienempfehlungen. Allein auf dem Feld der kulinarischen Genüsse trügt seine Expertise nicht. Seine Karriere hat schon im Second Empire begonnen. Er dient als Reaktionär mit monarchischen Gesinnungen der Dritten Republik, ist aber in Venedig schon zu sehr Vertreter der alten Garde, um noch eine Zukunft im diplomatischen Dienst zu haben. Umso mehr sucht er sich als Kommentator der politischen Aktualität zu profilieren. In Venedig lässt er erkennen, dass er auf den Posten des französischen Botschafters in Konstantinopel spekuliert.

Proust hat mit dem Marquis de Norpois eine Figur in der Venedig-Episode auftreten lassen, die zum einen als langjähriger Freund der Familie von Beginn an mit den schriftstellerischen Ambitionen des Erzählers vertraut ist und zum anderen mit einer Fülle von Attributen aufwartet, die ihn mit der Welt seines eigenen Vaters, Adrien Proust, verbinden. Als der Marquis im Band *Im Schatten junger Mädchenblüte* eingeführt wird, besteht nicht nur ein enges Band zwischen ihm und dem Herausgeber der *Revue des deux Mondes*, der Marquis ist zudem Mitglied der ägyptischen Schuldenkommission, durch die Engländer und Franzosen in die öffentlichen Finanzen des nach dem Bau des Suezkanals hoch verschuldeten Ägypten eingriffen. In seinen Redewendungen – »Wie sagt doch ein schönes arabisches Sprichwort: ›Die Hunde bellen, und die Karawane zieht vorüber‹ – spiegeln sich seine Missionen. Er gehört der Académie des sciences morales et politiques an, vor der Adrien Proust Vorträge hielt und in die er vergeblich hoffte berufen zu werden. Die erste literarische Kostprobe des Erzählers unterzieht er einer vernichtenden Kritik. Umgekehrt wird sein eigener Stil vom Erzähler durch schlagende Zitate oder das Pastiche eines seiner Leitartikel in der Tagespresse der Phrasenhaftigkeit überführt. Mit Ortsnamen und Adressen meint er Regierungen und Bündniskonstellationen, er transponiert die Diplomatensprache in die politische Publizistik. Einer seiner markanten Sätze lautet: »zwar führen alle Wege nach Rom, aber der Weg von Paris nach London führt unweigerlich über Sankt Petersburg«. Der Ortsname Venedig kommt bei ihm nicht vor, er ist hier am falschen Platz. In seinem Tischgespräch mit Madame de Villeparisis geht es nicht um Eindrücke von Venedig, in der anschließenden Konversation mit einem italienischen Grafen nimmt er auf die aktuelle italienische Regierungsbildung Einfluss. Hier fällt der Name »Barrère«, ein historischer Klarname wie im Umkreis der Neuropathologie der Name Charcot. Camille Barrère war in der Tat langjähriger Botschafter Frankreichs in Rom und zugleich häufig mit Adrien Proust Teilnehmer an internationalen Gesundheitskonferenzen, nicht zuletzt in Venedig. Das Milieu, das diplomatische Feld, in dem Adrien Proust sich bewegte, ist damit bezeichnet, nicht die Person. Wichtiger als die Frage, ob die Kritik an den Phrasen des Marquis de Norpois auch auf Adrien

Proust zielt, der manche Latinismen mit ihm teilt, ist seine Funktion als durch und durch prosaischer Gegenpol zur Sphäre der Kunst. Indem Proust ihm in der Venedig-Episode einen großen Auftritt verschaffte, holte er das aktuelle politische Räsonnement und Börsengeschehen an einen Ort, der für seine Liebhaber wie seine Verächter allein dem schönen Schein verpflichtet ist. Sein Tischgespräch macht Venedig zum Schauplatz des Aktienhandels, verbindet es mit dem gesamten Mittelmeerraum, mit der Welt, in der Adrien Proust agiert. »Die Börse ist im Augenblick nur für Erdölwerte zu haben. Der ganze Bereich zieht im Augenblick. Royal Dutch hat allerdings keinen weiteren Sprung von dreitausend Francs gemacht. Man rechnet mit einem Kurs von vierzigtausend Francs. Meiner Meinung nach wäre es aber nicht klug, so lange zu warten. Aber es besteht kein Grund zur Eile, da ja der Markt ausgezeichnet ist. Nun aber zum Menü. « Die Frage von Madame de Villeparisis, auf die der Marquis de Norpois mit dieser Expertise antwortet, war: »Haben Sie wegen meiner Suezaktien Börsenauftrag gegeben?«

# Epilog

## Der Kommabazillus, das Mikroskop und die Satzzeichen

In den Erinnerungen von Céleste Albaret, der Haushälterin Marcel Prousts in seinem letzten Lebensjahrzehnt, ist auch von Adrien Proust die Rede. In den Schilderungen seines Sohnes erscheint er als unermüdlich tätiger Mann. Als großer Forscher und Kapazität auf dem Gebiet der Hygiene in Frankreich und den Kolonien unternimmt er weite Inspektionsreisen, einmal wird er im Roten Meer so heftig von der Seekrankheit erfasst, dass er darum bittet, über Bord geworfen zu werden. Sorgfältig bewahrt der Sohn die vielen Orden, mit denen der Vater nicht nur in Frankreich, sondern auch in vielen anderen Ländern ausgezeichnet wurde, in den Schubladen seiner Kommode auf. Das kurzfristige Zerwürfnis zwischen dem Vater und seinen Söhnen während der Dreyfus-Affäre erwähnt er nur en passant. Dem Kämpfer gegen die Cholera hingegen widmet er eine rückhaltlose Hommage. »Sie wissen es wohl nicht, Céleste, aber er ist es gewesen, der der Cholera in Frankreich, in Marseille, Einhalt geboten hat, als damals Hunderte von Menschen starben. Er hat nicht nur die Cholera-Kranken mit eigener Hand gepflegt und sich dabei selbst angesteckt, sondern man verdankt ihm auch die Entdeckung, dass der Cholera-Virus durch Ratten verbreitet wird, die mit Schiffen eingeschleppt werden. Er war sogar der Anlass für einen diplomatischen Zwischenfall mit den Engländern, deren Schiffe er unter Quarantäne hatte stellen lassen. Die Engländer waren über ihren blockierten Handel so wütend, dass sie ihn aufgehängt hätten, wenn sie ihn hätten erwischen können.«

Das hier gezeichnete Bild des heroischen Seuchenbekämpfers weist einige Verzerrungen auf. Die Ratten sind von der Pest zur Cholera übergelaufen, auch hat Adrien Proust ihren Anteil an der Seuchenverbreitung nicht entdeckt, und wie einen Freibeuter gejagt haben ihn die Engländer auch dann nicht, wenn er sie bei den internationalen Gesundheitskonferenzen attackierte. Durch die leichten Retuschen wird der Vater zu einem Mischwesen aus hohem Beamten, Forschungsreisenden und Abenteurer. »Monsieur Proust« – Céleste Albaret reserviert diese Anrede für den Sohn – ist demgegenüber ein Einsiedler und hochempfindlicher Ruhebedürftiger, für den nur seine Papiere zählen. In seinem mit Kork ausgeschlagenen Zimmer verschwindet er fast hinter den Schwaden, die aus der Räucherpfanne gegen das Asthma aufsteigen. In den Nächten schreibt er, der Tag beginnt für ihn erst nachmittags um vier. Das wichtigste Erbteil, das er der hygienischen Mission des Vaters verdankt, ist seine Angst vor Mikroben. Auf sie führt Céleste Albaret seinen Hang zu »peinlicher Sauberkeit« zurück. Die Kleidungsschichten von der Unterwäsche bis zum Pullover müssen in der Backröhre vorgewärmt werden. Zur komplizierten Armatur gegen die Krankheiten, die Monsieur Proust umgibt, gehören zahlreiche Verwandte des Barometermännchens und des Fieberthermometers.

Zeitgenossen berichten, Marcel Proust habe bei Abendgesellschaften seinen Pelzmantel nur beim Fortgehen für einen Augenblick abgelegt, um die Differenz zwischen der Zimmertemperatur und der Kälte draußen etwas auszugleichen. An Anekdoten wie diese hat Theodor W. Adorno seine These angeschlossen, Proust habe die großräumige Quarantänelogik seines Vaters zum Gesetz seines Lebens gemacht, um die höchst individuellen Voraussetzungen zu schützen, aus denen sein Werk hervorging: »Um die schrankenlose Leidensfähigkeit sich zu erhalten, an der bei ihm die Möglichkeit des Glücks haftet, hat er versucht, mit den kunstvollsten Veranstaltungen Leiden von sich fernzuhalten. Sein Märchenmodell ist die Prinzessin auf der Erbse. Sein Vater, der berühmte Arzt und Chef des französischen Hygienewesens, hat einen Ausdruck geprägt, der in die allgemeine Sprache international eingegangen ist, den des ›cordon sanitaire‹. Proust hat diesen Begriff verinnerlicht. Sein ganzes Leben steht unter dem Gesetz des ›cordon sanitaire‹, um der Möglichkeit willen, das von sich fernzuhalten, das mit groben Stößen die Reaktionsfähigkeit des Kindes abstumpfen könnte.«

Der Begriff »cordon sanitaire« ist im Wörterbuch der Académie française und in medizinischen Publikationen als Übertragung der militärischen Absperrung auf die Seuchenabwehr schon vor der Geburt Adrien Prousts nachgewiesen. Adrien Prousts Projekt bestand darin, dem klassischen »cordon sanitaire« seine Undurchlässigkeit zu nehmen, ihn zu einem flexiblen Instrument hygienischer Überwachung fortzuentwickeln und so in der internationalen Gesundheitspolitik durchsetzbar zu machen. Unabhängig von solchen Details fällt auf, dass Adorno wie fast alle Proust-Interpreten das defensive Element in der Lebensführung des hochempfindlichen Einsiedlers überbetont. Im Kontrast zu den konquistadorischen Zügen seines weiträumig operierenden Vaters war Marcel Proust in der Tat ein großer Stratege des Rückzugs. Aber in dem Korkzimmer, in das er sich zurückzog, war er nicht nur Regisseur seiner Krankheit, sondern seinerseits ein Eroberer. Er tat nicht nichts, er schrieb. In der Literatur sind große Schreibprojekte, in denen eine überlieferte Form eine neue Gestalt gewinnt, die denkbar herausforderndsten Abenteuer. Eine solche Herausforderung war die *Recherche* auf dem Feld des Romans.

Über die »Suche« hinaus enthält ihr Titel auch die Nachforschung und Erforschung. Die zahllosen Briefe, die Proust während der Entstehung des Romanzyklus schrieb, waren nicht nur das Gefäß für Schmeicheleien, Höflichkeiten, Freundschaftsbekundungen und den diplomatischen Verkehr mit der Welt der Salons, sondern zugleich Recherche-Instrumente des Romanautors. Sie enthalten Bitten um Auskünfte über den Schnitt eines Kleides, das Detail eines Interieurs, eine nur ungenau erinnerte Redewendung. Kontrastiert man, wie es hier geschehen ist, Adrien Proust und Marcel Proust im Blick auf ihre Werke, so tritt der Kontrast zwischen dem weitgespannten Aktionsradius des Vaters und dem Korkzimmer des Sohnes zurück. Sichtbar wird stattdessen, wie sehr – und auf welch unterschiedliche Weise – beide die enzyklopädischen Energien des 19. Jahrhunderts nutzten.

Adrien Proust ist der Generalist. Bei ihm mündet die Kasuistik in die Statistik des Epidemiologen, er nimmt in seine zahllosen Schriften die aufblühende Anthropologie mit ihren Rasselehren auf, ältere Klimatheorien und die noch junge linguistische Paläontologie, die jüngsten Entdeckungen von Mikrobiologie und Bakteriologie und Darwins Lehre über die Entstehung der Arten. Seinen hygienischen Missionen entspringen zahlreiche Rapporte für die Regierung, er ist mit den Kollegen von der Salpêtrière eng vernetzt, hält Vorträge vor der Académie des sciences morales et politiques, schreibt für die *Revue des deux Mondes* und macht die Zivilisationsgeschichte zum

Horizont seiner Traktate zur Hygiene und zur Seuchenprävention. In seinen Schriften sind die Pneumokokken abgebildet, an denen sein Sohn starb, er ließ die Leser durch das Mikroskop auf den Cholera- und Pestbazillus blicken, sah sich in der Tradition von Louis Pasteur und stand mit Robert Koch im Austausch über die Anlage von Quarantänestationen, ohne dass er an der Forschungspraxis im Labor maßgeblich beteiligt gewesen wäre. Sein Laboratorium der Seuchenprävention ist die internationale Gesundheitspolitik. Seine Medizin ist Wissenschaft im Dienst des Fortschritts.

In Marcel Prousts *Recherche* gibt es die Epidemien nicht, an denen in der Welt seines Vaters »Hunderte von Menschen starben«. Dass der Kommabazillus als Choleraauslöser in seinem gesamten Romanzyklus lediglich in einer Salonsottise kurz auftaucht, ist kein Zufall. Die Massen, eine der großen Obsessionen des 19. Jahrhunderts, finden sich *ex negativo* als bedrohliche Pilgermassen bei Adrien Proust. Im Werk seines Sohnes existieren sie allenfalls als Gegenstand der Konversation, das Massensterben ist nur indirekt in den Berichten des Marquis de Saint-Loup von der Front enthalten. Als Kaleidoskop individueller Horizonte, in denen Kaste, Klasse und Rasse sich überlagern, erscheint die Gesellschaft in der *Recherche*. Aber der Fokus des Individuellen ist gerade nicht mit einer Einkapselung der Wahrnehmungen, Erinnerungen und Reflexionen verbunden, seien es die des Erzählers oder der Figuren. Durch Prousts Vergleichsregister öffnen sie sich zur Welt. Ein Choc, der Swann durchfährt, ähnelt der noch ungewohnten Plötzlichkeit, mit der in einem frisch elektrifizierten Haus das Licht an- und abgeschaltet wird. Das archaisch-rituelle Moment der Grausamkeit, mit der die Köchin Françoise ihr Terrain gegen alle Rivalinnen verteidigt, tritt im Vergleich mit der Technik hervor, kraft derer die Schlupfwespe Hymenopteros das Nervenzentrum ihrer Opfer lähmt. Das medizinische Wissen des Erzählers teilt seine Gegenstände mit den Schriften Adrien Prousts, seiner Herausgebertätigkeit oder seinen akademischen Vorträgen. Doch während es bei Adrien Proust an den Blick des Arztes und die panoramatische Überschau des Hygienikers und Epidemiologen gebunden ist, erschließt es in der *Recherche* die Details, Nuancen nicht offen zutage liegender Schichten einer Wahrnehmung oder Erinnerung.

In seinem Todesjahr hat Marcel Proust bei einer Zeitschriftenumfrage zu Protokoll gegeben, er ziehe als Handwerkszeug das Teleskop dem Mikroskop vor. Das klingt, als wolle er die ihm von der Nachwelt immer wieder zugeschriebene »mikrologische« Orientierung vorab dementieren. Die Distanzierung vom Mikroskopischen meinte aber nur das Geringfügige und Unbedeutende im landläufigen Sinn, »ermangeln die unendlich kleinen Wesen doch keineswegs – die Medizin belegt es – der Bedeutung«. Wenn er sich nicht dafür loben lassen wollte, eine »mikroskopische Studie« geschrieben zu haben, so distanzierte er sich damit von Romanen, die sich als Observatorien oder Laboratorien maskierten und mit ihrer Wissenschaftlichkeit kokettierten wie gelegentlich die Romane Émile Zolas. Dem Kult der Beobachtung setzte Proust seinen »introspektiven Roman« entgegen, und wenn am Ende der *Recherche* der Erzähler wie sein Autor dagegen protestierten, für seine Entdeckungen »mit dem Mikroskop« gelobt zu werden, wird greifbar, warum er für die Vergrößerung des scheinbar Kleinen das Teleskop vorzieht: »um Dinge wahrzunehmen, die in der Tat sehr klein waren, aber nur deshalb, weil sie in weiter Ferne lagen, und deren jedes für sich eine Welt darstellte«.

Dieser Halbsatz beschreibt exakt die Konstellation, in der das Teleskop in der Frühen Neuzeit seine Aura erhielt, als Galileo Galilei damit die Unebenheiten der Mondoberfläche und die Monde des Jupiter entdeckte. Sehr kleine Punkte, die in weiter Ferne lagen, entpuppten sich als Stern, als Planet, der eine ganze Welt in sich barg.

Prousts introspektiver Roman reklamiert diese welterschließende Kraft im Horizont des Individuellen, indem er ferngerückte Vergangenheiten der inneren Welt in die Gegenwart holt. Zum Notieren von Beobachtungsdaten will er diese Welterschließung nicht herabgestuft sehen. Wissenschaftsgeschichtlich folgte die Mikroskopie der Teleskopie auf dem Fuße. Der Erkundung der Sternenwelt schlossen sich die Erkundungen der Insektenwelt und der Infusionstierchen an, bis im 19. Jahrhundert das Mikroskop in der zweiten großen Welle der Erforschung des Unsichtbaren Mikroben, Bakterien und Viren in ähnlicher Fülle sichtbar machte wie das Teleskop die Sterne. Zu dieser Bewegung bildet Prousts *Recherche* in der Welt des Romans ein Pendant, auch wenn er scheinbar dem Mikroskop eine Absage erteilt. In seinem Teleskop steckt ein Mikroskop.

Zu den unendlich kleinen Wesen der Medizin, denen er ausdrücklich Bedeutung zuspricht, gehört der Kommabazillus. Koch entdeckte ihn durch die Fusion von Labor, Vergrößerungsglas, Experiment und mikrobiologischer Theoriebildung. Seinen Namen erhielt der Erreger, weil er unter dem Mikroskop einem Komma ähnelte. Der Assoziationsweg war kurz, weil die Forschung im Labor schriftnah war. Sie schloss Aufzeichnungsroutinen ein. Der Bazillus teilt mit dem Komma nicht nur die äußere Gestalt, sondern auch die Zugehörigkeit zur Welt des Kleinen.

Teleskopie und Mikroskopie sind in Prousts *Recherche* lediglich Vergleiche für die Arbeit des Autors am introspektiven Roman. Sein eigentliches Instrument ist die Sprache. Zu ihr gehört das Komma als unscheinbares diakritisches Zeichen, das für die Binnengliederung langer Satzkonstruktionen unverzichtbar ist. Im Französischen heißt es »virgule«, nach der lateinischen »virgula«, in der neben dem Stäbchen und dem Zweig auch die Wünschelrute steckt. Wer Marcel Prousts *Recherche* zu lesen beginnt, wird entweder in den Sog seiner langen Sätze hineingezogen oder durch sie aus dem Roman hinauskomplimentiert. Manchmal münden die langen Sentenzen in knappe, aphoristische Merksätze, manchmal in Passagen, in denen mittlere Satzlängen in abgestuften Varianten abwechseln, manchmal folgen lange Satzungetüme unmittelbar aufeinander, um ein und dasselbe Phänomen aus anderer Perspektive oder durch einen weiteren Vergleich zu erfassen. Modern ist Prousts Roman nicht zuletzt darin, dass er seine Gegenstände zu Beobachtungseffekten macht. Alle Vergangenheitspartikel, die er enthält, sind mit der Gegenwart imprägniert, die ihr Auftauchen provoziert hat. Die »mémoire involontaire« liefert dafür das romanimmanente Erklärungsmodell, aber nicht sie selbst bringt die dargestellte Welt hervor, sondern die Prosa des Romans.

Die Nähe Prousts zu Instrumenten der Sichtbarmachung des Unsichtbaren findet man nicht dort, wo er von Mikroskop und Teleskop spricht, sondern im Blick auf seine Syntax. Wer sich vergewissern will, was ihm, sei es in der Anziehung oder Abstoßung, durch sie widerfährt, wird auf eine eigentümliche Theorie des Schriftstellers und Proust-Übersetzers Walter Benjamin stoßen. Sie besagt, wie eingangs angemerkt, in Prousts Syntax uferloser Sätze träte der Nil der Sprache befruchtend in die Breiten der Wahrheit hinüber, zugleich aber, diese Syntax sei ein Ausdruck der chronischen Krankheit ihres Autors: »Dieses Asthma ist in seine Kunst eingegangen, wenn nicht seine Kunst es geschaffen hat. Seine Syntax bildet rhythmisch auf Schritt und Tritt diese seine Erstickungsangst ab.« Ob nun das Asthma die Syntax hervorbringt oder umgekehrt die Syntax kraft einer unbekannten Sprachmagie das Asthma, in jedem Fall bindet diese »physiologische Stilkunde« Prousts Syntax und damit Autorschaft unmittelbar an seine Krankheit. Ein extremer Überfluss an Wasser im Bild des Nils und ein extremer Mangel an Luft im Blick auf das Asthma wirken dabei zusammen. Die Syntax eines Romans ist aber nur schwer als unmittelbarer Effekt von Atem und Stimme des Autors vorstellbar, ihr Element ist die Schrift. Als genialen Regisseur seiner Krankheit hat Walter Benjamin Marcel Proust beschrieben. Er war aber auch ein genialer Regisseur der Interpunktion, die atmende Stimme und tonlose Schrift verbindet. Die Zeichensetzung erschöpft sich nicht darin, Lesehilfe zu sein, sie ist Stichwortgeberin und Rhythmisierungshelferin für die innere Stimme wie für die Vorlesestimme, die Proust in der *Recherche* in Gestalt der Mutter so suggestiv in Szene gesetzt hat. Seine ersten Herausgeber haben Proust eine große Nachlässigkeit im Umgang mit den Satzzeichen unterstellt und vor allem seine sparsame Kommasetzung der Konvention angeglichen. Die Zeichensetzung war aber Teil seines Stils. Komma, Semikolon, Gedankenstrich oder Doppelpunkt dienen dem Herausschieben der Satzgrenze. Proust unterschreitet die Konventionen der Kommasetzung, er überschreitet sie drastisch im üppigen Gebrauch von Gedankenstrichen und Klammern. Vor allem die Klammern, auf Zeilengröße angewachsene und verdoppelte Kommata, begünstigen das »Ausufern«, das in der physiologischen Stilkunde die Nilmetaphern provoziert. Proust handhabt die Klammersetzung eigenwillig. Manchmal sind in seinen Sätzen die eingeklammerten Passagen länger als jene außerhalb der Klammern. Wer ihn lesen will, muss sich an die Klammern gewöhnen. Dort, wo zum ersten Mal die »mémoire involontaire«, die unwillkürliche Erinnerung, beschrieben wird, fügt Proust sie gleich zweimal in einen Schlüsselsatz ein:

»Und so ist denn, sobald ich den Geschmack jenes Madeleine-Stücks wiedererkannt hatte, das meine Tante mir, in Lindenblütentee getaucht, zu geben pflegte (obgleich ich noch immer nicht wußte und auch erst späterhin würde ergründen können, weshalb diese Erinnerung mich so glücklich machte), das graue Haus mit seiner Straßenfront, an der ihr Zimmer sich befand, wie ein Stück Theaterdekoration zu dem kleinen Pavillon an der Gartenseite hinzugetreten, der für meine Eltern nach hintenheraus angebaut worden war (also zu jenem begrenzten Ausschnitt, den ich bislang allein vor mir gesehen hatte), und mit dem Haus die Stadt, vom Morgen bis zum Abend und bei jeder Witterung, der Platz, auf den man mich vor dem Mittagessen schickte, die Straßen, in denen ich Einkäufe machte, die Wege, die wir gingen, wenn schönes Wetter war.« Was in Klammern steht, fällt stärker ins Auge als eine durch Komma abgesetzte Apposition. Eng verwandt ist es mit der Parenthese, die zwischen zwei Gedankenstrichen steht. Aber Klammern sind elastischer, in ihnen lässt sich mehr unterbringen. Sie sind bei Proust potenzierte Parenthesen. Sie sind die wichtigsten diakritischen Mikroben seiner Prosa. Theodor W. Adorno hat in seinem Essay »Satzzeichen« die bei Proust auffällig langen, in Klammern gesetzten Passagen als Parenthesen gedeutet, die sich mit Gedankenstrichen nicht mehr begnügen können: »Sie bedürfen festerer Dämme, um nicht die ganze Periode zu überfluten und jenes Chaos zu bereiten, dem jede dieser Perioden atemlos abgezwungen ward«. Als Dammbau gegen die Überflutung – mit diesem Bild zollt Adorno der Nilmetapher seines Freundes Walter Benjamin Tribut – ist Prousts Gebrauch der Klammern jedoch nur unzureichend gewürdigt. Er rettet mit ihnen seine Syntax nicht vor dem Chaos, er imprägniert durch sie vielmehr seine Prosa mit dem Formgesetz, dem sein Roman insgesamt folgt. Die Klammern sind mit dem nichtchronologischen Erzählen im Bunde, mit den Rösselsprüngen der Erinnerung, mit der asymptotischen Annäherung an eine aufblitzende Wahrnehmung, mit der Erkundung einer Illusion, ehe sie das Stadium der Enttäuschung erreicht. In den Rückblick auf das Auftauchen einer Erinnerung aus dem Geschmack des Lindenblütentees fügen sie den Blick in die Zukunft ein. Sie sind die unscheinbaren Dienerinnen des Erzählers, wenn er darangeht, Vergangenheit und Gegenwart in einem Satz zu synchronisieren. Sie sind die verlässlich offen stehenden Einfallstore für das Einströmen des enzyklopädischen Wissens, aus dem Proust mit seiner unendlich feinen Witterung für Ähnlichkeiten sein Vergleichsregister gewinnt. Indem sie das Kontinuum des Erzählens mit Momenten der Diskontinuität durchsetzen, trennen sie die Prosa des Romans verlässlich von den Ordnungsrastern und Taxonomien, in die der Hygieniker Adrien Proust sein enzyklopädisches Wissen einträgt. Sein Sohn entführt das enzyklopädische Wissen dem Lexikon und nähert es den Regionen von Traum und Rausch an, in denen in Raum und Zeit weit entfernte Wahrnehmungen plötzlich synchron beisammen sind. Darin ähnelt Prousts Syntax den multiperspektivischen Bildräumen des Kubismus.

In den Klammern steckt die ästhetische Signatur des »introspektiven Romans«, so wie die um den Imperativ der Parole zentrierte Syntax der Manifeste des Futurismus im typografisch vergrößerten, vom Megafontrichter ausgestoßenen Ausrufezeichen ihr Emblem findet. Die futuristischen Ausrufezeichen wollen Schluss machen mit dem »Passatismo«, sie stehen im Dienst der rabiaten Zäsur, der Trockenlegung Venedigs. Prousts Klammern stehen wie das nicht enden wollende Geplauder im Salon der Guermantes oder der Madame de Saint-Euvertes im Dienst der Unabschließbarkeit des Romans. Allenfalls bei Adrien Proust kann es die Vision der vollständig geheilten Welt geben. Sie wäre bei ihm eine Erde, über die allumfassend die Göttin Hygieia herrscht. Marcel Proust ist für diese Welt verloren, in seiner Lebensführung wie in dem großen Roman, der in seinem Korkzimmer entsteht. Die vollkommene Herrschaft der Göttin könnte es darin nur als negative Utopie geben. Die Stimme des Erzählers spricht im letzten Band von der Apotheose der Kunst, von der wiedergefundenen Zeit und der Kathedrale als Form des Romans. Dieser selbst aber lässt dem Fragmentarischen, der Unterminierung des Soliden, dem Zerfall der Genealogien und den Krankheitsstoffen des Lebens das letzte Wort.

# Anmerkungen

Die hier angegebenen Ausschnitte markieren den Beginn der Passage im Text, die im Anschluss nachgewiesen wird.

Marcel Prousts Romanzyklus *Auf der Suche nach der verlorenen Zeit* wird mit der Sigle SvZ, Bandzahl und Seitenzahl zitiert nach Marcel Proust: *Auf der Suche nach der verlorenen Zeit.* Frankfurter Ausgabe. Herausgegeben von Luzius Keller. Aus dem Französischen von Eva Rechel-Mertens. Revidiert von Luzius Keller und Sibylla Laemmel. Sieben Bände. Frankfurt am Main 2002.

## Prolog

Seite 9: »Mit der überlegenen Klugheit«, »Mit dem gleichen Recht«, SvZ I, S. 496.
Seite 9: »Seine Liebe war inoperabel«, SvZ I, S. 447.
Seite 10: »die Welt des Vaters von Marcel Proust«, zu Adrien Prousts Biografie Speck (2021). Zur akademischen Vita und Karriere Panzac (2003).
Seite 11: »Vater und Sohn im Leben der Familie Proust«, hierzu Péchenard (1993), Francis/Gontier (1981) und Tadié (2008).
Seite 13: »Nil der Sprache«, Benjamin (1974), S. 310.

## Die Porträts der Prousts

Seite 15: »Ich frage Sie gar nicht erst, Monsieur Swann«, SvZ I, S. 541.
Seite 15–16: »blauen und gelben Frauen«, »auf die Gefahr hin«, SvZ I, S. 542.
Seite 16: »die wichtigste Eigenschaft eines Porträts«, SvZ I, S. 542.
Seite 17: *»Doktor Pozzi at home«*, zu Pozzi als Schlüsselfigur der Belle Époque: Barnes (2019).
Seite 17: »Wie sein Vater wurde Robert Proust«, zu Robert Proust vgl. Speck (2001) und Margerie (2016).
Seite 19: »Sie stirbt im Alter von«, Proust, Marcel (2016), Bd. I, S. 434.
Seite 19: »Aufenthalt im Privatsanatorium«, hierzu ausführlich Bizub (2006), S. 151ff.
Seite 19: »Da ist ein Stück Parkett«, Tadié (2008), S. 559.
Seite 20: »Ich werde alle Photographien behalten«, Proust, Marcel (2016), Bd. I, S. 486.

Seite 23: »derzeit die Gesichtszüge eines wirklich Verrückten«, Goncourt (2013), Bd. 10, S. 412.

Seite 23: »Auf dem Rückweg von der Eisenbahn«, Goncourt (2013), Bd. 10, S. 378.

Seite 24: »Mon cher petit Papa«, Proust, Marcel (2016), Bd. I, S. 155.

Seite 25: »eine weiße Orchidee im Knopfloch«, alle erwähnten Porträts finden sich in Roberts (2012).

Seite 25: »schützende Neurose«, Proust, Marcel (1992), S. 369.

Seite 25: »Nach der Sitzung ging ich«, Proust, Marcel (1992), S. 371.

Seite 26: »Der Fehler von Jacques Blanche«, Proust, Marcel (1992), S. 378.

Seite 26: »nur Kettengefährte des Künstlers«, Proust, Marcel (1992), S. 379.


## Das alte Frankreich und die Göttin Hygieia

Seite 27: »Historienmalerei der jüngeren Neuzeit«, vgl. Latour (1994), S. 32ff.

Seite 29: »neueren Wissenschaftsgeschichte nachlesen«, vgl. Gerald L. Geison: »Organisation, Produkte und Marketing im Unternehmen Louis Pasteurs«, in: Berger et al. (2007), S. 220–238.

Seite 29: »großen Siegen ohne Tränen«, Proust, Adrien (1903a), S. 121.

Seite 30: »Wir wissen nun«, Proust, Adrien (1903a), S. 122.

Seite 30: »die Theorien und Schulen verschlingen einander«, SvZ IV, S. 317.

Seite 32: »Ruskin à Notre-Dame d'Amiens«, Proust, Marcel (1989), S. 95ff.

Seite 32: »trivium«, Proust, Adrien (1903a), S. 123.

Seite 32: »eine Phiole mit dem Urin eines Kranken«, Proust, Adrien (1903a), S. 123.

Seite 33: »Magus«, Proust, Adrien (1903a), S. 123.

Seite 33: »einen Kurzkommentar gewidmet«, Mâle (1898), S. 126.

Seite 33: »Gebt mir ein Laboratorium«, Latour (1994), S. 69ff.

Seite 34: »Der Fortschritt der Wissenschaften«, Proust, Adrien (1903a), S. 123f.

Seite 34: »geniale Schöpfer der wohltätigen Laboratorien«, Proust, Adrien (1903a), S. 123f.

Seite 35: »einen Streifen von köstlicher Farbe«, SvZ II, S. 304.

Seite 35: »als ich mich ihm eben tastend näherte«, Proust, Marcel (1989), S. 91.

Seite 35: »abstrakten Musik«, »ähnlich den Weihekreuzen«, Proust, Marcel (1989), S. 92.

Seite 36: »Fermente der Spaltung und des Hasses«, Proust, Marcel (2016), Bd. I, S. 334.

Seite 37: »ein Kruzifix an der Wand hing«, Tadié (2008), S. 49.

Seite 38: »dass in Illiers«, »Ich glaube, dass es nicht gut ist«, Proust, Marcel (2016), Bd. I, S. 332.

Seite 39: »die Poesie, die Melancholie der Erinnerung«, Proust, Adrien (1903b), S. 126.

Seite 39: »Er wollte alles sehn«, Proust, Adrien (1903b), S. 126. Adrien Proust zitiert »Die Trübsal Olympios«, hier in der Übersetzung von Hanno Helbling, in: Helbling/Hindermann (2003), S. 255ff.

Seite 40: »Il voulut tout revoir«, Proust, Adrien (1903b), S. 126.

Seite 40: »Sainte-Beuve und Balzac«, Proust, Marcel (1997), S. 161.

Seite 41: »Je n'aime pas les maisons«, Proust, Adrien (1903b), S. 126; Proust, Marcel (1992), S. 462.

Seite 41: »Au bord des courants d'eau vive«, Ruskin (1904), S. 105ff.

Seite 41: »Venedig der Picardie«, Ruskin (1904), S. 107.

Seite 42: »Es ist ein schwieriges Problem«, Proust, Adrien (1903b), S. 127.

Seite 43: »eine strenge Göttin, die Opfer verlangt«, Proust, Adrien (1903b), S. 127.

Seite 44: »Hygiene in den Schulen«, Proust, Adrien (1883a), S. 10ff.

Seite 44: »Cholera im Departement de la Seine«, vgl. Proust, Adrien (1894), 247ff.

Seite 45: »Bleivergiftungen in den Akkumulatorenfabriken«, zum Spektrum der Publikationstätigkeit Adrien Prousts: Péchenard (1993), S. 202ff., sowie Panzac (2003), »Bibliographie d'Adrien Proust«, S. 237ff.

Seite 45: »›pastorale‹ Machtausübung«, vgl. Bröckling (2017), S. 73ff.

Seite 45: »Könige, deren staubige Perücken«, Proust, Adrien (1903b), S. 128.

Seite 47: »Lange Zeit hat man geglaubt«, Proust, Adrien (1903b), S. 129.

Seite 47: »Das starke reife Korn nur«, Helbling/Hindermann (2003), S. 368f. Übersetzt von Karl Krolow.

Seite 47: »Launen von Licht und Schatten«, Proust, Adrien (1903b), S. 129.


## Die Ärzte und das Wissen der Patienten

Seite 49: »tour de Force«, so kommentiert *Le Figaro* vom 30. April 1887, S. 2.

Seite 49: »nachgezeichnet und kommentiert«, vgl. Bonduelle/Gelfand/Goetz (1996), Hustvedt (2012) und Hunter (2016).

Seite 49: »Einrichtung einer großen fotografischen Abteilung«, hierzu detailliert Hunter (2016).

Seite 51: »einen der Lieblingsschüler Charcots«, vgl. Dominik Mabin: »Joseph Babinski«, in: Tadié (2013), S. 147–158.

Seite 52: »bis zum Tod Prousts reichte«, zum Arzt-Patient-Verhältnis Proust/Babinski vgl. Dominik Mabin: »Joseph Babinski«, in: Tadié (2013), S. 150ff.

Seite 53: »Er verkörperte den Aufstieg dieser Disziplin«, hierzu Bertherat (2007).

Seite 54: »wie der historische Roman zur ernsthaften Geschichtsschreibung«, Gilles de la Tourette (1887), »Préface«, S. VI.

Seite 54: »mit Hilfe einer kleinen Dosis Cocain«, »Ich holte mir noch von dort«, Freud (1968), S. 201f.

Seite 55: »Als ich im Jahre 1885«, Freud (1981), S. 453.

Seite 56: »Rosalie F.«, Richer (1885), S. 272f.

Seite 57: »ehe sie in die Salpêtrière gelangte«, zur Fallgeschichte Bizub (2006), S. 39ff. Zu den weiblichen Hysterie-Patientinnen der Salpêtrière Hustvedt (2012).

Seite 58: »somnambule éveillée«, Charcot (1893), S. 241.

Seite 58: »Ausdrücklich fragt sich der Kommentator«, Charcot (1893), S. 240.

Seite 58: »Da ist ja Monsieur Proust!«, Charcot (1893), S. 247.

Seite 59: »Fälle von männlicher Hysterie«, Souques (1891), S. 191ff.

Seite 59: »defekten Aufzug«, Charcot (1893), S. 117ff.

Seite 59: »Rauschen in den Ohren«, Souques (1891), S. 144ff.

Seite 59: »Knapp diagnostiziert er«, Proust, Adrien (1890), S. 779ff. Zu Émile X. im Kontext der zeitgenössischen Neuropathologie ausführlich Bizub (2006), zu Adrien Prousts Vortrag darin S. 113ff.

Seite 60: »Epilepsie vergleichbares Phänomen«, Charcot (1892), S. 112ff.

Seite 61: »Verwandtschaft zwischen den Forschungen Azams und denen der Sal-pêtrière«, Azam (1887), »Préface«, S. 7.

Seite 61: »Wir haben hier einen Menschen«, Proust, Adrien (1890), S. 780.

Seite 61: »Eines Tages, erzählte er mir«, Munthe (1950), S. 262.

Seite 62: »zweiten Zustand«, Proust, Adrien (1890), S. 786.

Seite 62: »Lady Macbeth«, Charcot (1892), S. 119f.

Seite 63: »*Carnet* im Jahr 1908«, vgl. Bizub (2006), S. 250ff.

Seite 65: »Als ich mich zum ersten Mal Monsieur Daudet«, Proust, Marcel (1992), S. 129f.

Seite 66: »gegen das Leben, gegen alles«, Proust, Marcel (1992), S. 130.

Seite 67: »er sei der noch nicht ganz tote«, Goncourt (2013), Bd. 9, S. 204.

Seite 67: »erscheint sein Roman *Les Morticoles*«, zum Kontext Hustvedt (2012), S. 98ff., und Cambor (2009), S. 177ff.

Seite 68–69: »Welch ein Überfluß«, »Es ist wirklich ein Buch«, Goncourt (2013), Bd. II, S. 68 u. 86.

Seite 69: »Scheidung von Léon Daudet«, zum Dreieck Léon Daudet–Jeanne Hugo–Jean-Baptiste Charcot vgl. Cambor (2009).

Seite 70: »die anti-französische Horde der Antisemiten«, Cambor (2009), S. 199.

Seite 71: »Gestern bei den Daudets diniert«, Proust, Marcel (2016), Bd. I, S. 186f.

Seite 72: »Die Pastiches über die ›Lemoine-Affäre‹«, Proust, Marcel (1989), S. 11–86.

Seite 72: »daß Katastrophen dieser Art«, SvZ VII, S. 34.

Seite 73: » regelrechte Persönlichkeitsspaltungen miterlebt«, SvZ VII, S. 34f.

Seite 74: »Diener des Wahren zu sein«, Proust, Marcel (1992), S. 474.

Seite 74: »bemerkt Madame Verdurin feinsinng«, SvZ VII, S. 35, zu Stevensons *Dr. Jekyll and Mr. Hyde* im neuropathologischen Kontext Bizub (2006), S. 113ff.

Seite 75: »solch großer Austausch«, Proust, Marcel (1989), S. 158.

Seite 76: »Was für eine verfluchte Sache«, Goncourt (2013), Bd. 10, S. 16f.

Seite 76: »von einem schrecklichen Erstickungsanfall gepackt«, Tadié (2008), S. 79.

Seite 77: »Da sie mich im Automobil«, Proust, Marcel (1970), S. 75.

Seite 78: »Ich spüre ein bisschen in der Brust«, Proust, Marcel (1970), S. 45.

Seite 78: »blinden Glauben«, Brissaud (1896), S. 15.

Seite 78: »pharmazeutischen Therapie«, hygienischen Therapie«, Brissaud (1896), S. 16.

Seite 78: »Fetisch und an seine Amulette«, Brissaud (1896), S. 15.

Seite 78: »Obgleich die Angstzustände«, Proust, Marcel (1970), S. 152.

Seite 79: »Selbstvergiftung durch Medikamente«, zu Prousts Selbstmedikamen-tierung Mabin (1992), S. 69ff.

Seite 79: »›großen‹ und ›kleinen‹ Krankheiten«, »Tics«, Meige, Feindel (1902), »Préface«, S. V.

Seite 80: »Epilepsie der Lunge«, »göttliche Krankheit«, »asthmatische Cachexie«, Brissaud (1896), S. 197ff.

Seite 81: »dass jeder Anfall, der auf diese Weise«, Proust, Marcel (2016), Bd. I, S. 393.

Seite 81: »Ich hatte gerade nicht nur«, Proust, Marcel (2016), Bd. 2, S. 1073.

Seite 81: »Ich wußte, daß, während er ging«, Rilke (1966), S. 772f.

Seite 82: »Fernand Gregh, der zu dieser Zeit gemeinsam mit Proust«, Maurois (1976), S. 48.

Seite 82: »Im übrigen hatte die Krankheit«, SvZ IV, S. 403f.

Seite 82: »Es ist eben so, mein lieber Herr«, SvZ IV, S. 80f.

Seite 83: »dass es den Schlaf gefährdet«, hierzu Mabin (1992), S. 41ff.

Seite 83: »Bald Mitternacht. Dies ist der Augenblick«, SvZ I, S. 8.

Seite 84: »Autosuggestionen«, »das höllische Geköch«, SvZ III, S. 116. Zur großen Bedeutung der Schlaflosigkeit und des unterbrochenen Schlafes in der Modernekritik des 19. Jahrhunderts und im Diskurs über die Neurasthenie Kinzler (2016), S. 172ff.

Seite 84: »Ich erzähle das, weil man das Leben der Menschen«, SvZ III, S. 114.

Seite 85: »Nicht weit von dort liegt der behütete Garten«, SvZ III, S. 116.

Seite 85: »Bergotte erprobte sie alle«, SvZ V, S. 261f.

Seite 86: »Gestern, heute nacht und heute morgen«, Proust, Marcel (1970), S. 52.

Seite 86: »oder wie schwirrende Pfeile«, SvZ V, S. 7.

Seite 87: »Bleimännchen«, SvZ III, S. 118.

Seite 87: »den frühesten Schichten des Romans«, Proust, Marcel (1997), S. 77.

Seite 87: »der kleine Kapuzenmann im Schaufenster«, SvZ I, S. 220.

Seite 87: »das der Optiker von Combray«, SvZ V, S. 11f.

Seite 87: »baromètres vivants«, Proust, Adrien/Ballet (1897), S. 85.

Seite 88: »wie eine mechanisch betriebene Fähre«, »Ich fand sie«, SvZ I, S. 247.

Seite 89: »Der internationale Erfolg der ›Neurasthenie‹«, zur Medizin-, Kultur- und Literaturgeschichte der Neurasthenie Bergengruen/Müller-Wille/Pross (2010).

Seite 89: »*Wörterbuch der Gemeinplätze*«, »Das ist nervös bedingt«, Flaubert (2004), S. 422.

Seite 90: »das medicinische Central-Afrika – ein unerforschtes Land«, Bergengruen/Müller-Wille/Pross (2010), S. 40f.

Seite 92: »intellektuellen Kultur«, Proust, Adrien/Ballet (1897), S. 10.

Seite 92: »Die Statistik eines deutschen *Handbuchs der Neurasthenie*«, Proust, Adrien/Ballet (1897), S. 12.

Seite 92: »lösen Finanzdebakel Nervenkrisen«, Proust, Adrien/Ballet (1897), S. 157.

Seite 94: »Mann mit den kleinen Zetteln«, Proust, Adrien/Ballet (1897), S. 47.

Seite 94: »Wir haben beobachtet, dass gewisse neurasthenische Frauen«, Proust, Adrien/Ballet (1897), S. 79.

Seite 94: »La recherche du souvenir perdu«, Proust, Adrien/Ballet (1897), S. 76.

Seite 95: »Er wollte nicht einmal wissen, weshalb«, SvZ I, S. 459.

Seite 95: »Chirurgen-Poetik«, Koppenfels (2007), S. 185.

Seite 95: »Bichats Befunde, gegründet auf«, Eliot (2019), S. 218f.

Seite 96: »auf der Bühne so ungewöhnlich lebendig fand«, SvZ VII, S. 450.

Seite 96: »Tatsächlich erlauben uns«, SvZ VII, S. 450f.

Seite 97: »wie eine Saugpumpe«, SvZ VII, S. 453.

Seite 97: »Der Berma stand, wie das Volk sagt«, SvZ VII, S. 453.

Seite 97: »ein großer Arzt, ein außergewöhnlicher Mensch«, SvZ III, S. 422.

Seite 98: »er würde beherrschend auf dem Gebiet der Neurologie«, SvZ III, S. 421.

Seite 98: »kleine vernunftlose Sibylle«, SvZ III, S. 419.

Seite 98: »ein großer Teil ihres Wissens«, SvZ III, S. 425.

Seite 98: »Auf ein Leiden, das die Ärzte«, SvZ III, S. 424 f.

Seite 99: »detaillierte Verhaltensregeln«, Proust, Adrien/Ballet (1897), S. 176ff.

Seite 99: »Sie gehören der großartigen und beklagenswerten Familie«, SvZ III, S. 427f.

Seite 100: »Nervenleiden machen die genialsten Pastiches«, SvZ III, S. 428.

Seite 100: »das Vordringen der ersten Backenbarthaare«, SvZ I, S. 324.

Seite 101: »Wenn Dir das Spaß macht«, Proust, Marcel (2016), Bd. 2, S. 1173.

Seite 102: »Schon sein Name wies auf die Würde hin«, SvZ III, S. 480.

Seite 102: »Hier und da rötete sich erdbeerengleich«, SvZ I, S. 248.

## Die Cholera, der Orient und die Dritte Republik

Seite 104: »Wenn im Sterbezimmer«, SvZ VII, S. 283.

Seite 104: »Vereinigung des Globus durch Krankheit«, vgl. Huber (2006).

Seite 105: »In den Eröffnungsansprachen«, vgl. Howard-Jones (1975), S. 12ff.

Seite 106: »Wie der Mensch«, Huber (2020), S. 397.

Seite 108: »Joseph Desiré Tholozan«, vgl. Theodorides (1998).

Seite 108: »Das hieße die Gebräuche der Völker des Orients«, Proust, Adrien (1869), S. 30.

Seite 109: »Über ältere Kollegen«, Panzac (2003), S. 58.

Seite 111: »in die Tradition des italienischen Arztes«, Proust, Adrien (1873), S. 12.

Seite 111: »Die Ansteckung ist der Funken«, Proust, Adrien (1873), S. 17.

Seite 111: »Max von Pettenkofer vorgeschlagen hatte«, Howard-Jones (1975), S. 36.

Seite 112: »Schritt zur Sozialmedizin und Sozialpolitik«, vgl. Leanza (2017), S. 97ff.

Seite 112: »Der Medizinhistoriker Erwin H. Ackerknecht«, Erwin H. Ackerknecht: »Antikontagionismus zwischen 1821 und 1867«, in: Berger et al. (2007), S. 71–110.

Seite 113–114: »Der Kanal, an einer Schnittstelle zwischen Europa, Afrika und Asien«, hierzu unverzichtbar Huber (2013).

Seite 115: »1875 erwarb die britische Regierung unter Disraeli«, Tvedt (2020), S. 84.

Seite 115: »1882 nahm Großbritannien«, Tvedt (2020), S. 91ff.

Seite 116: »Paroxysmus der Exaltation, des Fanatismus und des Wahns«, Proust, Adrien (1883), S. 40.

Seite 117: »Die Hadsch ist kein ursprünglicher Seuchenherd«, Proust, Adrien (1873), S. 286.

Seite 118–119: »osmanische Fregatte Moukbiri-Sourour«, Proust, Adrien (1883), S. 12.

Seite 119: »*Lord Jim*, für dessen Pilgerschiff die ›Jeddah‹«, vgl. Conrad (1974), S. 310ff.

Seite 119: »right in the track of all the Canal traffic«, Conrad (1974), S. 91.

Seite 120: »Die von Robert Koch geleitete deutsche Choleraexpedition«, vgl. Gradmann (2005), S. 268ff.

Seite 121: »*The Official Refutation of Dr. Robert Koch's Theory of Cholera*«, hierzu Mariko Ogawa: »Die Cholera und der Suez-Kanal. Die britische Debatte über Robert Kochs Theorie des Cholerabazillus«, in: Berger et al. (2007), S. 285–326.

Seite 121: »Der Kommabazillus wird auf keiner der vierhundert großformatigen Seiten«, Howard-Jones (1975), S. 55.

Seite 121: »Robert Koch am 31. Mai 1885«, Koch (1885).

Seite 122: »vierseitiger handschriftlicher Brief Prousts«, Proust, Adrien (1885a).

Seite 122: »Koch habe ihn nach einem Besuch der Anlage«, Proust, Adrien (1892), S. 27.

Seite 124: »Fragen der mikrobiologischen Methodologie«, Gradmann (2005), S. 268f.

Seite 124: »gegen die Einschleppung der Cholera aus Indien«, Robert Koch: »Berichte an den Staatssekretär des Innern über die Internationale Sanitätskonferenz in Rom«, 2. Juni, 7. Juni 1885 in: Koch (1912), S. 951–953, hier S. 953.

Seite 125: »Unterricht auf allen Gebieten der Hygiene einschließlich der Bakteriologie«, vgl. Gaida/Hahn/Hulverscheidt (2010), S. 8.

Seite 125: »Aufstieg und die Institutionalisierung der Tropenmedizin«, hierzu ausführlich Besser (2013) und Le Cour Grandmaison (2014).

Seite 127: »koloniale Expansion war ein Kontinuitätselement«, vgl. Reynaud Paligot (2006).

Seite 128: »Jules Amiot nach dem Vorbild«, vgl. Francis/Gontier (1981), S. 42.

Seite 128: »Anfang September 1887 während der Exposition maritime«, hierzu detailliert Bloch-Dano (2017), S. 129ff.

Seite 129: »1883 den Conseil supérieur des colonies«, Lagana (1990), S. 24.

Seite 130: »als tauchte mitten in einer Feerie«, Faure (1888), S. 48.

Seite 130: »Die Eingeborenen lieben uns nicht«, Faure (1888), S. 12.

Seite 131: »Louis Tirman verordnete 1890«, vgl. Huber (2013), S. 209.

Seite 132: »Taxonomie der Rassen«, vgl. Messling (2016).

Seite 135: »Es sind die Arier, an die sich Europa direkt anschließt«, Proust, Adrien (1903), S. 9f.

Seite 135: »erniedrigende Doktrin«, Proust, Adrien (1903), S. 3.

Seite 136: »Ein ›privilegiertes Volk‹«, vgl. Messling (2016), S. 160.

Seite 136: »alle Nuancen und Delikatessen des Denkens«, Proust, Adrien (1903), S. 11.

Seite 136: »Es ist die weiße Rasse«, Proust, Adrien (1903), S. 11.

Seite 137: »Dass ihr Gatte freilich …«, Goujon (2020), S. 251ff.

Seite 137: »Zwischen der Entwicklung der moralischen Vorstellungen«, Proust, Marcel (1992), S. 63.

Seite 139: »kleines Meisterwerk«, Proust, Marcel (1992), S. 262.

Seite 139: »jenes besondere, jenes Individuelle«, Proust, Marcel (1992), S. 262.

Seite 140: »Daß wir uns über Swanns glänzendes Leben«, SvZ I, S. 25.

Seite 141: »Kastensystem von Combray«, SvZ VI, S. 360, »unwissenden, egoistischen Kaste«, SvZ II, S. 447.

Seite 142: »denn der Wert eines Adelstitels«, SvZ VI, S. 376.

Seite 142: »auf den letzten Platz der sozialen Stufenleiter hinunterbefördern«, SvZ III, S. 263.

Seite 143: »Verwünschungen gegen die Judeninvasion«, »Talmischick«, SvZ II, S. 448.

Seite 144: »Rumänen, Ägypter und Türken«, SvZ III, S. 263f., Hierzu Friedländer (2020), S. 57ff.

Seite 145: »Rasse, auf der ein Fluch«, SvZ IV, S. 27ff.

Seite 146: »Sie wissen, daß ich persönlich«, SvZ III, S. 328.

Seite 146: »Die Klassen des Geistes«, SvZ VII, S. 59.

Seite 146: »daß man sich nie die Menschen« SvZ III, S. 329.

Seite 147: »Gott hat in seiner Güte dafür gesorgt«, SvZ III, S. 599f.

Seite 149: »Proust-Philologie an einer Fülle von Beispielen«, vgl. Keller (2009), S. 849ff.

Seite 149: »mit den fliegenden Teppichen und mächtigen Geistern verglichen«, vgl. Benalil (1999), S. 56; Tadié (1971), S. 277.

Seite 149: »mit Grauen ein Werk vorstellen«, SvZ VII, S. 521.

Seite 150: »durch die Immoralität des Gegenstandes«, SvZ IV, S. 347.

Seite 150: »mingrelischen Minderheit Georgiens«, vgl. Irwin (2004), S. 36ff.

Seite 152: »Einer stammte von dem jungen André Gide«, vgl. Irwin (2004), S. 37, zum Echo unter den Literaten insgesamt Saleh Younès (1990).

Seite 153: »Wie grauenhaft! Das ist ja fürchterlicher als die entsetzlichsten Tragödien«, SvZ VII, S. 119.

Seite 155: »Er reiste. Er durchlebte die Melancholie«, Flaubert (2001), S. 595.

Seite 155: »dunkle, sehr kriegsmäßige ägyptische Tuniken«, SvZ VII, S. 45.

Seite 155: »den geheimnisvollen, schleierverhüllten Zauber einer Vision aus dem Orient«, SvZ VII, S. 64f.

Seite 156: »Hier erneuerte sich der Eindruck von orientalischem Leben«, SvZ VII, S. 104f.

Seite 156: »Söhne Sodoms«, SvZ VII, S. 105.

Seite 157: »der wie eine Messingmünze schmale und krummgebogene Mond«, SvZ VII, S. 172.

Seite 157: »Ist hierin nicht der ganze Orient eines Decamps«, SvZ VII, S. 173.

Seite 158: »Levantinern oder Negern«, SvZ VII, S. 173.

Seite 158: »Wie der Kalif aus *Tausendundeiner Nacht* hatte ich geglaubt«, SvZ VII, S. 207.

Seite 158: »*Sesam und Lilien*«, SvZ VII, S. 208.

Seite 159: »Die bombenkündenden Sirenen«, SvZ VII, S. 209.

Seite 159: »man kann – wie es Elstir mit Chardin erging«, SvZ VII, S. 521.

Seite 159: »Wegen der Bücher, die ich in Balbec«, SvZ VII, S. 430.

## Alle Wege führen nach Venedig

Seite 162: »Ausfilterung der ›verdächtigen‹ und ›infizierten‹ Schiffe«, Proust, Adrien (1892), S. V.

Seite 163: »eine präventive Maßnahme im weiten Sinn des Wortes«, vgl. Huber (2006), S. 467.

Seite 163: »Die Geschichte der Krankheiten der Völker«, Huber (2006), S. 2f.

Seite 165: »Der Chef der Gesundheitsbehörde verwies«, vgl. *Le Figaro* vom 23. Juli 1892, S. I f.

Seite 166: »Kürzlich wurden in der Bibliothek Tardes«. Zu Marcel Proust als Hörer der Antrittsvorlesung von Tardes Vorlesungsreihe »Les éléments de la sociologie politique« an der École libre des sciences politiques im Januar 1896 und zu den Widmungsexemplaren Adrien Prousts in Tardes Bibliothek vgl. den Kommentar von Luc Fraisse in Proust, Marcel (2021), S. 131ff.

Seite 166: »Die Schwängerung dreizehn- und vierzehnjähriger Mädchen«, Marx (1972), S. 724; Tarde (1893), S. 370.

Seite 167: »Über die Tür einer seiner Unterkünfte«, Proust, Adrien (1893), S. 650.

Seite 167: »im Auftrag des Institut Pasteur nach Hongkong gereist«, zum Kontext von Yersins Reise und Entdeckung Velmet (2020), S. 26ff.

Seite 168: »der spezifische Tumor«, Proust, Adrien (1897a), S. 59.

Seite 169: »integrierten Bild und Text«, vgl. Meige (1897).

Seite 170: »pathologische Geschichte«, Proust, Adrien (1897a), S. 62f.

Seite 170: »die mittelalterlichen Könige Frankreichs«, Proust, Adrien (1897a), S. 65.

Seite 171: »In Kanton wie in Hongkong«, Proust, Adrien (1897a), S. 5.

Seite 172: »Apparaturen, Gifte und Gase«, vgl. Proust, Adrien (1902a).

Seite 174: »Kuppeln schon von den Fotografien kennen«, vgl. SvZ II, S. 150.

Seite 174: »erinnern ihn an Motive in Venedig«, vgl. SvZ III, S. 801f.

Seite 174: »Die Robe, die Doktor«, vgl. SvZ III, S. 643.

Seite 174: »Bei seiner Ankunft in Venedig«, vgl. SvZ VI, S. 309ff.

Seite 174: »noch halb arabischen‹ Spitzbogen«, SvZ VI, S. 312.

Seite 174: »Umschlaghafen von *Tausendundeiner Nacht*«, zum orientalischen Venedig Prousts Schnell (2015).

Seite 174: »wie ›in *Tausendundeiner Nacht*‹«, SvZ VII, S. 25.

Seite 174: »wie jene Paläste orientalischer Märchen«, SvZ VI, S. 349.

Seite 175: »daß die Albertine von ehemals«, SvZ VI, S. 332.

Seite 175: »wessen Geschenk an Albertine«, SvZ VI, S. 335.

Seite 176: »Élie Metchnikoff zur Immunität«, zu Prousts Metchnikoff-Lektüre und seiner Vertrautheit mit den Immunitätslehren Türk (2011), S. 256ff.

Seite 176: »Zellerneuerung in seinem organischen Gewebe«, SvZ VI, S. 264ff.

Seite 176: »da das Denken über eine Fähigkeit«, SvZ VI, S. 339.

Seite 176: »Ich sah zum ersten Mal das Bild«, SvZ VI, S. 343.

Seite 177: »das Modell des Fortuny-Mantels«, zu Fortuny im Kontext der Venedig-Episode Gibhardt (2011), S. 101ff.

Seite 177: »aktuellen Mode gegenüber ihren historischen Vorbildern«, SvZ II, S. 680.

Seite 177: »plötzlich am Herzen etwas verspürte wie einen leichten Stich«, SvZ VI, S. 344.

Seite 178: »Empfindung, wie ich sie einst«, SvZ VII, S. 259.

Seite 178: »lügenhafte Schönheit der Maske«, »entseeltes Bühnenbild«, Simmel (1922), S. 67ff.

Seite 178: »fremd wie ein Schauspieler«, SvZ VI, S. 352.

Seite 178: »in seiner Belanglosigkeit und Fremdheit«, SvZ VI, S. 353.

Seite 179: »Strom von Meeresluft«, SvZ VI, S. 313.

Seite 179: »das gesellschaftlich bedingte Kommen und Gehen«, SvZ VI, S. 319.

Seite 179: »Choleraepidemie in Italien und Venedig 1911«, Manns Exzerpte zur Cholera in Mann (2004, Kommentarband), S. 360–507; »Tenazität« (2004, Textband), S. 579.

Seite 180: »Eine widerliche Schwüle lag in den Gassen«, Mann (2004 Textband), S. 541f.

Seite 181: »Contro Venezia passatista«, Marinetti (1968), S. 35–38. Hierzu Lepri (1987), 67ff.

Seite 181: »Brief von seinem Börsenmakler«, SvZ VI, S. 333.

Seite 182: »Eine Variante der Abendessensszene mit Monsieur Norpois«, SvZ VI, S. 420ff.

Seite 184: »Wie sagt doch ein schönes arabisches Sprichwort«, SvZ II, S. 51.

Seite 184: »zwar führen alle Wege nach Rom«, SvZ II, S. 53.

Seite 185: »Die Börse ist im Augenblick«, SvZ VI, S. 321.

## Epilog

Seite 187: »Sie wissen es wohl nicht, Céleste«, Albaret (1978), S. 146f.

Seite 188: »Um die schrankenlose Leidensfähigkeit«, Adorno (2019), S. 72f.

Seite 191: »ermangeln die unendlich kleinen Wesen doch keineswegs«, Proust, Marcel (1992), S. 471.

Seite 191: »mit dem Mikroskop«, SvZ VII, S. 517.

Seite 191: »um Dinge wahrzunehmen«, SvZ VII, S. 517.

Seite 192: »Dieses Asthma ist in seine Kunst«, Benjamin (1974), S. 323.

Seite 193: »physiologische Stilkunde«, Benjamin (1974), S. 323.

Seite 193: »Und so ist denn, sobald ich den Geschmack«, SvZ I, S. 71.

Seite 194: »Sie bedürfen festerer Dämme«, Adorno (1981), S. 111.

Seite 195: »das nicht enden wollende Geplauder«, Naumann (2019), S. 92.

# Literaturverzeichnis

## A) Texte von Adrien Proust, Marcel Proust und ihren Zeitgenossen

Albaret, Céleste (1978): *Monsieur Proust – aufgezeichnet von Georges Belmont*. Aus dem Französischen von Margret Carroux. München

Anonymus (1901): *Création à Paris d'un Institut de Médecine coloniale. Publications de l'Union coloniale française*. Paris

Azam, Eugène (1883): »Double conscience, état actuel de Félida X«, in: Association pour l'avancement des sciences (Hg.): *Congrès de La Rochelle*. Paris

Azam, Eugène (1887): *Hypnotisme, double conscience et altérations de la personnalité*. Paris

Bataille, Albert (1884): *Causes criminelles et mondaines de 1884*. Tours

Ballet, Gilbert (1897): *Psychoses et affections nerveuses*. Paris

Blanchard, Raphael (1902): »L'Institut de Médecine coloniale. Histoire de sa Fondation«, in: *Archives de la Parasitologie* VI, No 4. Paris

Bourneville, Désiré-Magloire und Regnard, Paul (1878): »Iconographie photographique de la Salpêtrière«. Paris

Brouardel, Paul (1897): *Cours de médecine légale – La pendaison, la suffocation, la strangulation, la submersion*. Paris

Brissaud, Édouard (1896): *L'hygiène des asthmatiques*. Paris

Brissaud, Édouard (1899): *Leçons sur les maladies nerveuses*. Paris

Camus, Albert (2020): *Die Pest*. Aus dem Französischen von Uli Aumüller. Hamburg

Charcot, Jean-Martin (1886): *Neue Vorlesungen über die Krankheit des Nervensystems, insbesondere über Hysterie*. Leipzig

Charcot, Jean-Martin (1887): *Leçons sur les maladies du système nerveux faites à la Salpêtrière*. Paris

Charcot, Jean-Martin (1889): *Leçons du mardi à la Salpêtrière. Policlinique. 1888–1889*. Paris

Charcot, Jean-Martin (1892): *Leçons sur les maladies du système nerveux faites à la Salpêtrière*, Band I: *1887–1888*. Zweite Ausgabe. Paris

Charcot, Jean-Martin (1893): *Clinique des maladies du système nerveux. Leçons du Professeur, Mémoires, Notes et Observations parus dans les années 1889–1890 et 1890–1891 et publiés sous la direction de Georges Guinon*, Band II. Paris

Cholet, Armand Pierre (1889): *Excursion en Turkestan et sur la frontière Russo-Afghane*. Paris

Cholet, Armand Pierre (1892): *Arménie, Kurdistan et Mésopotamie*. Paris

Conrad, Joseph (1974): *Lord Jim*. London

Daudet, Alphonse (1930): *La Doulou*. Paris

Daudet, Léon (1917): *Souvenir des milieux littéraires, politiques, artistiques et médicaux*. Paris

Daudet, Léon (1894): *Les Morticoles*. Paris

Daudet, Léon (1917): *Salons et journaux – des milieux littéraires, politiques, artistiques et médicaux de 1880 à 1908*. Paris

Daudet, Léon (1929–1930): *Paris vécu*. Paris

Eliot, George (2019): *Middlemarch. Eine Studie über das Leben in der Provinz*. Herausgegeben und aus dem Englischen übersetzt von Melanie Walz. Hamburg

Faure, Félix (1960): »Deux textes concernant l'administration des colonies françaises«, in: *Revue française d'histoire d'outre-mer* Vol. 47. Paris

Faure, Lucie (1888): *Une Excursion en Afrique*. Paris

Fauvel, Antoine (1868): *Le Choléra, étiologie et prophylaxie*. Paris

Firmin, Anténor (1885): *De l'Égalité des races humaines: anthropologie positive*. Paris

Flaubert, Gustave (2001): *Lehrjahre des Gefühls*. Aus dem Französischen von Maria Dessauer. Frankfurt am Main und Leipzig

Flaubert, Gustave (2004): *Bouvard und Pécuchet und Das Wörterbuch der Gemeinplätze*. Aus dem Französischen von Caroline Vollmann. Frankfurt am Main

Freud, Sigmund (1968): *Briefe 1873 – 1939*. Zweite, erweiterte Auflage. Ausgewählt und herausgegeben von Ernst und Lucie Freud. Frankfurt am Main

Freud, Sigmund (1981): *Gesammelte Werke*. Band X: *Werke aus den Jahren 1913 – 1917*. Frankfurt am Main

Gide, André (1950): *Tagebuch 1889–1939*. Band I. Aus dem Französischen von Maria Schäfer-Rümelin. Stuttgart

Gilles de la Tourette, Georges (1887): *L'Hypnotisme et les états analogues au point de vue médico-légal*. Paris

Goncourt, Edmond und Jules de (2013): *Journal – Erinnerungen aus dem literarischen Leben 1851–1896*, 11 Bde. Aus dem Französischen von Petra-Susanne Räbel. Leipzig

Goujon, Francine (2020): *Allusions littéraires et Écriture cryptée dans l'œuvre de Proust*. Paris

Guinon Georges (1889): *Les Agents provocateurs de l'hystérie*. Paris

Humières, Robert Vicomte de (1905): *Through Isle and Empire*. London

Huysmans, Joris-Karl (1898): *La Cathédrale*. Dijon

Janet, Pierre (1889): *L'Automatisme psychologique*. Paris

Koch, Robert (1885): Brief an Georg Gaffky aus Rom, 30. Mai 1885. Nachlass Robert Koch im Robert Koch-Institut Berlin. Signatur as/b2/054

Koch, Robert (1912): *Gesammelte Werke*. Unter Mitwirkung von G. Gaffky und E. Pfuhl, herausgegeben von J. Schwalbe. Leipzig

Levillain, Fernand (1891): *La Neurasthénie. Maladie de Beard. Avec une préface du Professeur Charcot*. Paris

Lévy, Michel (1869): *Traité d'hygiène publique et privée*. Paris

Littré, Émile (1873): *Histoire de la langue française*. Paris

Littré, Émile (1883): *Études sur les barbares et le moyen âge*. Paris

Mâle, Émile (1898): *L'Art religieux du XIIIᵉ siècle en France : étude sur l'iconographie du moyen âge*. Paris

Mann, Thomas (2004): *Frühe Erzählungen. 1893–1912.* Große kommentierte Frankfurter Ausgabe. Frankfurt am Main

Marx, Karl (1972): *Das Kapital. Kritik der politischen Ökonomie.* Erster Band. Frankfurt am Main

Meige, Henry (1893): *Le Juif errant à la Salpêtrière. Étude sur certains névropathes voyageurs.* Paris

Meige, Henry (1897): »La Peste dans l'art«, in: *La Nature* N°1245 vom 10. April 1897. Paris

Meige, Henry und Feindel, Eugène (1902): *Les tics et leur traitement.* Paris

Ministère de l'intérieur. Direction de l'assistance et de l'hygiène publique. Bureau de l'hygiène publique (1894): *Recueil des Travaux du Comité consultatif d'Hygiène publique de France et de l'Administration sanitaire. Annexe au tome XXII. Le Choléra en 1892.* Melun

Myers, F. W. H. (1889): »Dr. Jules Janet on hysteria and double personality«, in: *Proceedings of the Society for Psychical Research* 6. London

Pictet, Adolphe (1859): *Les Origines indo-européennes ou les Ayas primitifs. Essai de paléontologie linguistique.* Paris

Proust, Adrien (1869): »Rapport sur une mission sanitaire en Russie et en Perse«, in: *Recueil des Travaux du Comité consultatif d'hygiène et publique de France et des Actes officiels de l'Administration sanitaire.* Paris

Proust, Adrien (1871): »De l'Hygiène militaire«, in: *Archives Générales de Médecine.* Paris

Proust, Adrien (1873): *Essai sur l'hygiène internationale; ses applications contre la peste, le choléra asiatique et la fièvre jaune.* Paris

Proust, Adrien (1877): »Die Hygiene – Eine Abhandlung«, Vorwort, in: *Schreibheft – Zeitschrift für Literatur* Nr. 95 (2020). Essen

Proust, Adrien (1881): *Traité d'hygiène,* zweite Ausgabe. Paris

Proust, Adrien (1882a): »Mesures à prendre en vue du Pèlerinage à la Mecque de 1882«, in: *Recueil des Travaux du Comité consultatif d'hygiène et publique de France et des Actes officiels de l'Administration sanitaire.* Paris

Proust, Adrien (1882b): »Installation d'un lazaret dans l'Île de Tamara et règlement de quaternaire applicable au pèlerinage de la Mecque en 1882«, in: *Recueil des Travaux du Comité consultatif d'hygiène et publique de France et des Actes officiels de l'Administration sanitaire.* Paris

Proust, Adrien (1882c): »Epidémie de diphtérie et de scarlatine à Saint-Petersbourg«, in: *Recueil des Travaux du Comité consultatif d'hygiène et publique de France et des Actes officiels de l'Administration sanitaire.* Paris

Proust, Adrien (1883): *Le Choléra, étiologie et prophylaxie. Ouvrage accompagné d'une Carte représentant le Marche des Épidémies et suivi de l'Instruction populaire sur les Précautions d'Hygiène à prendre en cas d'Épidémie.* Paris

Proust, Adrien (1883a): *Eléments d'hygiène rédigés conformément aux programmes du 28 juillet 1882.* Paris

Proust, Adrien (1883b): »Épidémies, endémies, maladies contagieuses en Kabylie«, in: *Recueil des Travaux du Comité consultatif d'hygiène et publique de France et des Actes officiels de l'Administration sanitaire.* Paris

Proust, Adrien (1884): »Rapport adressé à M. Le Ministre du Commerce sur la prophylaxie sanitaire maritime des maladies pestilentielles exotiques (peste, fièvre jaune, choléra)«, in: *Recueil des Travaux du Comité consultatif d'hygiène et publique de France et des Actes officiels de l'Administration sanitaire.* Paris

Proust, Adrien (1884a): »Service sanitaire«, in: *Recueil des Travaux du Comité consultatif d'hygiène et publique de France et des Actes officiels de l'Administration sanitaire.* Paris

Proust, Adrien (1885): »Rapport adressé à M. Le Ministre du Commerce sur la prophylaxie sanitaire maritime des maladies pestilentielles exotiques (peste, fièvre jaune, choléra)«, in: *Recueil des Travaux du Comité consultatif d'hygiène et publique de France et des Actes officiels de l'Administration sanitaire.* Paris

Proust, Adrien (1885a): Brief an Robert Koch 14. Juli 1885. Vier Seiten. Nachlass Robert Koch im Robert Koch-Institut Berlin. Signatur b1/494

Proust, Adrien (1886): »Second rapport adressé à M. Le Ministre du Commerce sur la prophylaxie sanitaire maritime des maladies pestilentielles exotiques (peste, fièvre jaune, choléra)«, in: *Recueil des Travaux du Comité consultatif d'hygiène et publique de France et des Actes officiels de l'Administration sanitaire.* Paris

Proust, Adrien (1889): »De l'assainissement des ports. Congrès International d'Hygiène et de Démographie en 1889. Sixième Question«. Paris

Proust, Adrien (1890): »Sur un cas d'automatisme ambulatoire«, in: *Séances et Travaux de l'Académie des sciences morales et politiques.*

Proust, Adrien (1892): *La Défense de l'Europe contre le choléra.* Paris

Proust, Adrien (1892a): »De la Conférence de Venise«, in: *Séances et Travaux de l'Académie des sciences morales et politiques* Vol. 52, Nr. 38. Paris.

Proust, Adrien (1892b): *Instructions prophylactiques contre le choléra approuvés par le Comité consultatif d'hygiène publique de France, in: Recueil des Travaux du Comité consultatif d'hygiène et publique de France et des Actes officiels de l'Administration sanitaire.* Paris

Proust, Adrien (1893): »Etudes d'hygiène – Epidémies anciennes et épidémies modernes. Les nouvelles routes des grandes épidémies«, in: *Revue des deux Mondes* Vol. 120, Nr. 3. Paris

Proust, Adrien et al. (1894), »Département de Seine-et-Oise«, in: *Le Choléra en 1892. Recueil des Travaux du Comité consultatif d'hygiène et publique de France et des Actes officiels de l'Administration sanitaire.* Annex zu Bd. XXII. Paris

Proust, Adrien (1895): *Douze conférences d'hygiène, rédigées conformement au plan d'études du 12 août 1890.* Paris

Proust, Adrien (1895a): »Le Pèlerinage de la Mecque et la propagation des épidémies«, in: *Revue des deux Mondes* Vol. 127, Nr. 2. Paris

Proust, Adrien und Ballet, Gilbert (1897): *L'Hygiène du neurasthénique.* Paris

Proust, Adrien (1897a): *La défense de l'Europe contre la peste et la conférence de Venise de 1897.* Paris

Proust, Adrien und Faivre, Paul (1902): *Rapport sur les améliorations à apporter au fonctionnement du service dans le port de Marseille et au lazaret du Frioul.* Melun

Proust, Adrien und Faivre, Paul (1902a): *Rapport sur les différents procédés de destruction des rats et de désinfection à bord des navires.* Melun

Proust, Adrien (1903): *Traité d'hygiène*, dritte Auflage. Paris

Proust, Adrien (1903a): *Discours prononcé à l'inauguration du monument Pasteur à la cérémonie d'inauguration du monument élevé à la gloire de Pasteur, Chartres.* Wiederabgedruckt in Proust, Marcel (1968).

Proust, Adrien (1903b): »Distribution de prix à l'École primaire supérieure d'Illiers«, in: *Le Progrès, Journal républicain d'Eure-et-Loir* vom 4 August 1903. Wiederabgedruckt in Proust, Marcel (1968).

Proust, Adrien (2020): »Abhandlungen über Hygiene«. Aus dem Französischen von Rainer G. Schmidt, mit einer Nachbemerkung von Reiner Speck, in: *Schreibheft – Zeitschrift für Literatur* Nr. 95. Essen

Proust, Marcel (1968): *Textes retrouvés.* Recueillis et préséntés par Philip Kolb et Larkin B. Price avec une Bibliographie des publications de Proust (1892–1967). Urbana

Proust, Marcel (1970): *Briefwechsel mit der Mutter.* Ausgewählt und übersetzt von Helga Rieger. Mit einem Nachwort und Anmerkungen von Philip Kolb. Frankfurt am Main

Proust, Marcel (1971): *Contre Sainte-Beuve. Précédé de Pastiches et mélanges et suivi d'Essais et articles.* Édition établie par Pierre Clarac avec la collaboration d'Yves Sandre. Paris

Proust, Marcel (1987–1989): *À la recherche du temps perdu.* Hrsg. v. Jean-Yves Tadié. Paris

Proust, Marcel (1989): *Nachgeahmtes und Vermischtes.* Aus dem Französischen von Henriette Beese, Ludwig Harig und Helmut Scheffel (*Werke* I, Band 2). Frankfurt am Main

Proust, Marcel (1992): *Essays, Chroniken und andere Schriften.* Aus dem Französischen von Henriette Beese, Luzius Keller und Helmut Scheffel (*Werke* I, Band 3). Frankfurt am Main

Proust, Marcel (1997): *Gegen Sainte-Beuve.* Aus dem Französischen von Helmut Scheffel. Herausgegeben von Mariolina Bongiovanni Bertini in Zusammenarbeit mit Luzius Keller (*Werke* III, Band 3). Frankfurt am Main

Proust, Marcel (2001): *Albertine. Ein Roman aus der »Suche nach der verlorenen Zeit«.* Herausgegeben, übersetzt und mit einem Nachwort versehen von Hanno Helbling. München

Proust, Marcel (2002): *Auf der Suche nach der verlorenen Zeit.* Frankfurter Ausgabe. Herausgegeben von Luzius Keller. Aus dem Französischen von Eva Rechel-Mertens. Revidiert von Luzius Keller und Sibylla Laemmel. Frankfurt am Main

Proust, Marcel (2002a): *Carnets.* Édition établie et présentée par Florence Callu et Antoine Compagnon. Paris

Proust, Marcel (2007): *Nachgelassenes und Wiedergefundenes. Supplementband.* Aus dem Französischen von Melanie Walz. Frankfurt am Main

Proust, Marcel (2016): *Briefe. Zwei Bände.* Herausgegeben, ausgewählt und kommentiert von Jürgen Ritte auf der Grundlage der Briefedition von Françoise Leriche. Aus dem Französischen von Jürgen Ritte, Achim Russer und Bernd Schwibs. Berlin

Proust, Marcel (2021): *Der geheimnisvolle Briefschreiber. Frühe Erzählungen.* Herausgegeben von Luc Fraisse. Aus dem Französischen von Bernd Schwibs. Berlin

Regnard, Paul (1887): *Sorcellerie, magnétisme, morphinisme, délire des grandeurs: Les maladies épidémiques de l'esprit.* Paris

Richer, Paul (1885): *Études cliniques sur la grande hystérie et hystéro-épilepsie.* Paris

Rilke, Rainer Maria (1966): *Sämtliche Werke.* Sechster Band: *Die Aufzeichnungen des Malte Laurids Brigge. Prosa 1906–1926.* Frankfurt am Main

Ruskin, John (1904): *La Bible d'Amiens.* Traduction, notes et préface par Marcel Proust. Paris

Saporta, Gaston de (1868):»La Paléontologie appliquée à l'Étude des Races humaines«, in: *Revue des deux Mondes* Vol. 76, Nr. 4. Paris

Sollier, Paul (1892): *Les Troubles de la mémoire.* Paris

Sollier, Paul (1900): *Le Problème de la mémoire. Essai de psycho-mécanique.* Paris

Souques, Achille (1891): *Étude des syndromes hystériques »simulateurs« des maladies organiques de la moelle épinière: sclérose en plaques, paraplégie, tabes, amyotrophie et syringomyélie.* Paris

Spencer, Herbert (1879): *De l'Éducation intellectuelle, morale et physique.* Paris

Tarde, Gabriel (1893):»Foules et sectes au point de vue criminel«, in: *Revue des deux Mondes* Vol. 123. Paris

## B) Sekundärliteratur

Aberth, John (2011): *Plagues in World History.* Lanham

Adorno, Theodor W. (1981): *Noten zur Literatur* I–III. Frankfurt am Main

Adorno, Theodor W. (2019):»Ad Proust«, in: ders.: *Nachgelassene Schriften.* Abteilung V: *Vorträge und Gespräche.* Band 1: *Vorträge 1949–1968.* Herausgegeben von Michael Schwarz. Berlin

Albus, Anita (2011): *Im Licht der Finsternis. Über Proust.* Frankfurt am Main

Albus, Anita (2014): *Käuze und Kathedralen.* Frankfurt am Main

Azizi, Mohammed-Hossein (2007):»History of Contemporary Medicine in Iran. The Historical Backgrounds of the Ministry of Health foundation in Iran«, in: *Archives of Iranian Medicine* Vol. 10, Nr. I. Teheran

Bales, Richard (Hg.) (2001): *The Cambridge Companion to Proust.* Cambridge

Balsamo, Gian (2010): *Proust and the Lessons of War.* Saratoga Springs

Barnes, David S. (2014):»›Cargo‹, ›Infection‹ and the Logics of Quarantine in the Nineteenth Century«, in: *Bulletin of the History of Medicine*, 75–101. Baltimore

Barnes, Julian (2019): *The Man in the Red Coat.* London

Barth, Volker (2009):»Mikrogeschichte eines Weltereignisses. Semantische Strukturen und das Problem der Wahrnehmung auf der Pariser Weltausstellung von 1867«, in: *Österreichische Zeitschrift für Geschichtswissenschaften* 20 (2000) I. Wien

Basch, Sophie (2014): *Rastaquarium. Marcel Proust et le »modern style«. Arts décoratifs et politique dans »À la recherche du temps perdu«.* Paris

Beetz, Michael (2010): »Das unliebsame System. Herbert Spencers Werk als Prototyp einer Universaltheorie«, in: *Zeitschrift für Soziologie* Jg. 39, Heft I. Bielefeld

Benalil, Mounia (1999): »Espaces orientaux dans le roman français du XX$^e$ siècle: Proust à la croisée du mythe et de réalité – le temps retrouvé«, in: *Dalhousie French Studies* Vol. 48. Halifax

Benjamin, Walter (1974): »Zum Bilde Prousts«, in: ders., *Gesammelte Schriften.* Band II.I. Frankfurt am Main

Bergengruen, Maximilian, Müller-Wille, Klaus und Pross, Caroline (Hg.) (2010): *Neurasthenie. Die Krankheit der Moderne und die moderne Literatur.* Freiburg

Berger, Silvia, Hänseler, Marianne, Sarasin, Philipp und Spörri, Myriam (Hg.) (2007): *Bakteriologie und Moderne. Studien zur Biopolitik des Unsichtbaren 1870–1920.* Frankfurt am Main

Bersani, Leo (2013): *Marcel Proust: The Fictions of Life and of Art.* Oxford

Bertherat, Bruno (2007): »L'élection de la chaire de médecine légale à Paris en 1879. Acteurs, réseaux et enjeux dans le monde universitaire«, in: *Revue historique* Vol. 4, Nr. 644. Paris

Besser, Stephan (2013): *Pathographie der Tropen. Literatur, Medizin und Kolonialismus um 1900.* Würzburg

Bizub, Edward (2006), *Proust et le moi divisé. La Recherche: creuset de la psychologie expérimentale (1874–1914).* Genf

Blanchard, Marcel (1955): »Correspondance de Félix Faure touchant les affaires coloniales (1882–1898)«, in : *Revue de l'histoire française d'outre-mer* Vol. 42, Nr. 147. Paris

Bloch-Dano, Évelyne (2004): *Madame Proust. Biographie.* Paris

Bloch-Dano, Évelyne (2017): *Une jeunesse de Marcel Proust. Enquête sur le questionnaire.* Paris

Bogousslavsky, Julien (2006): »Marcel Proust's Lifelong Tour of the Parisian Neurological Intelligentsia: From Brissaud and Dejerine to Sollier and Babinski«, in: *European Neurology* Vol. 57, Nr. 3. Basel

Bonduelle, Michel, Gelfand, Toby und Goetz, Christopher G. (1996): *Charcot. Un grand médecin dans son siècle.* Traduction de l'américain par Marie-Françoise Colomb. Paris

Borck, Cornelius und Föcking, Marc (Hg.) (2014): *Marcel Proust und die Medizin.* Sechzehnte Publikation der Marcel Proust Gesellschaft. Berlin

Bröckling, Ulrich (2017): *Gute Hirten führen sanft. Über Menschenregierungskünste.* Berlin

Cambor, Kate (2009): *Belle Époque. Jeanne Hugo, Léon Daudet et Jean-Baptiste Charcot face à leur destin.* Aus dem Englischen von Laurent Bury. Paris

Carroy, Jacqueline, Feuerhahn, Wolfgang, Plan, Régine und Trochu, Thibaud (2016): »Les Entreprises intellectuelles de Théodule Ribot«, in: *Revue philosophique de la France et de l'étranger* Vol. 141. Paris

Compagnon, Antoine und Mauriac Dyer, Nathalie (Hg.) (2016): *Du côté de chez Swann ou le cosmopolitisme d'un roman français.* Paris

Curtius, Ernst Robert (1964): *Marcel Proust.* Frankfurt am Main

Deleuze, Gilles (1993): *Proust und die Zeichen.* Übers. v. Henriette Beese. Berlin

Didi-Huberman, Georges (1997): *Die Erfindung der Hysterie: Die photographische Klinik von Jean-Martin Charcot*. München

Dupuit, Christine (1988): »Huysmans et Charcot: L'hystérie comme fiction théorique«, in: *Sciences Sociales et Santé* Vol. 6, Nr. 3–4. Villejuif

Dubois, Jacques (2017): »Proust et les sociologues«, in: *Romanticisme. Revue du dixième siècle* Vol. 1, Nr. 175. Paris

Enzensberger, Ulrich (2001): *Parasiten. Ein Sachbuch*. Frankfurt am Main

Ersoy, Nermin, Gungor, Yuksel und Akpinar, Aslihan (2011): »International Sanitary Conferences from the Ottoman perspective (1851–1938)«, in: *Hygeia Internationales* Vol. 10, Nr. 1. Linköping.

Ferré, André (1939): *Géographie de Marcel Proust. Avec index des noms de lieux et des termes géographiques.* Paris

Francis, Claude und Gontier, Fernande (1981): *Marcel Proust et les siens. Suivi des souvenirs de Suzy Mante-Proust.* Paris

Friedländer, Saul (2020): *Proust lesen. Ein Essay.* München

Gaida, Ulrike, Hahn, Judith und Hulverscheidt, Marion (2010): »125 Jahre Hygiene-Institute an Berliner Universitäten. Eine Festschrift«. Berlin

Gibhardt, Boris Roman (2011): *Das Auge der Sprache. Ornament und Lineatur bei Marcel Proust.* Berlin und München

Giménez-Roldán, Santiago (2016): »Clinical History of Blanche Wittman and Current Knowledge of Psychogenic Non-epileptic Seizures«, in: *Neurosciences and History* Vol. 4, Nr. 4. London

Ginzburg, Carlo (2002): *Spurensicherung. Die Wissenschaft auf der Suche nach sich selbst.* Aus dem Italienischen von Karl Friedrich Hauber und Gisela Bonz. Berlin

Goujon, Francine (2020): *Allusions littéraires et Écriture cryptée dans l'Oeuvre de Proust.* Paris

Gradmann, Christoph (2005): *Krankheit im Labor. Robert Koch und die medizinische Bakteriologie.* Göttingen

Grunberg, Emma (2010): »The Rationality of Inaccurate Science: Britain, Cholera and the Pursuit of Progress in 1883«, in: *Journal of the Comparative History of Ideas* Vol. 11, Nr. 1. Washington

Hacking, Ian (1995): *Rewriting the Soul: Multiple Personality and the Sciences of Memory.* Princeton

Hardy, Anne (1993): »Cholera, Quarantine and the English Preventive System 1850–1890«, in: *Medical History* Vol. 37, Nr. 3. York

Helbling, Hanno und Hindermann, Federico (Hg.) (2003): *Französische Dichtung.* Zweiter Band: *Von Corneille bis Gérard de Nerval.* München

Heumann, Konrad (2019): »Wo ist seine Reisegruppe? Noch einmal zum Venedig-Besuch Marcel Prousts im Mai 1900«, in: *Frankfurter Allgemeine Zeitung* vom 4. September 2019, S. N3

Howard-Jones, Norman (1975): *The scientific background of the International Sanitary Conferences 1851–1938*, Genf.

Huber, Valeska (2006): »The Unification of the Globe by Disease? The International Sanitary Conferences on Cholera 1851–1894«, in: *The Historical Journal* Vol. 49, Nr. 2. Cambridge

Huber, Valeska (2013): *Channelling Mobilities. Migration and Globalisation in the Suez Canal Region and Beyond, 1869–1914.* Cambridge

Huber, Valeska (2020): »Pandemics and the Politics of Difference: Rewriting the History of Internationalism Through Nineteenth-Century Cholera«, in: *Journal of Global History* Vol. 15, Nr. 3. London

Hudemann-Simon, Calixte (2000): *Die Eroberung der Gesundheit 1750–1900.* Frankfurt am Main

Hunter, Mary (2016): *The Face of Medicine. Visualising Medical Masculinities in Late Nineteenth-Century Paris.* Manchester

Hustvedt, Asti (2012): *Medical Muses. Hysteria in 19th-Century Paris.* London, New Delhi, New York und Sydney

Irwin, Robert (2004): *The Arabian Nights. A Companion.* London und New York

Isenschmid, Andreas (2017): *Marcel Proust.* Berlin und München

Keller, Luzius (Hg.) (2009): *Marcel Proust Enzyklopädie – Handbuch zu Leben, Werk, Wirkung und Bedeutung.* Hamburg

Kinzler, Sonja (2016): *Das Joch des Schlafs: der Schlafdiskurs im bürgerlichen Zeitalter.* Köln und Wien

Koppenfels, Martin von (2007): *Immune Erzähler. Flaubert und die Affektpolitik des modernen Romans.* München

Lagana, Marc (1990): *Le parti colonial. Élements d'histoire.* Quebec

Latour, Bruno (1994): *Pasteur – une science, un style, un siècle.* Paris

Leanza, Matthias (2017): *Die Zeit der Prävention. Eine Genealogie.* Weilerswist

Le Cour Grandmaison, Olivier (2014): *L'Empire des hygiénistes. Vivre aux colonies.* Paris

Lepri, Laura (1987): »La Parabola del Futurismo veneziano. 1910–1925«, in: *Studi Novecenteschi* Vol. 14, Nr. 34. Pisa

Leroy, Sophie (Hg.) (2018): *Medicine and Maladies. Representing Affliction in Nineteenth-Century France.* Leiden und Boston

Losco-Lena, Mireille (2013): »Une leçon clinique à la Salpêtrière, 1887: Trois conceptions de la mise en scène théâtrale«, in: *Lebenswelt* Nr. 3. Mailand

Low, Michael Christopher (2008): »Empire and the Hajj: Pilgrims, Plagues and Pan-Islam under British Surveillance, 1865–1908«, in: *International Journal of Eastern Studies* Vol. 10, Nr. 2. Cambridge

Lozère, Christelle (2014): »Expositions provinciales et identités coloniales au XIX$^e$ siècle«, in: *Diacronie. Studi di Storia contemporanea* Vol. 2, Nr. 18. Bologna

Luckhurst, Nicola (2000): *Science and Structure in Proust's* à la recherche du temps perdu. Oxford

Maar, Michael (2009): *Proust Pharao.* Berlin

Mabin, Dominique (1992): *Le sommeil de Marcel Proust.* Préface de Philip Kolb. Paris

Margerie, Diane de (2016): *À la recherche de Robert Proust,* Paris

Marinetti, Filippo Tommaso (1968): *Teoria e invenzione futurista.* A cura di L. de Maria, Mailand

Marquer, Bertrand (2008): *Les Romans de la Salpêtrière. Réception d'une scénographie clinique: Jean-Martin Charcot dans l'imaginaire fin-de-siècle.* Genf

Marquer, Bertrand (2009):»Le ›Pouvoir d'une description bien faite‹: Charcot et Huysmans«, in: *Revue Romantisme. La revue du XIX^e siècle* Nr. 145. Paris

Maurois, André (1976): *Auf den Spuren von Marcel Proust.* Frankfurt am Main

Messling, Markus (2016): *Gebeugter Geist. Rassismus und Erkenntnis in der modernen europäischen Philologie.* Göttingen

Messling, Markus und Hofmann, Franck (Hg.) (2021): *The Epoch of Universalism 1769-1989/ L'époque de l'universalisme 1769–1989.* Berlin

Michel, Francois-Bernard (1995): *Proust et les Écrivains devant la Mort.* Paris

Miguet-Ollagnier, Marie (2003): *Gisements profonds d'un sol mental: Proust.* Paris

Miller, Milton L. (1957): *Nostalgia. A Psychoanalytic Study of Marcel Proust.* London

Morabia, Alfredo (2007):»Epidemiologic Interactions, Complexity, and the Lonesome Death of Max von Pettenkofer«, in: *American Journal of Epidemiology* Vol. 166, Nr. 11. Baltimore

Munthe, Axel (1950): *Das Buch von San Michele.* Leipzig

Naumann, Barbara (2019):»Das unvollständige Ganze. Die unendliche Rede in Marcel Prousts *Auf der Suche nach der verlorenen Zeit*«, in: Scherpe, Klaus R. und Wagner, Elisabeth (Hg.): *Non-Finito. Un-Fertig. Fluchtlinien des Kreativen in Kunst und Literatur.* Berlin

Neutres, Jérôme (Hg.) (2012): *Du côté de chez Jacques-Emile Blanche: Un salon à la belle époque.* Paris

Nicolas, Serge, Sabourin, Michel und Piolino, Pascale (2016):»The Seminal Contributions of Théodule Ribot (1839–1916): The Centenary of the Passing of the Founder of Modern French Psychology«, in: *L'Année psychologique* Vol. 116, Nr. 4. Paris

Pabst, Reinhard (2018):»Wir sind mit der Besichtigung von Venedig nicht fertig«, in: *Frankfurter Allgemeine Zeitung* vom 5. Dezember 2018, S. N3

Paillette, Céline (2014):»Diplomatie et globalisation des enjeux sanitaires«, in: *Hypothèses* Nr. 17. Paris

Panzac, Daniel (2003): *Le Docteur Adrien Proust. Père méconnu, précurseur oublié.* Paris

Péchenard, Christian (1993): *Proust et son père.* Paris

Reynaud Paligot, Carole (2006): *La République raciale. Paradigme racial et idéologie républicaine 1860–1930.* Paris

Ritte, Jürgen und Speck, Reiner (2010): *Cher ami … votre Marcel Proust. Marcel Proust im Spiegel seiner Korrespondenz.* München

Roberts, Jane (2012): *Jacques Émile Blanche.* Montreuil

Said, Edward W. (2009): *Orientalismus*, Frankfurt am Main

Saleh Younès, Mona (1990):»La Traduction française des Mille et une Nuits par le Dr. J. C. Mardrus d'après son dossier de Presse 1898–1904«, in: *Merveilles & contes* Vol. 4, No. 1. Detroit

Schnell, Rebekka (2015):»Das Schillern der Figuren. Prousts ›Venise tout encombrée d'Orient‹«, in: Vinken, Barbara (Hg.) (2015): *Translatio Babylonis. Unsere orientalische Moderne.* Paderborn

Ségal, Alain und Hillemand, Bernard (2011):»L'hygiéniste Adrien Proust, son univers, la paste et ses idées de politique sanitaire internationale«, in: *Histoire des sciences médicales* Vol. 55, Nr. 1. Paris

Serça, Isabelle (2010): *Les coutures apparentes de la Recherche – Proust et la ponctuation*. Paris

Serino, Vinicio (2017): *Le pandemie – Evoluzione storico-antropoligica dalla peste di Atene alla spagnola*. Florenz

Simmel, Georg (1922): *Zur Philosophie der Kunst. Philosophische und kunstphilosophische Aufsätze*. Potsdam

Speck, Reiner (2001): »Robert Proust – An eminent doctor in the shadow of his famous brother Marcel«, in: *World Journal of Urology* Vol. 19. Berlin und Heidelberg

Speck, Reiner (2020): »Docteur Adrien Proust«, in: *Schreibheft – Zeitschrift für Literatur* Nr. 95. Essen

Speck, Reiner (2021): *Le docteur Adrien Proust – ein bedeutender Hygieniker*. Sur la Lecture XIII. Marcel Proust Gesellschaft. Köln

Spinney, Laura (2018): *Die Welt im Fieber. Wie die Spanische Grippe die Gesellschaft veränderte*. Aus dem Englischen von Sabine Hübner. München

Sprenger, Ulrike (2021): *Das Proust-ABC*. Mit einem Vorwort von Alexander Kluge. Ditzingen

Straus, Bernard (1974): »Achille-Adrien Proust, M. D., Doctor to River Basins«, in: *The Mount Sinai Journal of Medicine* Vol. 50, Nr. 7. New York

Tadié, Jean-Yves (1971): *Proust et le roman*. Paris

Tadié, Jean-Yves (2008): *Marcel Proust. Biographie*. Aus dem Französischen von Max Looser. Frankfurt am Main

Tadié, Jean-Yves (Hg.) (2013): *Le Cercle de Marcel Proust*. Paris

Tadié, Jean-Yves (Hg.) (2015): *Le Cercle de Marcel Proust*. II. Paris

Teixeira Marques, Paula et al (2018): »Édouard Brissaud: distinguished neurologist and Charcot's pupil«, in: *Arquivos de Neuro-Psiquiatria* Vol. 76, Nr. 7. São Paulo

Teyssou, Roger (2013): *Paul Sollier contre Sigmund Freud. L'hystérie démaquillée*. Paris

Theodorides, Jean (1998): »Tholozan et la Perse«, in: *Histoire des Sciences médicales* Vol. 32, Nr. 3. Paris

Türk, Johannes (2011): *Die Immunität der Literatur*. Frankfurt am Main

Tvedt, Terje (2020): *Der Nil. Fluss der Geschichte*. Berlin

Velmet, Aro (2020): *Pasteur's Empire. Bacteriology and Politics in France, its Colonies and the World*. New York

Walusinski, Olivier (2014): »Public Medical Shows«, in: *Frontiers of Neurology and Neuroscience* Vol. 35. Basel

Watt, Adam (Hg.) (2016): *Marcel Proust in Context*. Cambridge

Weissmann, Gerald (2015): »Ebola, Dynamin, and the Cordon Sanitaire of Dr. Adrien Proust«, in: *The FASEB Journal* Vol. 29, Nr. 1. New Haven

Wilson, Steven (2018): »›Dictante Dolore‹: Writing Pain in Alphonse Daudet's *La Doulou*«, in: Leroy, Sophie (Hg.): *Medicine and Maladies. Representing Affliction in Nineteenth-Century France*. Leiden und Boston

Wright, Donald (2007): *Du discours médical dans À la recherche du temps perdu. Science et Souffrance*. Préface d'Antoine Compagnon. Paris

# Bildnachweis

Seite 16: Jean Lecomte du Nouÿ: *Adrien Proust* (1885), Musée Marcel Proust – Maison de Tante Léonie, Illiers-Combray © Musée Marcel Proust, Inventar-Nr. 2005.7.2.

Seite 18: Jean Lecomte du Nouÿ: *Portrait Adolphe Cremieux* (1878), Musée d'Orsay, Paris © akg-images/Erich Lessing.

Seite 19: Anaïs Beauvais: *Madame Adrien Proust* (1880), Musée Marcel Proust – Maison de Tante Léonie, Illiers-Combray © akg-images/Fototeca Gilardi.

Seite 20: *Docteur Adrien Proust et son fils Robert au balcon du 45 rue de Courcelles entre 1900 et 1903* (ca. 1900), Bibliothèque nationale de France, Paris © Bibliothèque nationale de France, départements Littérature et Art, D242-769.

Seite 21: Laure Brouardel: *Adrien Proust* (1891), Musée Carnavalet – Histoire de Paris, Paris © Musée Carnavalet – Histoire de Paris, Paris Inventar-Nr. P2086.

Seite 24: Jacques-Émile Blanche: *Marcel Proust* (1892), Musée d'Orsay, Paris © picture alliance/Heritage-Images/Fine Art Images.

Seite 28: »I46 Chartres. – Place et Monument Pasteur (Paul Richer, sculpteur). – LL«, Postkarte mit Abbildung des Pasteur-Denkmals in Chartres, hergestellt von Lévy et Neurdein Réunis. Aus dem Privatbesitz des Autors.

Seite 33: Albert Edelfelt: *Louis Pasteur in seinem Labor* (1885), Musée Pasteur, Paris © akg-images/Erich Lessing.

Seite 42: » Fig. 4: Filtre Chamberland, à bougie de porcelaine«, Abbildung eines Porzellanwasserfilters aus: Adrien Proust: *Douze conférences d'hygiène, rédigées conformement au plan d'études du 12 août 1890*, Paris 1895, S. 21.

Seite 45: »Fig. 2: Eau de la Vanne«, Abbildung der vergrößerten Bestandteile eines Wassertropfens aus dem Fluss Varne aus: Adrien Proust: *Douze conférences d'hygiène, rédigées conformement au plan d'études du 12 août 1890*, Paris 1895, S. 9.

Seite 51: Eugène Louis Pirodon: *Jean-Martin Charcot demonstrating hysteria in a hypnotised patient at the Salpêtrière* (1888), Radierung nach André Brouillet: *Une leçon clinique à la Salpêtrière* (1887), Freud Museum, London, (CC BY 4.0) Wellcome Library. Die Zuordnung der Personen stammt aus Michel Bonduelle, Toby Gelfand und Christopher G. Goetz: *Charcot. Un grand médecin dans son siècle*. Übersetzt aus dem amerikanischen Englisch von Marie-Françoise Colomb. Paris 1996, nach S. 220.

Seite 53: »Planche III: Attaque hystéro-épileptique. Arc de cercle«, Fotografie des »großen Bogens« aus: Désiré Magloire Bourneville und Paul Regnard: *Ouvrage iconographie photographique de la Salpêtrière (service de M. Charcot)*, Paris 1879/80, S. 282.

Seite 55: *Docteur Brouardel*, Sammelbildchen mit dem Porträt Paul Brouardels aus den »Célébrités contemporaines« der Collection Félix Potin © bpk/RMN – Grand Palais/Patrice Schmidt.

Seite 57: »Planche XXXV: Hystéro-épilepsie: Attaque. Délire«, Fotografie des »Deliriums« aus: Désiré Magloire Bourneville und Paul Regnard: *Ouvrage iconographie photographique de la Salpêtrière (service de M. Charcot)*, Paris 1878, S. 313.

Seite 59: Vignette der Klinik Hôpital de la Salpêtrière aus: Désiré Magloire Bourneville und Paul Regnard: *Ouvrage iconographie photographique de la Salpêtrière (service de M. Charcot)*, Paris 1878.

Seite 64: Eugène Pirou: *Alphonse Daudet* (um 1880), Musée Carnavalet – Histoire de Paris. Abbildung aus: Emanuel Müller-Baden (Hg.): *Bibliothek des allgemeinen und praktischen Wissens, Zum Studium und Selbstunterricht in den hauptsächlichsten Wissenszweigen und Sprachen*, Band 6, Leipzig 1905, S. 75.

Seite 66: »Fig. 1: Le nouveau traitement de l'ataxie à la Salpêtrière« (»Die neue Behandlungsform der Ataxie in la Salpêtrière«), Darstellung aus: *L'Illustration*, März 1889.

Seite 68: Luque: *Le professeur Charcot*, Titelbild von: *Les hommes d'aujourd'hui* Vol. 7, Nr. 343.

Seite 69: Gil Baër: *Le Mariage de Jeanne Hugo et de Léon Daudet*, Titelbild von: *Progrès illustré* vom 22 Februar 1891.

Seite 71: *Edmond de Goncourt*, Sammelbildchen mit dem Porträt Edmond de Goncourts aus den »Célébrités contemporaines« der Collection Félix Potin.

Seite 86: »Fig. 26.: Baromètre«, Abbildung der Funktion eines Barometers aus: Adrien Proust: *Eléments d'hygiène rédigés conformément aux programmes du 28 juillet 1882*, Paris 1883, S. 52.

Seite 96: Napoleon Sarony: *Sara Bernhardt* (1891), Kabinettkarte mit Sarah Bernhardt als Kleopatra, Theatrical Cabinet Photographs of Women (TCS 2), Harvard Theatre Collection, Harvard University.

Seite 106: A. Martin: Karte mit der Region zwischen dem Schwarzen und dem Kaspischen Meer (19. Jahrhundert) © akg-images/Historisches Auge.

Seite 108: Luigi Pesce: *The new gate Teheran* (1850er Jahre), Fotografie © akg-images/Liszt Collection.

Seite 115: Pilgerticket für die Hin- und Rückreise Bombay Jeddah im Jahr 1886, von https://brewminate.com/the-history-of-the-hajj-as-also-a-european-affair.

Seite 116: »Épisode de la quarantaine de Tor montrant la quantité de bagages qu'emportent certains pélerins«, Abbildung der Masse an Habseligkeiten von Pilgern in Quarantäne aus: Adrien Proust: *Défense de l'Europe contre le choléra*, Paris 1892, Anhang.

Seite 118: Rudolf Hellgrewe: *Suezkanal* (um 1900), Farblithografie, Dortmund, Westfälisches Schulmuseum © akg-images.

Seite 119: Karte des Roten Meeres, Arabiens, Syriens, Mesopotamiens und des Persischen Golfs mit Pilgerrouten aus: Adrien Proust: *Défense de l'Europe contre le choléra*, Paris 1892, Anhang.

Seite 120: »Fig. 31.: Vitrions cholériques – A, dans les selles; B, dans les cultures«, Abbildung von Choleraerregern im Stuhl und als Kultur aus: Adrien Proust: *Traité d'hygiène*, dritte Auflage, Paris 1903, S. 119.

Seite 122/123: Brief von Adrien Proust an Robert Koch vom Juli 1885 (Briefkopf und Briefende) © RKI, Signatur b1/494.

Seite 126: Lucien Wormser: *Institut de Médecine Coloniale (1ere session, 1902)* (1902), Gruppenporträt aus: *Archives de Parasitologie* VI 1902, Bild VIII.

Seite 129: G. Amato: *Der französische Präsident Félix Faure an Bord des Schiffes Dupuy-de-Lome (1896)*, Illustration aus: L'Illustration vom 15. August 1896 © akg-images/De Agostini/Biblioteca Ambrosiana.

Seite 133: »Lors de son voyage en Egypte, en 1891«, Fotos Adrien Prousts von seiner Ägyptenreise 1891 aus: Claude Francis und Fernande Gontier: *Marcel Proust et les siens. Suivi des souvenirs de Suzy Mante-Proust*, Paris 1981, Bildteil.

Seite 142: Louis Béroud: *Die zentrale Kuppel der Maschinenhalle auf der Weltausstellung 1889* (1889), Musée Carnavalet – Histoire de Paris, Paris © akg-images.

Seite 157: Agence Rol.: *86 rue Ménilmontant, nach einem Zeppelinangriff* (1916), https://catalogue.bnf.fr/ark:/12148/cb41015455d.

Seite 162: Fotografie von Adrien Proust in Venedig auf der Piazza San Marco © Sammlung Reiner Speck, Köln.

Seite 164: Fotografie von Alain Proust auf dem Balkon von San Marco mit Kollegen © Sammlung Reiner Speck, Köln.

Seite 167: »Fig. 30.: Bacilles de la peste en culture sur gélose«, Abbildung von Pesterregern in Kultur aus: Adrien Proust: *Traité d'hygiène*, dritte Auflage, Paris 1903, S. 117.

Seite 169: Carlo Crivelli, *Heiliger Rochus* (zw. 1455 und 1495), Tafelbild in der Gallerie dell'Accademia, Venedig, (CC BY 3.0) Wikimedia: Sailko.

Seite 171: *La Peste des Philistins (d'après le tableau de Nicolas Poussin)*, Nachbildung des Poussins-Gemäldes *Die Pest von Aschdod*, in: Adrien Proust: *La Défense de l'Europe contre la peste et la conférence de Venise*, Paris 1897, S. 80.

Seite 171: *La Peste d'Épire (d'après le tableau de Pierre Mignard)*, Nachbildung des Mignard-Gemäldes *Pest von Epirus*, in: Adrien Proust: *La Défense de l'Europe contre la peste et la conférence de Venise*, Paris 1897, S. 78.

Seite 173: Marcel Proust in Venedig im Korbstuhl (1900) © Sammlung Reiner Speck, Köln.

Seite 176: Vittorio Carpaccio: *Das Wunder der Kreuzreliquie auf der Rialtobrücke* (ca. 1496), Gallerie dell'Accademia, Venedig, (CC BY 3.0) Wikimedia: Sailko.

Seite 182: Vorabdruck der Venedig-Episode aus der *Recherche* in *Le Matin* vom 11. Dezember 1919 (Ausschnitt).

# Dank

Kein Buch kommt allein dadurch in die Welt, dass es geschrieben wird. Ich danke Susanne Schüssler und der Lektoratskonferenz des Verlags Klaus Wagenbach, dass sie im Corona-Sommer 2020 das noch kaum vorhandene Buch kurzfristig und ohne zu zögern ins Programm genommen haben. Tilman Vogt danke ich für sein sorgfältiges, mit sehr viel Sprachgefühl ausgeführtes Lektorat, Denise Sterr für Organisation und Arrangement der Bilderstrecke und das Layout. Fremde Augen können sehr hilfreich sein. Für aufmerksame Gegenlektüren während der Entstehung des Manuskripts danke ich Martin Heidrich, Michael Knoche, Erika Polley, Klaus Scherpe, Thomas Steinfeld und Karin Winkelsesser, die zudem Hilfestellung bei der Erstellung der Bibliografie geleistet hat.

In Lockdowns werden Spaziergänge noch attraktiver. Für ausgedehnte Tiergartengespräche über Marcel Proust und das Judentum danke ich Andreas Isenschmid, für ambulante Einblicke in seine Forschungen zu Anthropologie und Rassismus im 19. Jahrhundert Markus Messling, für den Austausch per Telefon Barbara und Martin Bauer.

Ohne den Hinweis von Reinhard Pabst wäre mir der vierseitige Brief Adrien Prousts im Nachlass von Robert Koch entgangen. Heide Tröllmich, der sachkundigen und überaus hilfsbereiten Archivarin des Robert Koch-Instituts, danke ich für das rasch zur Verfügung gestellte Digitalisat und Detailauskünfte zu Robert Koch. Die Fotografien von Adrien Proust und Marcel Proust in Venedig verdanke ich der Großzügigkeit, mit der Reiner Speck die Abbildungsvorlagen aus seiner Privatsammlung zur Verfügung gestellt hat.

# Lesen Sie weiter …

## Lothar Müller   Die zweite Stimme
*Vortragskunst von Goethe bis Kafka*

Dem Stimmengewirr, dem wir im modernen Medienzeitalter ausgesetzt sind, steht ein anderes gegenüber, das uns aus schriftlichen Aufzeichnungen entgegenhallt. Diesem Duett hört Lothar Müller nach.
Kleine Kulturwissenschaftliche Bibliothek
Gebunden mit Schild und Prägung. 160 Seiten mit Abbildungen und CD

## Horst Bredekamp   Aby Warburg, der Indianer
*Berliner Erkundungen einer liberalen Ethnologie*

Horst Bredekamp folgt den Spuren Aby Warburgs von Amerika nach Berlin und entdeckt vollkommen unerforschte Seiten an Warburg – als Wissenschaftler wie auch als Mensch.
Klappenbroschur. 176 Seiten mit vielen Abbildungen

## Henry Keazor   Raffaels Schule von Athen
*Von der Philosophenakademie zur Hall of Fame*

Interpretiert, imitiert, adaptiert, parodiert – was hat »Die Schule von Athen« zu einem zentralen Bild der Renaissance werden lassen?
Klappenbroschur. 320 Seiten mit vielen Abbildungen

## Peter Burke   Giganten der Gelehrsamkeit
*Die Geschichte der Universalgenies*

Wie passt das Wissen der ganzen Welt in den Kopf eines einzelnen Menschen? Wie kann jemand Kenntnisse von 25 Sprachen und parallel in mannigfachen Disziplinen und Künsten besitzen? Der bedeutende Kulturhistoriker Peter Burke erzählt die Geschichte einer gefährdeten Spezies – die der Universalgelehrten.
Aus dem Englischen von Matthias Wolf unter Mitarbeit von Ursula Wulfekamp. Gebunden mit Prägung. 320 Seiten mit vielen Abbildungen

## Böse Bücher

Böse Zungen behaupten, dass böse Buben nichts als böses Blut verursachen. Was aber sind böse Bücher? Das Gegenteil vom viel zitierten guten Buch? – Eine neue Sichtung der Literaturgeschichte von De Sades »120 Tagen von Sodom« bis zu Bonsels »Abenteuern der Biene Maja«.
Herausgegeben von Markus Krajewski und Harun Maye
Klappenbroschur. 256 Seiten mit Abbildungen

## Wilfried Witte    Tollkirschen und Quarantäne
### Die Geschichte der Spanischen Grippe

Die Corona-Pandemie hat hitzige Diskussionen über die geeigneten Gegenmaßnahmen ausgelöst. Ein Blick zurück auf die Spanische Grippe, die große globale Pandemie des 20. Jahrhunderts, zeigt, wie sich Krankheiten in der vernetzten Welt und die darauf reagierende Impfstoffforschung herausgebildet haben.
WAT 633. Broschur. 122 Seiten mit Abbildungen

## David Herlihy    Der Schwarze Tod und die Verwandlung Europas

Das Standardwerk über die verheerende Pest von 1348 und ihre Folgen.
Aus dem Englischen von Holger Fliessbach
Herausgegeben und mit einem Nachwort versehen von Samuel K. Cohn, Jr.
WAT 391. Broschur. 144 Seiten

Wenn Sie mehr über den Verlag und seine Bücher wissen möchten, schreiben Sie uns eine Postkarte oder elektronische Nachricht (mit Anschrift und E-Mail). Wir informieren Sie dann regelmäßig über unser Programm und unsere Veranstaltungen.
Verlag Klaus Wagenbach    Emser Straße 40/41    10719 Berlin
www.wagenbach.de    vertrieb@wagenbach.de

2. Auflage 2021

© 2021 Verlag Klaus Wagenbach, Emser Straße 40/41, 10719 Berlin
www.wagenbach.de
Covergestaltung Julie August unter Verwendung einer Collage aus
einem Foto, das Adrien und Robert Proust zeigt (© Bibliothèque
nationale de France) und einem Öl-Porträt Marcel Prousts von
Jacques-Émile Blanche, 1892 (picture alliance / Heritage-Images /
© Fine Art Images).
Gesetzt aus der Adobe Caslon. Umschlagsmaterial von Salzer Papier,
St. Pölten. Vorsatzmaterial von peyer, graphic, Leonberg.
Gedruckt auf Schleipen und gebunden bei Pustet, Regensburg.
Printed in Germany. Alle Rechte vorbehalten.

ISBN   978 3 8031 3703 6